POUR UN NOUVEL ART DE VIVRE

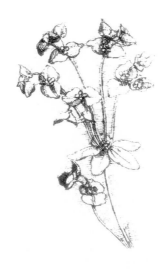

DAISAKU IKEDA

RENÉ SIMARD • GUY BOURGEAULT

POUR UN NOUVEL ART DE VIVRE

Entretiens sur la vie, la santé, l'éthique biomédicale et l'éducation

Traduit et adapté de l'anglais par
JEAN CHAPDELAINE GAGNON

Les Presses de l'Université de Montréal

Couverture : Léonard de Vinci, *Étoile de Bethléem et autres plantes* (détail)
Illustrations : Léonard de Vinci
Conception graphique : Gianni Caccia
Mise en pages : Yolande Martel

Données de catalogage avant publication (Canada)

Ikeda, Daisaku
    Pour un nouvel art de vivre
    Traduction de Human Health and Life.
    ISBN 2-7606-1802-1 (br.)
    ISBN 2-7606-1823-4 (rel.)

R724.13314 2001 174'.2 C2001-940953-2

1. Éthique médicale. 2. Bioéthique. 3. Sida – Recherche.
4. Cancer – Recherche. 5. Malades – Droit à la mort.
I. Simard, René. II. Bourgeault, Guy, 1933- . III. Titre.

Dépôt légal : 3ᵉ trimestre 2001
Bibliothèque nationale du Québec
Original copyright © Daisaku Ikeda, René Simard, Guy Bourgeault, 2000
English copyright © Soka Gakkai, René Simard, Guy Bourgeault, 2001
French copyright © Les Presses de l'Université de Montréal, René Simard, Guy Bourgeault, 2001
First Japanese edition published by Ushio Publishing Company, Tokyo, 2000, as *Kenko to Jinsei*

Les Presses de l'Université de Montréal remercient le ministère du Patrimoine canadien du
soutien qui leur est accordé dans le cadre du Programme d'aide au développement de l'industrie de
l'édition.

Les Presses de l'Université de Montréal remercient également le Conseil des Arts du Canada et
la Société de développement des entreprises culturelles du Québec (SODEC).

IMPRIMÉ AU CANADA

www.pum.umontreal.ca

Remerciements

Les auteurs remercient toutes les personnes qui, de diverses façons, ont rendu possibles les entretiens auxquels font écho les pages qui suivent, et qui ont apporté à leur publication une indispensable contribution – tout spécialement : M. Tadeschi Ohira, vice-président de la SGI-Canada, qui a agi comme agent de liaison entre Montréal et Tôkyô avec une constance et un dévouement apparemment inlassables, apportant de mille et une façons son soutien à nos échanges ; le professeur Yoishi Kawada, directeur de l'Institut de philosophie orientale de l'Université Soka (Tôkyô), qui a assuré la poursuite, à Montréal, d'entretiens amorcés à Tôkyô ; les interprètes de la SGI, Mmes Ryoko Yakura et Lie Tsumura, MM. Tsutomu Kano et Richard Gage pour leur indispensable concours lors de nos rencontres à Tôkyô, et pendant nos réunions à Montréal ; Mme Helen Kandarakis, qui a traduit en anglais certains textes français de manière à ce que soit assurée la poursuite du dialogue après les rencontres de Tôkyô ; M. Jean Chapdelaine Gagnon, qui a accompli avec rigueur le travail de traduction et de révision de l'édition en langue française ; l'équipe de Ushio Publishing Company, sous la direction de M. Kentaro Nishihara, qui a assuré la publication de nos entretiens, parus tout d'abord en japonais sous le titre *Kento-to-Jinsei-Shoro-Byoshi-o-Karatu* ; et l'équipe des Presses de l'Université de Montréal, responsable du présent ouvrage.

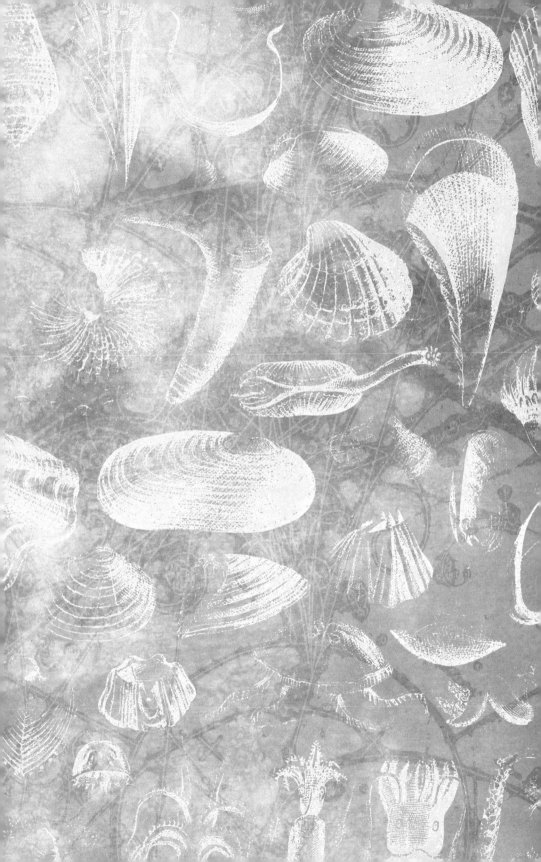

Préface

L'art de vivre a pour matériau
la vie de chacun d'entre nous.

ÉPICTÈTE[1]

L A SANTÉ est l'une des grandes préoccupations de nos sociétés alors
que nous laissons derrière nous le XXe siècle. J'ai souvent discuté
de santé en fonction de perspectives bouddhiques sur la vie; cette
fois-ci, j'ai le plaisir de présenter les vues d'une autorité en sciences
médicales et d'un bioéthicien réputé. Mes partenaires de discussion
sont tous deux des intellectuels canadiens : M. René Simard a été
recteur de l'Université de Montréal de 1993 à 1998 et M. Guy
Bourgeault est professeur d'éthique à la même institution.

Par de rapides percées scientifiques et technologiques, la civilisation
moderne s'est rapprochée à grandes enjambées de ce qui devrait être
le «bonheur». On a éradiqué des maux qui affligeaient l'humanité
depuis longtemps, dont de nombreuses maladies infectieuses, tandis
que des techniques hautement spécialisées dans d'autres domaines,
particulièrement la chirurgie, permettent de guérir désormais des états
pathologiques jadis considérés comme incurables.

On a prédit que le XXIe siècle serait l'âge de la biotechnologie. Le
traitement du cancer, du SIDA, des troubles cardiaques et d'autres
maladies intraitables progressera régulièrement, incorporant les fruits

1. Entretien I, 15. Extrait de *Ce qui dépend de nous. Manuel et entretiens*, traduit du
grec par Myrto Gondicas, Paris, Arléa, 1996, p. 162.

des plus récentes technologies médicales conçues en vue d'une application pratique aux gènes et aux cellules, empiétant même sur le domaine du cerveau. Pareille application de la biotechnologie a déjà par ailleurs soulevé des questions d'éthique médicale d'une large portée et d'une profonde gravité. Il nous faut aujourd'hui en venir aux prises avec des interrogations relatives à la mort cérébrale, la mort dans la dignité, l'identification prénatale d'états génétiques associés à certaines affections et la fécondation *in vitro* – pour n'en nommer que quelques-unes. Par ses effets sur la naissance, le vieillissement, la maladie et la mort, la technologie s'est en d'autres mots immiscée dans le domaine fondamental de la vie.

Le rythme de plus en plus rapide des changements sociaux impose en outre un stress mental plus intense aux gens, minant leur énergie spirituelle intérieure. Sont symptomatiques de cette réalité la dépression et d'autres troubles mentaux, de même que ce que nous pourrions appeler la « maladie de l'âme ». La torpeur spirituelle s'installe à mesure que les individus se coupent de la nature, ne trouvent plus de lieu où se retirer pour se refaire intérieurement, et que l'agressivité physique devient le label du mode de vie moderne. Compte tenu des conséquences négatives et positives de la civilisation technologique moderne, il est peut-être naturel que nos contemporains s'inquiètent de plus en plus de leur santé, élément clé dans l'expérience du bonheur.

En tant que bouddhiste, j'ai médité au fil des ans sur la manière de promouvoir le bien-être physique/mental/spirituel de l'humanité au moment où nous entamons non seulement un siècle nouveau, mais le troisième millénaire. Mes rencontres avec MM. Simard et Bourgeault ont constitué une excellente occasion d'approfondir encore davantage cette question. L'autorité de M. Simard en matière de cancer est mondialement reconnue et M. Bourgeault est non seulement un expert en éthique et en éducation, mais en théologie chrétienne.

Nous commencerons sans préambule par une discussion médicale sur le cancer et le SIDA en nous appuyant sur les connaissances de M. Simard sur la recherche en cours. Mais la discrimination sociale contre les malades n'est-elle pas aussi une partie du problème ? Qu'en est-il des droits de la personne malade ? M. Bourgeault et moi-même avons là-dessus beaucoup à dire du point de vue de l'éthique et de la vision bouddhique de la vie.

Nous envisagerons ensuite la question fondamentale de la nature d'une existence harmonieuse, puis des enjeux spécifiques comme la mort cérébrale, la mort dans la dignité et des problèmes éthiques afférents à la fertilité et à l'enfantement. Les questions sur la provenance de la vie – les origines de la vie, l'évolution, la naissance de l'humanité – et sur ce que nous, vivants, nous proposons de faire nous amèneront au chapitre final : « À l'aube du siècle de la vie ? » Pesez bien ces mots : un siècle où la vie sera souveraine. Pour qu'advienne un tel siècle, comment devrions-nous nous prémunir contre le caractère pathologique de la civilisation moderne ? Quelles nouvelles conceptions de l'humanité et quelles nouvelles cosmologies pourraient nous guider dans le nouveau millénaire ? C'est notre espoir à tous trois que le XXIᵉ siècle s'avère un « siècle de la vie » où science et spiritualité soient en résonance, se répondent l'une l'autre dans une vibration harmonieuse qui donnera naissance à une civilisation juste, équilibrée et saine.

Enfin, j'espère que nos méditations trouveront un écho chez le lecteur, comme une riche source de matière à réflexion, et contribueront à l'édification d'une saine civilisation humaine où la spiritualité éclaire chaque vie.

DAISAKU IKEDA, *président*
SOKA GAKKAI INTERNATIONALE

Avant-propos

Ma première rencontre avec M. Ikeda remonte au printemps 1990. Elle eut lieu dans le cadre d'échanges entre l'Université Soka et l'Université de Montréal et fournit le prétexte à la signature d'une lettre d'entente entre les deux institutions. Grâce à l'organisation Soka du Canada, à qui j'exprime toute ma reconnaissance, le plaisir m'a été donné de lire un pénétrant ouvrage signé par M. Ikeda et intitulé *Life, an Enigma, a Precious Jewel*[1]. J'ai été impressionné par l'analyse audacieuse et profonde, qu'y propose l'auteur, de l'origine de la vie et de la diversité des espèces, et fasciné par la dimension inédite qu'ouvre la philosophie orientale sur les lois de l'évolution.

Lorsque nous nous sommes rencontrés, nous avons longuement discuté de la portée des récents progrès en biologie moléculaire et en génétique sur l'explication de l'origine de la vie et sur les réponses à des questions fondamentales comme : D'où venons-nous ? Qui sommes-nous ? Où allons-nous ? Nous nous sommes entretenus des différences entre l'harmonie (croissance et développement normaux) et le chaos (excroissance maligne et développement du cancer). Nous sommes tombés d'accord sur la responsabilité sociale des scientifiques et l'importance de l'enseignement supérieur. Avec le recteur de l'Université

---

1. Daisaku Ikeda, *Life, an Enigma, a Precious Jewel*, Kadansha International, Tôkyô et New York, s.d., 250 p.

Soka, j'ai comparé le contenu et l'aménagement des programmes, reconnu l'à-propos d'échanges d'étudiants et débattu de la nécessité d'internationaliser nos institutions. Inutile de dire que le campus et les installations de l'Université Soka ont fait sur moi grande impression.

Nous avons alors découvert que nous avions beaucoup en commun, même si notre bagage culturel et scientifique est très différent. M. Ikeda m'a personnellement impressionné en tant qu'être humain soucieux des personnes qu'afflige la maladie, le stress ou la dégradation de l'environnement, et en tant que philosophe à la vaste culture et à l'esprit ouvert. Nous avons jugé que la rencontre d'un philosophe et d'un biologiste pourrait donner lieu à un dialogue intéressant. D'une part, la *biologie* multiplie à l'heure actuelle des découvertes qui nous entraînent aux frontières de l'éthique et exigent de la société une gestion éclairée. D'autre part, la *philosophie* est mère de toutes les disciplines : une réalité que reconnaissent les universités du monde entier lorsqu'elles décernent leur grade le plus élevé, celui de *Philosophiæ Doctor* (Ph.D.).

Au cours de nos échanges, nous avons estimé que l'apport d'un universitaire dont la réputation n'est plus à faire en bioéthique et en éducation ajouterait une autre dimension à notre dialogue. Nous avons donc invité à se joindre à nous M. Guy Bourgeault, de l'Université de Montréal.

Au cours de nos entretiens, M. Ikeda a insisté pour que nous nous tenions loin du jargon scientifique et que nous utilisions un langage compréhensible ; le lecteur ne devrait donc pas être rebuté par les inévitables précisions scientifiques, exposées ici dans une langue profane.

Ce livre traite de santé et de maladie, de bioéthique et d'éducation. Il se penche particulièrement sur le problème du cancer et du SIDA et paraît aujourd'hui en dépit des difficultés inhérentes à la distance, à la langue et à l'emploi du temps très chargé de ses auteurs.

L'éditeur s'est remarquablement employé à nous faciliter la tâche. Nous lui sommes grandement redevables pour ses encouragements et ses attentions de tous les instants.

RENÉ SIMARD, *recteur (1993-1998)*
UNIVERSITÉ DE MONTRÉAL

Introduction

IKEDA • M. René Simard, jusqu'à tout récemment recteur de l'Université de Montréal, fait mondialement autorité dans les domaines de la physiologie et de la biologie cellulaire pour son travail de chercheur sur le cancer et en particulier comme pionnier de la recherche sur les antimétabolites et les agents anticancéreux. M. Bourgeault est professeur de bioéthique et de pédagogie. Leurs champs de recherche seront des centres d'intérêt au XXIᵉ siècle. Je leur suis reconnaissant de partager ici leur savoir et leur expérience de sorte que vous, lecteurs, et moi-même puissions approfondir notre intelligence des quatre souffrances universelles que sont « la naissance, la vieillesse, la maladie, la mort » et apprendre à mener une vie saine.

SIMARD • Je considère ce dialogue comme une chance inespérée d'encourager ceux qui souffrent du cancer, ou du SIDA, et ceux qui s'inquiètent des répercussions des percées technologiques sur leur existence. J'ai eu plusieurs occasions de vous rencontrer, M. Ikeda, d'échanger avec vous, et je dois dire que j'ai trouvé très stimulantes nos discussions.

IKEDA • L'Université de Montréal et l'Université Soka se sont engagées dans un programme d'échanges intellectuels et pédagogiques, en 1994. Les rapports entre les deux institutions se sont depuis resserrés et approfondis, ce dont je me réjouis en tant que fondateur de l'Université Soka.

De plus, le Centre d'études de l'Asie de l'Est de votre université et l'Institut de philosophie orientale dont je suis le fondateur concluaient, en avril 1994, une entente d'échanges de spécialistes. Vous nous avez fait l'honneur de votre présence, M. Simard, à la cérémonie de signature. Les paroles que vous y avez prononcées – «L'harmonie entre vérité et science est une réelle contribution à l'humanité» – expriment avec justesse l'esprit et le sens de ce dialogue.

BOURGEAULT • Les rapports entre le Canada et le Japon sont restés marqués, pendant un certain temps, par la guerre de 1939 à 1945 au cours de laquelle nos pays respectifs se trouvaient dans des camps ennemis. Heureusement, les choses ont changé. Le programme d'échanges entre l'Université Soka et l'Université de Montréal en témoigne, et je m'en réjouis. D'autant que c'est dans ce cadre que nos entretiens peuvent avoir cours.

SIMARD • Je n'oublierai jamais ma première visite à l'Université Soka, en 1990. Un chœur d'étudiantes m'avait souhaité en musique la bienvenue. Depuis, tous les membres de ce chœur ont sûrement obtenu leur diplôme, mais je garde encore un souvenir ému de ce moment.

Cette visite m'a donné la chance d'entrevoir une partie de vos grandes réalisations. On respire sur tout le campus une atmosphère d'ouverture sur le monde, de bienveillance communicative et de concorde. J'ai pu constater que l'université inculque plus que des connaissances, elle forme des êtres complets. Et quel environnement merveilleux elle prodigue aux étudiants avec des ressources comme son musée d'art (le Musée d'art Fuji de Tôkyô) dont la superbe collection leur est toujours accessible.

IKEDA • Votre chaleureuse appréciation me touche. Mais l'Université de Montréal, je ne le sais que trop, est une institution de classe internationale.

SIMARD • En fait, avec ses 50 000 étudiants et ses treize facultés, dont la faculté des Études supérieures, c'est la plus grande université de langue française en Amérique.

L'un des traits distinctifs de notre université tient à la somme d'efforts que nous y consacrons aux échanges pédagogiques. Au moment où les mouvements planétaires sur le plan économique exercent un influence décisive, l'université est elle aussi appelée à répondre au besoin d'internationalisme et de diversification en recherche comme en enseignement. Nous nous efforçons de répondre de notre mieux à ce besoin. Nous avons déjà conclu des ententes internationales d'échanges d'étudiants avec plus de quatre-vingt-dix institutions dispersées sur la planète, dont, cela va de soi, l'Université Soka.

IKEDA • Je garde, moi aussi, un souvenir impérissable de ma visite à votre université par un merveilleux automne, celui de 1993. J'y assistais aux cérémonies d'ouverture de la première exposition outre-mer de la Soka Gakkai internationale : *Vers un siècle d'humanisme – Les droits de la personne dans le monde contemporain.* Vous avez tous les deux grandement contribué à la réalisation de cette exposition.

SIMARD • Ce fut un plaisir d'offrir les lieux nécessaires à cette superbe exposition qui eut un réel retentissement sur le campus. Les droits de la personne sont l'un des enjeux les plus importants dans le monde occidental contemporain et le mouvement de la SGI (Soka Gakkai internationale) vise à la protection des droits de la personne. Nul ne devrait pouvoir priver quiconque de ses droits.

IKEDA • À ce jour, cette exposition sur les droits de la personne a été présentée dans vingt-quatre villes de huit pays différents. Partout, elle a été bien accueillie.

BOURGEAULT • Je suis impressionné par le large éventail d'activités, souvent consacrées à la recherche de solutions à des problèmes cruciaux, de l'organisation que vous présidez. Vos collègues et vous-même semblez mus par un remarquable sens de la mission et ne craindre ni les débats ni l'engagement dans l'action.

IKEDA • Dans notre dialogue intitulé *Choisis la vie*[1], Arnold Toynbee, qui se demandait comment les générations futures jugeraient le XXᵉ siècle, avançait qu'on se le rappellerait non pas tant comme une période de contestation politique ou une ère de percées technologiques, mais comme l'époque où la communauté humaine commença à considérer la « santé » de tous ses membres comme un objectif réalisable.

Nos sociétés contemporaines se préoccupent grandement de santé et s'intéressent vivement aux questions relatives à la vie et à la mort.

---

1. Arnold Toynbee et Daisaku Ikeda, *Choisis la vie. Un dialogue,* traduit de l'anglais par Isabelle Da Prato, Albin Michel, 1981. (En anglais : *The Toynbee Ikeda Dialogue : Choose Life,* New York, Oxford University Press, 1976.)

Cela s'explique probablement en partie du fait que la paix est une réalité pour de plus en plus de gens. D'autre part, des niveaux croissants de stress et d'autres facteurs peuvent contribuer à une exacerbation réelle de l'appréhension personnelle en matière de santé.

Dans cette atmosphère, la santé est devenue un sujet idéal de débat et de discussion. Certaines personnes entreprenantes, misant parfois sur des théories manifestement non scientifiques, tirent parti des possibilités commerciales de la vogue de la santé.

Il me semble que ce dont nous avons maintenant besoin, c'est de mettre le cap sur une conception claire de la santé qui ne soit pas établie sur des objectifs intéressés, mais sur une base philosophiquement et scientifiquement valide, et de diffuser largement ce point de vue d'une manière aisée à comprendre par tous.

BOURGEAULT · Les questions touchant la vie et la mort sont certainement capitales. Je m'étonne toujours de constater que les bioéthiciens, dans leurs débats en Amérique du Nord et en Europe, semblent chercher à les éviter pour ne traiter que d'enjeux plus spécifiques et de matières souvent techniques.

IKEDA · Pour que le XXIe siècle soit le « siècle de la santé », les profanes devront devenir plus avisés et mieux informés. À cette fin, je suis prêt à tenter tout ce qui est en mon pouvoir. Les gens lisent peu les essais et les monographies. C'est pourquoi j'ai opté pour les dialogues : ils rendent claires et accessibles les idées. Le dialogue est le moyen de communication dont s'est servi Socrate. Et Shakyamuni[2] (563 ou 566-486 ou 483 avant Jésus-Christ) aussi bien que Nichiren[3] (1222-1282), dont je suis les enseignements, ont instruit par le dialogue. M'inspirant de cette tradition, j'ai conduit des dialogues sur des thèmes contemporains avec de nombreux personnages exceptionnels et influents de notre temps.

2. Surnom du fondateur du bouddhisme, le Bouddha historique. En règle générale, nous avons adopté la graphie du *Dictionnaire de la sagesse orientale*, traduit de l'allemand par Monique Thiollet, Paris, Robert Laffont, coll. « Bouquins », (1989), 1997. À la demande de représentants de la Soka Gakkai internationale, nous avons parfois retenu une autre graphie. C'est le cas par exemple pour Shakyamuni (que le *Dictionnaire de la sagesse orientale* et bien d'autres écrivent plutôt Shâkyamuni, alors que le *Petit Robert* écrit quant à lui Sākyamuni) et pour boddhéité qui remplacera ici bouddhéité, forme plus couramment employée (Ndt).

3. Fondateur d'une branche du bouddhisme japonais (Ndt).

BOURGEAULT • Au commencement de votre essai sur la mort cérébrale[4], vous exprimez le vœu que le public, mieux informé, participe à ce débat qui concerne tous et chacun. Les questions dont nous discuterons ensemble, questions de vie et de santé, de maladie et de mort, intéressent bien entendu chaque être humain. Je pense que la formule du simple dialogue que vous souhaitez donner à nos entretiens est dès lors tout indiquée.

IKEDA • Je souhaite aussi engager des échanges qui, dans la mesure du possible, se concentreront sur les préoccupations des femmes et les mettront en relief. Au XXIe siècle, les femmes occuperont nécessairement l'avant-scène. J'espère de tout cœur que les lectrices trouveront pertinente et intéressante notre discussion.

BOURGEAULT • Vous abordez là un sujet délicat, mais important et d'autant plus pertinent que la discussion se fera entre trois hommes, sans participation féminine. Il est regrettable que les grands enjeux soient trop souvent débattus entre hommes seulement. Sans donner dans le simplisme des stéréotypes éculés, on peut dire que la pensée « des hommes » est souvent modelée par l'idée de pouvoir, entendu et vécu sous le mode de la domination et du contrôle. Moins obnubilées peut-être par le jeu des intérêts économiques et politiques, plus ouvertes à des analyses et à des actions qui n'évacuent cependant pas le pouvoir, « les femmes » semblent s'y exercer plutôt sur le mode de l'assistance à la vie et de la promotion de sa qualité.

IKEDA • Voilà une observation qui vaut qu'on s'y arrête sérieusement. Vous vous êtes longuement penché sur la manière d'amener le « pouvoir féminin » à améliorer la qualité de la vie humaine. Vous avez suggéré que le pouvoir féminin s'enracine dans le partage, le dialogue et la compréhension plutôt que le « contrôle ». Je partage votre confiance en son potentiel que vous exprimez si justement en ces mots que je cite de mémoire : nous attendons beaucoup du mouvement des femmes, non seulement pour les femmes, mais aussi pour les hommes.

SIMARD • À la faculté de médecine, plusieurs de nos étudiants qui vont jusqu'au bout sont des femmes. Une proportion plus élevée de femmes complètent de fait le programme de cours et reçoivent leur diplôme.

---

4. Daisaku Ikeda, *Thoughts on the Problem of Death from the Viewpoint of the Buddhism of Nichiren Daishonin*, Tokyo, The Institute of Oriental Philosophy, s.d., 95 p.

Plus de femmes que d'hommes décrochent proportionnellement des postes difficiles et exigeants.

Le nombre de femmes médecins augmente rapidement. Au Canada, 65 % des docteurs en médecine seront bientôt des femmes si la tendance des inscriptions se maintient. Avec l'augmentation du nombre de femmes médecins, meilleures communicatrices que leurs homologues masculins, je pense que le rapport patient/médecin s'améliorera.

IKEDA • C'est un fait important, bien sûr, et nous y reviendrons. Mais pour lancer la discussion, j'aimerais d'abord poser à chacun de vous deux quelques questions sur lui-même.

M. Simard, nous parleriez-vous un peu de votre enfance ?

SIMARD • Benjamin d'une famille nombreuse, je suis né et j'ai grandi à Montréal. Mes parents croyaient tous deux foncièrement à l'importance de l'éducation et se sont assurés que leurs enfants reçoivent une formation collégiale et universitaire. Dès ma plus tendre enfance, j'ai aussi eu la chance de vivre dans un riche environnement culturel qu'imprégnaient les traditions humanistes des études grecques et latines.

IKEDA • Pendant que vous étudiiez à l'Université de Montréal, vous avez changé de concentration, passant de la littérature aux sciences médicales, et vous avez obtenu un diplôme de docteur en médecine. Dans les années qui suivirent, vous avez mené une brillante carrière en pathologie, en biologie cellulaire et en oncologie. Qu'est-ce qui vous a incité à opter pour ces domaines particuliers ?

SIMARD • À l'origine, j'ai voulu fréquenter la faculté de médecine mû par une intense compassion pour les malades. Mais les explications médicales sur les causes de la maladie m'ont laissé insatisfait, aussi ai-je choisi la pathologie comme domaine de spécialisation. Cela, parce que les médecins qui posent le diagnostic, lorsque progresse la maladie, sont des pathologistes.

S'il ne fait pas de doute que les diagnostics sont cruciaux, je compris bientôt que, pour poser ces jugements des plus importants, les pathologistes s'appuient sur deux seuls critères : leur connaissance de la biomorphologie et les données accumulées au fil de leur expérience. Mais, rarement, les pathologistes discutaient des causes des maladies. Aussi décidai-je à la fin de me lancer dans deux domaines qui, juste à ce moment-là, étaient des champs de recherche très actifs et prometteurs : la biologie moléculaire et la génétique.

IKEDA • Oui, je vois. Et après avoir complété vos études à l'Université de Montréal, je crois comprendre que vous êtes allé faire de la recherche à New York, puis à Paris.

SIMARD • J'avais 27 ans quand j'ai quitté le Canada, en 1962, et je me suis rendu à New York pour faire mon internat au Mt. Sinai Hospital and Medical School. En matière de formation des médecins, Mt. Sinai avait la réputation d'être l'un des meilleurs hôpitaux américains. Et avec comme guide et phare le regretté Hans Popper, son département de pathologie était renommé pour la très haute qualité et l'extrême vitalité de la recherche qu'on y menait. J'ai eu la chance de pouvoir y compléter ma formation comme pathologiste en travaillant à un projet de recherche sur le contrôle de la division cellulaire.

New York fournissait un environnement à la hauteur de leurs espérances aux individus impatients, comme je l'étais moi-même, de s'immerger totalement dans une culture nouvelle et d'avant-garde. Je me rappelle combien j'ai été transformé au contact de cette ville.

Même aujourd'hui, New York n'a rien perdu de son lustre à mes yeux.

IKEDA • Vous avez presque des accents poétiques en l'évoquant. Et à Paris, comment cela s'est-il passé?

SIMARD • Je suis allé à Paris trois années plus tard, en 1965, occuper un emploi de chercheur pour le compte de Wilhelm Bernhard.

Bernhard était un scientifique de premier ordre, très connu à l'époque. Il était réputé pour ses travaux sur le cancer et fut l'un des premiers biologistes à décrire le rétrovirus dont on sait depuis qu'il cause le SIDA. C'était aussi un philosophe riche d'expérience; il savait trouver un sens à la vie de tous les jours.

En 1965, Jacques Monod, François Jacob et André Lwoff venaient tout juste de recevoir le prix Nobel de physiologie et Paris était la Mecque de la recherche en biologie moléculaire. J'eus le bonheur d'assister à des cours de ces géants et plusieurs occasions de les rencontrer personnellement.

IKEDA • *Le hasard et la nécessité*[5] de Monod a été traduit en japonais et a produit un effet considérable au Japon. Je l'ai moi aussi trouvé extrêmement intéressant.

5. Jacques Monod, *Le hasard et la nécessité*, Paris, Éditions du Seuil, 1970.

Si vous nous entreteniez maintenant de l'Université de Montréal dont vous avez été le recteur. Comment décririez-vous sa philosophie de base ou son caractère particulier ?

SIMARD • La devise de l'Université de Montréal est une maxime latine : « *Fide splendet et scientia* ». Ce qui signifie : « Qu'elle resplendisse par le savoir et la vérité ». Comment un scientifique trouverait-il exhortation plus stimulante ? Au début des années quatre-vingt-dix, l'université publia un document officiel clarifiant sa mission ; elle y décrète comme ses toutes premières priorités la volonté de faire œuvre de pionnière dans les nouveaux champs de la connaissance et de répondre à des normes strictes en matière de formation des étudiants à la maîtrise et au doctorat. On y exige du personnel enseignant qu'il se voue entièrement à la recherche dans son domaine spécifique, reste à l'avant-garde du savoir et incorpore les résultats de ses travaux dans ses cours.

Chaque année, l'université confère plus de trois cents nouveaux doctorats et deux mille candidats reçoivent un diplôme de maîtrise. En plus de treize facultés universitaires et de deux écoles affiliées, l'université compte environ cent vingt chaires en divers domaines, des centres de recherche et des groupes de recherche interdisciplinaire.

Les sommes allouées à l'université pour la recherche avoisinent annuellement les deux cents millions de dollars canadiens. En ce sens, notre université apporte une importante contribution au développement économique de Montréal, du Québec et du Canada. Environ un quart des sommes disponibles va à de la recherche contractuelle pour des sociétés privées et des entreprises à risques partagés.

Ce fut pour moi un privilège de servir comme recteur de l'Université de Montréal. Je crois sincèrement avoir été alors investi d'une mission : faire en sorte que notre université « resplendisse par le savoir et la vérité ». Je n'ai eu d'autre objectif que de travailler à la réalisation de cet idéal pendant mon mandat.

IKEDA • Dans un ordre d'idée quelque peu différent, pour quelles personnes éprouvez-vous le plus de respect ?

SIMARD • J'ai eu le grand bonheur de côtoyer et de connaître nombre de professeurs et de scientifiques mondialement célèbres qui ont mené des existences vraiment dignes d'admiration. S'il fallait n'en citer qu'un, je retiendrais Wilhelm Bernhard.

IKEDA • Ce fut votre grand mentor à Paris, n'est-ce pas? Vous venez à peine de souligner qu'il fut l'un des premiers biologistes à décrire le rétrovirus dont on sait maintenant qu'il cause le SIDA et la leucémie.

SIMARD • C'est exact. En outre, c'est dans son laboratoire que j'ai reçu une formation rigoureuse en méthodologie scientifique. C'est aussi là que j'ai conduit ma recherche initiale sur la structure et la fonction des noyaux de cellules.

Bernhard était un homme d'une rare ferveur. Son enthousiasme pour la recherche, les arts, les plantes et les gens était extraordinaire. Passionné de tous ces sujets à la fois, il ne gardait pas pour lui seul son enthousiasme, mais le communiquait partout dans des discours enflammés et des propos ardents. Avant même d'en prendre conscience, les personnes qui l'entouraient étaient gagnées par son enthousiasme très contagieux. Le timbre de sa voix, la vivacité de son regard – tout en lui était électrisant, inspirant.

IKEDA • En bouddhisme, on considère la rencontre d'un mentor, d'une personne dont on partage et hérite les idéaux, comme le plus sûr chemin vers l'authentique bonheur. M. Simard, vous êtes très chanceux d'avoir rencontré un être aussi extraordinaire.

SIMARD • Bernhard n'était pas seulement un scientifique hors du commun, mais un humaniste faisant preuve pour les autres et l'humanité d'un amour vrai et très manifeste. Homme extrêmement cultivé, aux intérêts universels et au savoir pénétrant, il mena toute sa vie le combat riche de sens du véritable citoyen du monde. Se penchant sur sa vie, il écrivait: «Je suis né Suisse à proximité de la frontière linguistique; depuis de longues années, je vis comme un Français profondément enraciné dans la ville de Paris, je pense en Européen et je rêve en citoyen du monde.»

IKEDA • Rêver en citoyen du monde, voilà précisément ce que mon mentor Josei Toda enseignait en initiant ses élèves à la compréhension de son concept de «famille planétaire». Il pressait les jeunes à construire une communauté humaine planétaire et à vivre en citoyens du monde. J'ai consacré ma vie à réaliser la vision de mon mentor.

SIMARD • Dans son laboratoire, j'ai appris à quel point Bernhard appréciait ses rencontres, ses interactions avec d'autres humains. Pendant plus de trente ans, il transmit de grand cœur sa science aux jeunes étudiants et collaborateurs de recherche venus du monde entier pour apprendre de lui. Partager son savoir était pour lui aussi important qu'acquérir pour lui-même de nouvelles connaissances. En ce sens, il se révéla un grand pédagogue autant qu'un grand scientifique.

IKEDA • L'esprit de service de M. Bernhard pour ses semblables incarne l'idéal bouddhiste de la compassion. Les personnes d'une vraie grandeur d'âme vouent toute leur existence à l'amour de leurs semblables, à l'amour infini de l'humanité, peu importent leur situation personnelle, leurs souffrances.

Le Mahatma Gandhi (1869-1948) et Rabindranath Tagore (1861-1941) furent des hommes de cette trempe ; j'oserais inclure Tsunesaburo Makiguchi (1871-1944), président fondateur de Soka Gakkai, de même que Josei Toda (1900-1957), son deuxième président, parmi ceux qui ont donné leur vie pour l'amour de l'humanité.

Je crois aussi que seules les personnes d'une noble nature comme votre mentor, M. Berhnard, sont dotées d'une santé intégrale et rayonnent de l'esprit humaniste. Le mot bouddhiste *bodhisattva* désigne les natures élevées qui s'emploient à aider les autres. Les gens qui ont la nature d'un bodhisattva ne ressentent probablement ni angoisse ni crainte à la pensée de la souffrance ultime, la mort, parce que leur vie déborde de la joie et de la satisfaction de s'être dépensés pour le bien-être d'autrui.

SIMARD • Vous avez parfaitement raison. L'épitaphe sur la pierre tombale de Berhnard résume bellement sa pensée. Il avait choisi lui-même ces mots d'Ernest Renan (1823-1892) : « La fin seule est digne du regard : tout le reste est vanité. Celui-là a le plus vécu qui par son esprit, par son cœur, par ses actes a le plus adoré[6]. »

IKEDA • Voilà certainement une profonde vérité. D'ailleurs Nichiren enseignait d'étudier d'abord la mort, puis d'étudier les autres sujets. Un dicton veut aussi qu'on meure toujours de la manière dont on a vécu. Quoi qu'il en soit, la vie entière d'un être se révèle au moment du

---

6. Ernest Renan, *L'avenir de la science*, Paris, Lévy éd., 1890.

bilan final. Les enseignements bouddhistes nous préviennent également que la qualité ou les conditions de vie de chacun se perpétuent par delà la mort. Ce qui ne souligne que davantage l'importance du chapitre final de l'existence.

Ceux qui ont aimé avec la ferveur la plus entière sont ceux qui ont vécu le plus pleinement, peu importe la durée de leur existence physique. Investir son cœur et son âme au service d'autrui, brûler d'un amour ardent pour l'humanité, voilà ce que les bouddhistes appellent la voie du bodhisattva. Selon moi, le chemin vers la santé optimale et la vraie longévité se trouve dans un mode de vie aussi parfait.

Permettez-moi de poser maintenant à votre concitoyen quelques questions personnelles. Si je ne m'abuse, M. Bourgeault, vous êtes né vous aussi à Montréal.

BOURGEAULT • Oui. Et ayant toujours vécu en milieu urbain, je suis citadin dans l'âme! J'aime aussi la mer, les lacs et les rivières, la campagne et les forêts. Je peux passer de longues heures à regarder la mer, calme ou agitée, à écouter le vent dans les arbres. Après quoi j'ai besoin de me retrouver dans l'agitation de la ville et de ses foules pressées: plaisir des rues de Montréal, mais plus encore de celles de Rome, de Paris et de Tôkyô aussi, depuis peu.

Je suis un littéraire. J'ai étudié la philosophie et la théologie. Mes recherches et mes enseignements ont trait à l'éthique, plus spécialement à la bioéthique et à l'éducation. Mais je reste un littéraire. Mes repères en éthique et en éducation, je les trouve souvent dans la Bible, chez les grands tragiques de l'antiquité grecque et dans la littérature française plus récente. Les œuvres littéraires prennent en compte la complexité du réel, l'ambiguïté, la contradiction. Ce que le point de vue scientifique, qui découpe le réel, ignore souvent.

IKEDA • La littérature de fiction, dont la poésie, naît d'une perception intuitive de la réalité, en tant que totalité, que la littérature dépeint comme elle se présente de soi. À l'opposé, la science analyse la réalité, cherche à en identifier les parties ou les éléments et à comprendre leurs relations. La littérature, la poésie, la philosophie, la religion de même que la science sont toutes des atouts spirituels inestimables pour l'humanité, mais j'estime personnellement que la poésie et les autres genres littéraires sont les plus irrésistibles.

BOURGEAULT • J'ai lu quelques-uns de vos livres et de vos poèmes. En traduction française ou anglaise, et non pas en japonais, malheureusement. Certains thèmes m'ont semblé présents dans tous ces textes : l'importance du partage, notre commune appartenance à une nature qui nous dépasse.

IKEDA • Rien, dans la nature ni dans le monde des humains, n'existe séparé du reste. Toutes choses sont liées les unes aux autres, sont dépendantes les unes des autres ; ensemble, elles forment le prodigieux cosmos. La bonne littérature, tant la prose que la poésie, nous relie, nous, humains, à la nature et au cosmos, nous y intègre d'une manière susceptible de guérir nos âmes quand la réalité les lacère et les déchire. L'esprit poétique, il me semble, nous rend capables de percevoir notre présence dans la vastitude de l'univers où toutes choses se fondent dans l'unité.

Après vos études universitaires, vous êtes devenu prêtre de l'Église catholique et, vingt ans plus tard, vous quittiez la prêtrise pour poursuivre des recherches en éthique, particulièrement en bioéthique.

BOURGEAULT • Ce qui m'avait conduit à la prêtrise m'a ensuite amené ailleurs. Un mélange de liberté, parfois de non-conformisme, d'engagement avec les autres plus que pour les autres. Je dois probablement à mes origines modestes, à mon enracinement personnel, mon intérêt pour les questions sociales, pour ce que l'on appelle la justice sociale, la défense des droits et libertés. Sur le plan professionnel, je tente surtout de mettre en relief les dimensions sociales et politiques de questions d'éthique et d'éducation.

Ma carrière s'est développée sous le signe de l'éducation et de l'éthique. Il me semble que l'éducation est foncièrement œuvre éthique et que l'éthique est travail d'éducation – de soi, jamais des autres. On n'éduque pas les autres, on s'éduque avec les autres…

IKEDA • Vous venez d'énoncer un enjeu vital de nos jours en éducation. Dans l'un de vos essais, où vous traitez d'amélioration de la qualité de la vie, vous posez une question décisive pour tous : Comment devraient vivre les êtres humains ?

BOURGEAULT • La vie, c'est le plaisir qu'on a de la vivre. La vie est tension, marche en avant… vers on ne sait quoi au juste, parce que l'horizon recule toujours. Il n'y a pas d'autre sens à la vie que la vie elle-même ; pas d'autre but à la vie que la vie. Avec sa dureté et son absurdité qui parfois désespèrent. Avec les solidarités qui en font la trame et le prix au fil des rencontres, des échanges, des luttes.

IKEDA • Je commence à saisir les fondements de votre conception de la vie...

BOURGEAULT • L'élan de la vie est trop souvent contrecarré. Je trouve insupportable l'absurde horreur dont les bulletins de nouvelles et les journaux télévisés nous accablent jour après jour : guerres et catastrophes, viols, carnages. J'ai longtemps cru, malgré tous les indices contraires, que s'affinait la conscience de l'humanité à mesure que progressaient la liberté, l'égalité, la fraternité. Il m'a fallu faire le deuil de cette illusion, apprendre que l'histoire peut s'écrire et s'écrit, dans les faits, sans passage obligé du pire au meilleur – ou simplement au « moins pire ». Sans qu'il y ait sens donné, sinon par qui vit, respire et espère malgré toutes les raisons de désespérer. J'aime l'entêtement du vivant.

IKEDA • Vous communiquez un sentiment presque palpable d'une noble idée. Permettez que je vous pose une autre question que j'ai posée plus tôt à M. Simard : Qui vous a le plus influencé dans votre vie ?

BOURGEAULT • Deux de mes professeurs de collège m'ont grandement marqué. Julien Laperrière m'enseigna la littérature : la poésie et le roman. Je l'ai retrouvé plus tard, une fois devenu moi-même enseignant, dans un contexte où nous avons pu discuter théâtre ensemble. Je me rappelle encore la lecture à voix haute qu'il avait faite, un jour, belle et passionnée, d'un poème qu'il aimait et que nous étions censés ensuite analyser, mais il nous en avait empêché pour ne pas tuer la vie et la beauté de l'œuvre par l'analyse.

IKEDA • Quelle anecdote merveilleusement révélatrice ! Votre professeur espérait peut-être que vous fassiez pleinement l'expérience des différences essentielles entre poésie et science. Comme M. Simard, vous avez eu de la chance de trouver un mentor aussi exceptionnel. Il y a peu de choses plus extraordinaires que de rencontrer un être hors du commun qui inspire le désir d'émulation.

BOURGEAULT • Un autre professeur de lettres, Claude Labelle, m'a aussi marqué. Par l'attention qu'il portait à ce que nous pensions et faisions, par son souci de nous pousser à aller plus loin, peut-être davantage que par ses enseignements eux-mêmes. Je tiens sans doute de lui une certaine conception de l'enseignement.

IKEDA • Shakyamuni disait que seuls de rares individus ont un jour le privilège de rencontrer un grand maître ; ceux à qui cela n'arrive pas sont innombrables. Et il ajoutait : « Si seulement quelques-uns écoutent ce qu'un maître communique, plusieurs ne portent même pas attention à sa méthode d'enseignement. » Comme cela est juste. Ce n'est pas parce qu'on a rencontré un grand maître qu'on en a nécessairement appris quelque chose. Il faut écouter, faire siens ses enseignements et les mettre en pratique. Les étudiants devraient concevoir de la gratitude pour leur professeur et de l'empressement à tenter quelque chose en retour, à agir selon ce qu'il leur a enseigné.

M. Bourgeault, vous avez fait la rencontre de deux grands enseignants dans votre jeunesse et vous mettez aujourd'hui en pratique ce que vous avez appris d'eux.

BOURGEAULT • Mais je n'ai pas appris que de professeurs et de littéraires. Je dois aussi beaucoup, par exemple, à Léo Cormier, un travailleur social très engagé que j'ai connu alors qu'il présidait la Ligue des droits de l'Homme du Québec (aujourd'hui devenue la Ligue des droits et libertés). De lui, ou avec lui, j'ai appris l'importance d'une pensée qui se nourrit de l'action et l'oriente en retour. J'ai appris de tant de personnes dans ma vie et j'apprends encore. Beaucoup des étudiants. Également d'amis.

IKEDA • En plus de vos deux bien-aimés professeurs, vous avez donc eu de bons amis. La sagesse acquise et enrichie au contact du quotidien – voilà exactement ce qu'on entend par l'expression « sagesse du peuple ». Des fines qualités d'observation aiguisées par l'adversité et par la nécessité d'affronter des problèmes réels rendent capable de voir l'essence même des choses. Voilà l'authentique sagesse. Reconnaître et respecter les différences, apprendre des qualités de l'autre sont des marques de véritable amitié.

BOURGEAULT • Eh bien, je me réjouis de ce que ce dialogue me fournira l'occasion d'apprendre à connaître vos idées sur d'importants enjeux et de mieux comprendre ce que notre époque peut puiser à l'une des traditions bouddhiques.

IKEDA • Un aphorisme bouddhique se lit ainsi : «*shikishin renji*[7]». Ce qu'on peut traduire par : «La vie du corps et de l'esprit en synergie dure éternellement». Quand l'esprit et le corps travaillent de pair et en harmonie, la vie continue de cheminer vers son achèvement, s'accomplit davantage à chaque courbe ascendante. C'est l'expression d'un idéal de vie humaine. Bien sûr, la santé physique est importante, mais le sont également la santé mentale et la santé spirituelle, sans oublier la santé de la société.

Dans cette suite d'échanges, nous nous demanderons : Qu'est-ce qu'une vie vraiment riche de sens? Comment mener une vie saine, condition du bonheur? Que nous dit la science médicale d'une vie accomplie? Que pouvons-nous apprendre de la sagesse bouddhique? Je m'attends à une discussion enlevée qui ne laissera pas indifférents les humains du XXIe siècle.

---

7. *Shikishin renji* : «l'existence continue du corps et de l'esprit». Le grand sage chinois T'ien-t'ai, célèbre pour ses commentaires sur le sûtra du Lotus, utilise cette expression dans le dernier chapitre du quatrième volume du *Hokke Mongu* pour expliquer l'impureté de la vie. Cette expression décrit un élément important de la pensée bouddhique qui postule que la personne conserve et maintient, existence après existence, la forme changeante et incertaine de son corps et de son esprit.

CHAPITRE PREMIER

CANCER ET SIDA

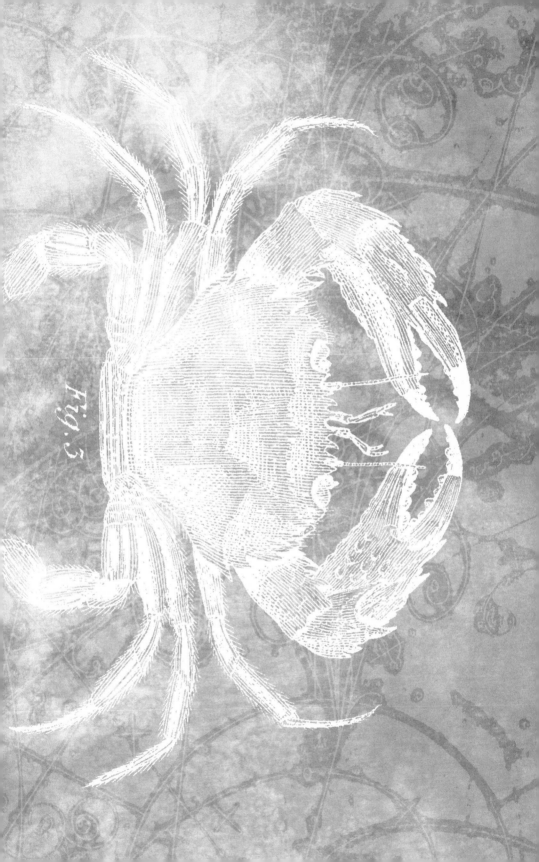

Fig 5

1. Le cancer, hier et aujourd'hui

Hippocrate et l'affranchissement du fiat *divin*

IKEDA • Le cancer et le SIDA sont sans doute les deux maladies contemporaines qui suscitent le plus d'inquiétudes, semblant parfois faire échec aux traitements comme à la recherche médicale. Par ailleurs, le clonage ouvre des perspectives prometteuses selon les uns, dangereuses selon d'autres. J'ai pensé que nous pourrions amorcer nos entretiens en traitant précisément du cancer, du SIDA, du clonage.

En tant que cancérologue mondialement connu, M. Simard, vous conviendrez sûrement que la victoire sur le cancer est l'un des plus fervents souhaits de l'humanité. J'ai jadis participé à une discussion avec des historiens français sur la vie de Napoléon et nous avons débattu ensemble de la théorie voulant qu'il fût mort du cancer. Il se serait agi, paraît-il, d'un cancer de l'estomac.

SIMARD • Oui, c'est ce que soutiennent certains experts. En remontant loin dans le passé, les scientifiques ont d'ailleurs trouvé des traces de cancer jusque dans des momies égyptiennes. Nous sommes portés à percevoir le cancer comme une maladie du monde moderne, mais il semble avoir fait son apparition dans le monde en même temps que se produisait l'émergence de notre espèce. Il était assurément présent dans les temps anciens, voire dans les temps préhistoriques.

IKEDA • Il doit bien exister de la documentation et plusieurs types de preuves à cet effet. Savez-vous à peu près à quel moment les humains ont pour la première fois reconnu l'existence du cancer?

SIMARD • Les Grecs de l'Antiquité, au temps du grand médecin Hippocrate (vers 400 avant Jésus-Christ), l'avaient déjà identifié. Hippocrate désignait le cancer sous l'appellation de *karkinos*, qui signifie « crabe », d'où le nom de « carcinome » donné aux cancers malins. Ignorants de la cause du cancer, les Grecs se le représentaient effectivement comme un crabe malfaisant se frayant un chemin de plus en plus profondément dans sa victime et dévorant toute chair sur son chemin jusqu'à ce qu'il ne restât plus rien à consommer.

IKEDA • Comme les chercheurs en médecine qui ne connaissent toujours pas aujourd'hui les causes du cancer, les anciens Grecs ignoraient comment et pourquoi il apparaissait. Ils ont néanmoins laissé des descriptions très précises des symptômes du cancer et de l'évolution progressive de la maladie.

SIMARD • Avant l'époque d'Hippocrate, on croyait que les dieux tenaient entre leurs mains la destinée des humains. Comme la maladie était censée faire elle aussi partie du destin, on ne pouvait guère faire mieux qu'espérer découvrir – par le moyen d'oracles, de médiums, de diseurs de bonne aventure, etc. – ce que le destin réservait à chacun. Les gens offraient parfois des sacrifices à une déité pour apaiser son courroux.

IKEDA • Vers la même époque, en Inde, la corruption et l'autoritarisme des brahmanes – la caste sacerdotale supérieure – connaissaient également un sommet. Les brahmanes contraignaient les gens à accomplir certains rites religieux, les menaçant de l'enfer et de la damnation s'ils s'y refusaient. La même tendance semble donc s'être manifestée à la fois en Orient et en Occident, au ve siècle avant Jésus-Christ.

Puis apparut Shakyamuni qui fonda un mouvement religieux pour libérer le peuple de l'emprise d'un clergé corrompu. Médecin éminent qu'on compare souvent à Hippocrate, Jîvaka fut l'un de ses disciples ; il posa les fondements de l'art bouddhique de la guérison.

SIMARD • Dans la Grèce hellénique, Hippocrate fut le premier à établir une nette distinction entre médecine et prière, en proposant une théorie de la maladie comme phénomène naturel, et non pas surnaturel, sans rapport avec la religion ou la magie. Il employa tout son savoir et son expérience à établir des définitions objectives des symptômes de maladies et à les expliquer en recourant à la notion bien connue des quatre humeurs corporelles (sang, flegme, bile et bile noire). Il avança que la bile noire, substance qu'on pensait produite par la rate et l'esto-mac, était l'agent étiologique du cancer.

Hippocrate montra la voie en démarquant la médecine des thé-rapeutiques mystiques et en l'orientant vers l'établissement d'une méthode de diagnostic centrée sur l'observation et la comparaison de symptômes, l'analyse des causes et, fondé sur ces dernières, le pronostic de l'évolution de la maladie.

IKEDA • Dans le dialogue que j'eus avec lui voilà quelques années[1], Arnold Toynbee alla jusqu'à soutenir que toute personne recevant une formation en vue d'exercer quelque profession que ce soit, et non pas seulement la médecine, devrait prononcer le serment d'Hippocrate.

SIMARD • Comme vous le savez, quiconque est en formation pour devenir médecin doit prononcer le serment d'Hippocrate avant d'être officiellement reçu docteur en médecine. Considérant ce que l'huma-nité entière doit à Hippocrate, il n'y a là rien de surprenant. Informé du sens de ce serment, chaque nouveau médecin apprend à respecter ses patients, à reconnaître l'importance de l'observation clinique et s'éveille à l'absolue nécessité de méditer sur les aspects éthiques de la profession médicale.

Âge et région géographique comme facteurs d'incidence du cancer

IKEDA • Cela s'impose. La dimension éthique est la plus importante de toutes.

Parce que les gens vivent plus longtemps, l'incidence du cancer pourrait très bien augmenter en conséquence. Mais est-il possible que nous soyons globalement témoins, dans l'avenir, de taux de cancer bien plus élevés que les niveaux récents, en raison d'une longévité accrue?

SIMARD • Comme vous venez de le dire, l'incidence du cancer augmente lorsqu'une population vieillit; les statistiques sur les taux de maladie et de cas de décès dus au cancer doivent de ce fait être rajustés pour refléter cette réalité.

---

1. *Choisis la vie. Un dialogue*, Paris, Albin Michel, 1981.

Pourtant, si l'on en croit les statistiques – celles disponibles remontent aux années trente – et si l'on procède à des ajustements de valeur numérique pour certains types de cancer, il ne semble pas s'être produit de changement appréciable quant au taux de mortalité. Seule et importante exception : le cancer du poumon. Dans ce cas précis, les taux de mortalité ont augmenté considérablement au cours des quarante dernières années.

IKEDA • Combien de cancers a-t-on répertoriés à ce jour ? Relève-t-on, en outre, des différences notables, selon les régions, de l'incidence du cancer ?

SIMARD • Il y a environ deux cent cinquante types de cancer. Et leurs taux d'incidence varient. On reconnaît que certains types de cancer sont davantage courants dans certaines régions et certains groupes d'âge.

Le cancer du foie, par exemple, est beaucoup plus fréquent en Afrique et en Asie du Sud-Est que partout ailleurs. Et parmi les pays développés, le Japon est le seul à déplorer des taux élevés de cancer de l'estomac ; ailleurs, ce cancer est en régression. Le cancer de l'œsophage est relativement répandu en Chine méridionale, en Iran et en Normandie. Dans les pays en voie de développement, on note généralement des taux plutôt élevés de cancer du col utérin ; mais, comme s'il s'agissait d'un indice, ces taux commencent à chuter dès que s'accélère le développement. En Australie, dans les populations d'origine britannique, le mélanome est bien plus commun que dans les autres populations. D'autre part, l'incidence du cancer de la prostate augmente avec l'âge.

IKEDA • Au Japon, le cancer de l'estomac reste le type le plus courant, même si le nombre de décès dus à ce cancer est en régression. Les cancers du foie et du pancréas figurent aussi relativement haut sur la liste. À tout prendre, environ 70 % des cas répertoriés de cancer touchent l'une ou l'autre partie de l'appareil digestif. Le cancer du sein a aussi rapidement augmenté ces dernières années.

SIMARD • Au Canada, les statistiques de 1995 faisaient état d'environ 125 000 nouveaux cas de cancer diagnostiqués, et de plus de 60 000 décès reliés au cancer. Plus de la moitié des cas nouvellement diagnostiqués se répartissaient en trois catégories : les types les plus communs chez la femme étaient le cancer du sein, le cancer du poumon et le cancer colorectal ; chez l'homme, il s'agissait des cancers de la prostate, du poumon, du rectum et du côlon. Le cancer le plus fréquemment diagnostiqué demeurait le cancer du sein chez la femme et, chez l'homme, celui de la prostate. Mais le cancer du poumon était encore la principale cause de décès.

Enfin, voici les statistiques sur la probabilité de souffrir d'un cancer et d'en mourir au Canada : une femme sur neuf sera atteinte du cancer du sein au cours de sa vie, une sur seize le sera du cancer du côlon et du rectum, et une sur vingt-deux du cancer du poumon ; le cancer de la prostate frappera plus d'un homme sur dix, surtout chez les plus de 70 ans, et un homme sur onze souffrira du cancer du poumon.

Cancer de l'enfant et cancer de l'adulte

IKEDA · Au Japon, le cancer qui frappait le plus les enfants était la leucémie. Le cancer d'un jeune est source d'intenses souffrances pour celui-ci et d'angoisse incommensurable pour les parents et les familles.

SIMARD · Il y a trente ans, un diagnostic de cancer ou de leucémie juvénile était reçu presque comme une condamnation à mort. On s'attendait généralement à ce que l'enfant décède en moins de deux ans. Aujourd'hui, la moitié des enfants cancéreux et leucémiques guérissent complètement. La fréquence des guérisons varie selon le type de cancer. Même lorsqu'ils ne sont pas complètement guéris, de très nombreux enfants peuvent espérer vivre plus longtemps grâce aux traitements permanents qui combattent et réduisent les symptômes.

C'est un long et lent processus, mais on peut déjà constater une augmentation perceptible des traitements couronnés de succès dans la hausse indubitable du nombre d'enfants qui, tôt ou tard, sortent parfaitement guéris d'une thérapie. À toutes les personnes engagées en médecine pédiatrique, aux parents, familles et infirmières qui au fil des ans ont vu de trop nombreuses jeunes existences sacrifiées sur l'autel du cancer et chaque fois se sont sentis comme si mourait une partie d'eux-mêmes, rien ne fait sans doute plus plaisir que ce changement.

IKEDA · Y a-t-il une différence entre un cancer qui frappe un enfant et un cancer qui se développe chez un adulte ?

SIMARD · La plupart des percées médicales récentes dans l'étude et le traitement du cancer touchent le cancer de l'enfant et du jeune adulte.

Depuis la fin des années soixante, le nombre de cas de rémission totale et incontestable a augmenté régulièrement. Ces succès ont même favorisé d'autres progrès dans la recherche, donnant de nouvelles et fortes raisons d'espérer à tous les enfants et jeunes gens atteints de cancer.

Je pense qu'on peut conclure, sur une base encore relativement conjecturale, qu'en général le cancer du jeune sujet et le cancer de l'adulte ne sont pas la même maladie. Les types de cancer habituellement diagnostiqués chez l'enfant sont souvent des tumeurs rares s'accompagnant de symptômes peu fréquents. Et dans presque tous les cas de rémission complète, l'annonce de la guérison du patient survient environ deux ans après la première manifestation de la maladie. À l'opposé, quand le cancer frappe un adulte, il ne progresse pas particulièrement vite. En règle générale, on ne peut poser avec certitude un pronostic de survie à long terme d'un adulte cancéreux que cinq années après le diagnostic.

Mort et rémission se produisent plus rapidement dans les cas de cancer de l'enfant et du jeune adulte que dans ceux de patients avancés en âge. En fait, les caractéristiques des premiers types de cancer sont très apparentées à celles, classiques, des maladies contagieuses qu'on observe depuis Louis Pasteur.

« Oncogènes » trouvés dans des cellules normales

IKEDA · En toute sincérité, est-il possible que le cancer n'inspire plus la peur au XXIe siècle et n'évoque plus d'images de mort certaine ?

SIMARD · Dans toutes les régions du monde, le cancer est devenu la principale cause de mortalité après les maladies cardio-vasculaires. De nombreuses maladies infectieuses et endémiques, par le passé, ont été virtuellement éradiquées de la surface de la Terre, mais le cancer a pris leur place, s'est vite acquis une réputation, est devenu un formidable ennemi. Malheureusement, il semble qu'un long combat attende la race humaine dans la lutte engagée pour vaincre le cancer.

IKEDA · En ce qui concerne les causes du cancer, on évoque aujourd'hui la présence de carcinogènes et d'oncogènes dans les cellules. Jusqu'à quel point les scientifiques comprennent-ils le processus par lequel une cellule normale se transforme en cellule cancéreuse ?

SIMARD • Il nous reste encore une longue route à parcourir avant d'élucider le mécanisme par lequel est initialement induit le cancer. On croyait, par exemple, il y a environ vingt-cinq ans, que des substances chimiques, des carcinogènes, étaient la cause du cancer.

IKEDA • Il est aussi question de carcinogenèse virale. Votre mentor, Wilhelm Bernhard, était un fervent défenseur de cette théorie, si je ne me trompe.

SIMARD • Oui, vous avez raison. Peu après que les gens se furent penchés sur les carcinogènes, l'intérêt pour la théorie de la carcinogenèse virale s'est accru ; des chercheurs ont démontré que certains types de gènes dans les virus causaient le cancer. On a appelé ces gènes des oncogènes. Puis on a découvert que les cellules humaines normales contiennent des gènes identiques aux gènes viraux : on les a appelés proto-oncogènes pour les distinguer des oncogènes viraux.

IKEDA • Cette découverte de proto-oncogènes dans les cellules humaines normales fit sensation, n'est-ce pas ?

SIMARD • Très certainement. Mais nous ne savons toujours pas ce qui active les oncogènes ni comment ils sont contrôlés. L'hypothèse la plus répandue veut que d'autres gènes (les anti-oncogènes) contrôlent les oncogènes et puissent ainsi empêcher la prolifération cellulaire anormale que nous appelons le cancer. Mais les détails du mécanisme en jeu nous échappent.

Fait intéressant, les scientifiques ont commencé à se tourner une nouvelle fois vers les substances chimiques – les carcinogènes – dans leur quête des causes du cancer. En d'autres mots, les théories sur la manière dont le cancer apparaît ont décrit une boucle et ne nous ont pas encore conduits à des réponses définitives. Le sphinx du cancer n'a peut-être pas encore rencontré son Œdipe, mais ce jour viendra tôt ou tard. Ce que nous serons en mesure de faire une fois en possession du « secret » est une autre histoire.

IKEDA • Tout cela m'a l'air plutôt nébuleux. Je suppose qu'il est impossible de prévoir le prochain développement.

SIMARD • Juste. C'est pourquoi mon premier cours, chaque semestre, s'intitulait invariablement : « Harmonie et chaos ». Normalement, neuf mois après sa conception, un être humain fait son entrée dans le monde, pourvu d'un énorme éventail de possibilités. À mesure que vieillit une personne, l'état «harmonieux» de ses cellules peut subir un certain type de transformation et présenter un état de «chaos». On pense que ces cellules «chaotiques» auraient un potentiel de carcino-genèse.

IKEDA • En fait, cette idée révèle une profonde intelligence de l'essence de la vie humaine. Dans la pensée bouddhique, on reconnaît aussi dans «l'harmonie» un état sain de vie. Quand la vie fait entendre une harmonie dynamique, elle irradie sa créativité.

À l'image des anciens arts thérapeutiques en Grèce, en Inde et en Chine, la médecine bouddhique conçoit l'aspect physique de la vie comme un composé des quatre éléments: la terre, le feu, l'eau et l'air. La symbiose temporaire de ces éléments en une harmonie dynamique entretient la vie humaine. Quand l'harmonie est rompue, la personne expérimente une forme quelconque de maladie. Si l'harmonie est irré-vocablement détruite, la vie cesse.

La conception bouddhique et la conception occidentale de la méde-cine sont, bien évidemment, très différentes; sur un certain plan, elles semblent pourtant partager une vision qui définit le phénomène de la vie en référence à des notions d'harmonie et de dissonance.

2. Prévention et traitement du cancer

Les deux plus importants facteurs de cancer:
régime alimentaire malsain et tabagisme

IKEDA • On dit que, dans une très grande variété de cancers, les taux de rémission s'élèvent notablement quand la maladie est détectée à un stade précoce. Quelles méthodes utilise-t-on aujourd'hui pour dépister et diagnostiquer le cancer? Les gens tiquent normalement à l'idée d'un examen médical; je pense que, s'ils comprenaient clairement les moda-lités et l'objectif de l'examen médical complet, ils ne se montreraient pas si hésitants.

SIMARD • La détection précoce et le diagnostic de la maladie font partie de la prévention secondaire. On distingue des modes de prévention primaires et secondaires.

L'objectif de la prévention primaire est l'élimination, avant que la maladie ne se développe effectivement, des facteurs ou circonstances qui la causent. Comme on connaît déjà fort bien certains des facteurs qui conduisent au cancer, la prévention primaire se concentre sur la recherche de méthodes pour neutraliser ces facteurs et éviter de créer ou de favoriser les conditions où la maladie est susceptible de se développer. Ces facteurs sont, par ordre d'importance : les carcinogènes (dont la cigarette et le cigare) ; les produits chimiques industriels ; les rayons ultraviolets et, en de rares cas, l'irradiation et les rayons X ; les virus du papillome, de l'herpès et du SIDA ; les virus infectieux comme le virus Epstein-Barr ; le régime alimentaire ; l'hérédité.

IKEDA • Au Japon, le lien entre le tabagisme et le cancer est le plus fréquemment cité dans les discussions sur les causes de cette maladie.

SIMARD • On connaît aujourd'hui très bien le lien causal entre le tabagisme et le cancer, sans oublier les maladies cardio-vasculaires. Je dirais que presque tous les citoyens des pays développés sont dorénavant conscients de ce lien. Le problème, c'est que plein de gens continuent à fumer, même parfaitement informés du risque qu'ils courent, ou sont tellement dépendants qu'ils ne peuvent se défaire de cette habitude. Nous avons tout simplement été incapables d'intervenir efficacement. Et de plus en plus de jeunes gens fument, particulièrement des adolescentes et des jeunes femmes.

Dans les pays moins développés, les populations n'ont pas directement accès aux rapports, à l'information ou aux articles traitant d'habitudes de vie. Difficile de savoir jusqu'à quel point elles sont informées, si elles le sont, des dangers du tabagisme.

En ce qui a trait au cancer de la peau consécutif à une surexposition au soleil, on publie maintenant de l'information concrète qui aide à formuler des mesures de prévention. La fréquence du cancer de la peau est à la hausse et on voit de plus en plus de cas de mélanomes extrêmement malins. On fait aussi état d'un grand nombre de cas moins graves de cancer de la peau. Jusqu'à présent, la meilleure prévention primaire contre ces types de cancer reste l'éducation par la présentation de preuves convaincantes et d'explications faciles à comprendre.

IKEDA • Dans un rapport sur le lien entre la mortalité due au cancer chez les Américains et chaque type de facteur de risque, Richard Doll

de l'Université d'Oxford en arrive à la conclusion que les deux principaux facteurs sont le régime alimentaire (35 %) et le tabagisme (30 %).
En d'autres mots, si l'on en croit les statistiques, le régime alimentaire
et le tabagisme seraient à eux seuls responsables de 65 % – bien au
delà donc de la moitié – de tous les cas de cancer qui entraînent la
mort d'Américains.

Selon Takeshi Hirayama, directeur de l'Institut japonais de recherche pour la prévention du cancer, cela signifie que « par une saine
alimentation, l'abstinence de tabagisme et d'autres habitudes, et par un
projet sensé de style de vie, il est possible de faire échec au cancer. » Le
guide de directives le plus communément consulté pour la prévention du cancer au Japon s'intitule « Douze mesures pour prévenir le
cancer » ; ce guide figure dans un rapport produit par la Fondation
japonaise de recherche sur le cancer (voir Tableau 1).

L'Association américaine du cancer a publié, sous le titre « Alimentation et cancer », le même genre de document – véritable signal
d'alarme soulignant l'importance du régime alimentaire et des habitudes de consommation pour prévenir le cancer – qui recommande par
exemple le contrôle de l'obésité, la réduction du contenu lipidique
total du régime alimentaire et la consommation abondante d'aliments
très riches en fibres. Plusieurs de ces directives sont exactement identiques à celles mises de l'avant au Japon.

*Légumes verts et légumes jaunes, renoncement au tabagisme,
style de vie équilibré et régulier*

SIMARD • Comme je l'ai dit plus tôt, on a identifié quelques matières
organiques qui pourraient être, croit-on, une cause probable de l'occurrence du cancer ; la prévention primaire consiste à appliquer des
mesures qui serviront à contrecarrer l'action de ces produits. Les
« Douze mesures pour prévenir le cancer » de la Fondation japonaise
de recherche sur le cancer couvrent toutes les démarches importantes
à entreprendre dans le cadre de la prévention primaire. Elles visent
juste en insistant en particulier sur l'influence du régime alimentaire
et du tabagisme (effets du tabagisme sur les fumeurs et de la fumée
secondaire sur les autres).

Les premières études épidémiologiques montrant que le régime alimentaire est susceptible de jouer un rôle dans le cancer ont commencé à paraître dans les années soixante et leur nombre a augmenté rapidement depuis. Aujourd'hui, on peut faire état d'études fort bien documentées touchant l'effet de l'alimentation sur le cancer du sein, les cancers du tube digestif, de l'endomètre, de la prostate, et d'autres types de cancer, tels ceux du larynx et du pharynx. Toutefois, même si quelques études suggèrent qu'un certain type de régime alimentaire ou de produits de consommation réduit ou augmente le risque de cancer, de fortes divergences de vues persistent relativement aux conclusions à en tirer et aux éléments de preuve contradictoires avancés.

Plusieurs de ces études portent sur les additifs alimentaires. On estime que plus de 2 500 substances différentes sont introduites, soit incidemment soit volontairement, dans les aliments pour en améliorer la saveur, la couleur ou la présentation. Cette situation ouvre un vaste champ d'étude aux chercheurs, puisqu'il faut plusieurs années de recherche pour démontrer l'innocuité d'une substance.

TABLEAU 1

- y Veiller à améliorer un régime alimentaire non équilibré ; s'assurer une alimentation variée et équilibrée.
- y Ne pas consommer à répétition les mêmes aliments.
- y Éviter de trop manger.
- y Éviter la consommation immodérée d'alcool.
- y Réduire sa consommation de tabac.
- y Consommer une variété d'aliments qui fournissent des apports suffisants de vitamines A, C, E, et un contenu abondant de fibres.
- y Éviter de consommer de grandes quantités d'aliments salés. Ne pas manger d'aliments très chauds (brûlants).
- y Ne pas consommer les parties calcinées ou roussies.
- y Ne jamais consommer un aliment sur lequel s'est formée de la moisissure.
- y Éviter toute longue exposition directe au soleil.
- y Éviter le surmenage.
- y Conserver de bonnes habitudes d'hygiène personnelle.

Par l'intermédiaire des puissants moyens d'information que sont la presse écrite, la radio et la télévision, le public est informé de l'existence de ces problèmes ; un peu partout se créent des associations de consommateurs qui exigent des garanties de qualité des produits qui leur sont proposés. Le public sait qu'existent des dangers, que les aliments peuvent contenir des substances toxiques et les additifs alimentaires présenter des propriétés cancérogènes. Or on connaît mal ces propriétés cancérogènes parce que de nouvelles substances font continuellement leur apparition sur le marché et que l'expérimentation de tout nouveau produit est longue et coûteuse.

IKEDA • Oui, je peux imaginer à quel point cela doit être difficile.

SIMARD • Un régime gras, outre qu'il peut conduire à l'obésité, à l'artériosclérose et à l'infarctus, favorise le cancer du tube digestif. Il y aurait lieu de suivre les recommandations des nutritionnistes selon qui les graisses ne devraient représenter au maximum que 30 % de la ration alimentaire quotidienne ; il faudrait donc prendre l'habitude de manger beaucoup moins gras. Dans les pays occidentaux, les graisses représentent plus de 40 % de l'apport calorique.

Enfin, Burkitt a récemment attiré notre attention sur l'importance, dans le régime alimentaire, de l'apport de cellulose qui constituerait un moyen de protection contre le cancer du côlon et du rectum. Malgré l'absence de preuves concluantes en ce sens, il est généralement recommandé d'augmenter aussi la ration de crudités – légumes et fruits crus – ainsi que vous le mentionniez.

Détection précoce et stimulation de la vitalité pour surmonter la peur de mourir

IKEDA • En matière de détection précoce, on prétend que le système japonais n'aurait pas son pareil. Les examens pour le dépistage précoce du cancer de l'estomac et de l'utérus, en particulier, se sont uniformément traduits par de solides résultats. À cet égard, je pense que les « Dix conseils pour le dépistage du cancer » formulés par la Société japonaise du cancer sont un bon exemple des efforts déployés (voir Tableau 2).

TABLEAU 2

Dix conseils pour le dépistage du cancer

y   Le patient a-t-il perdu du poids, a-t-il depuis peu l'air pâle et blême, ou a-t-il développé une anémie sans cause apparente ni malaise particulier ?
    (TOUS TYPES DE CANCER)

y   Note-t-on la présence de plaies ou d'ulcères, dans la bouche ou sur la peau, qui ne guérissent pas comme à l'ordinaire ?
    (CANCERS DE LA LANGUE ET DE LA PEAU)

y   La voix reste-t-elle enrouée pendant de longues périodes ?
    (CANCER DU LARYNX)

y   Remarque-t-on une toux persistante et du sang mêlé au flegme ?
    (CANCER DU POUMON)

y   Les aliments semblent-ils rester dans la gorge quand on les avale ?
    (CANCER DE L'ŒSOPHAGE)

y   Le patient expérimente-t-il de longs épisodes de douleurs à l'estomac ou de perte d'appétit ? **(CANCER DE L'ESTOMAC)**

y   Les fèces et leur évacuation sont-elles normales ? Y a-t-il du sang dans les fèces ? **(CANCER DU GROS INTESTIN)**

y   Peut-on palper dans le sein une ou plusieurs bosses qui persistent sur une longue période ? **(CANCER DU SEIN)**

y   Y a-t-il écoulement vaginal inhabituel ou plus abondant, contenant peut-être même du sang ? Y a-t-il écoulement inhabituel ou sanguin pendant un contact physique ? **(CANCER DE L'UTÉRUS)**

y   Est-il difficile d'uriner ou l'urine contient-elle du sang ?
    (CANCERS DE LA PROSTATE ET DU FOIE)

SIMARD · Je reconnais qu'à titre de marche à suivre pour le dépistage et le diagnostic précoces du cancer (prévention secondaire), les « Dix conseils » couvrent l'essentiel.

La Société canadienne du cancer émet des recommandations semblables. Le fait que les deux organismes voient les choses du même œil renforce la thèse que le dépistage précoce réduit le taux de morbidité et de mortalité pour tous les types de cancer.

Personnellement, j'estime que les programmes axés sur la prévention du cancer devraient être plus largement appliqués. La prévention primaire est toujours de loin préférable au diagnostic, même s'il est précoce, et le diagnostic précoce permet d'éviter des méthodes de traitement coûteuses et agressives, en outre physiquement débilitantes.

IKEDA • Docteur en médecine, Hiroomi Kono a compilé et publié des statistiques révélant les principales raisons pour lesquelles le cancer progresse souvent au point qu'il est difficile ou impossible à traiter. Certains résultats de ses travaux figurent au Tableau 3.

On a découvert par exemple, dans une enquête sur cinquante patients atteints de cancer terminal de l'estomac, qu'ils n'avaient pas été diagnostiqués plus tôt non pas tant parce qu'ils étaient trop absorbés par leur travail, même si je soupçonne qu'ils aient attendu que leur travail commence à en souffrir, mais bien – et c'est là le point digne d'attention – parce qu'ils se croyaient d'une santé de fer et avaient choisi d'ignorer les signes d'anomalie que leur lançait leur corps. Qui plus est, la communication dans le contexte de leur vie familiale quotidienne laissait à désirer : nul n'accordait guère d'attention à l'air ou aux complaintes d'autrui, et il était ainsi facile de ne faire aucun cas de ce qui semblait n'être que de bénins ennuis de santé.

TABLEAU 3

Causes d'un diagnostic tardif de cancer

y L'individu peut relever des symptômes susceptibles d'être associés au cancer, mais choisir de décider lui-même de leur nature et négliger de se soumettre à un examen médical. **(70 %)**

y Les membres de la famille communiquent peu, négligent de conseiller un examen médical et contribuent à l'atermoiement. **(50 %)**

y Le patient est trop occupé au travail pour prendre le temps de consulter un médecin. **(30 %)**

Quand les psychologues font état de perte de sensation physique ou d'émotion, ils renvoient à la manière dont une peur inconsciente de la mort – à la suite d'un cancer, par exemple – peut se transposer en un blocage, auto-induit par le malade, de sa capacité d'être attentif aux anomalies physiologiques et émotives qui se manifestent en lui. Le dépistage et le traitement efficaces et précoces dépendent de la façon dont on perçoit le cancer et y réagit. On devrait faire comprendre à chacun que le cancer n'est pas nécessairement une maladie incurable, qu'il faut laisser croître en soi la force de la vie jusqu'à ce qu'elle soit assez robuste pour vaincre la peur de la mort. Tout en continuant à mener leur vie de tous les jours, les gens se doivent de connaître, d'observer scrupuleusement leur corps et d'entretenir leur détermination à réagir rapidement aux problèmes.

Autre point vital, me semble-t-il : l'authentique sollicitude des proches qui permet de resserrer des liens de confiance et d'amour réciproques.

SIMARD • Je ne peux qu'acquiescer. Les facteurs psychologiques jouent un rôle terriblement important dans le cancer. D'ailleurs, cela ne vaut pas seulement pour les patients cancéreux, mais pour les gens en santé. Le seul mot de cancer évoque immédiatement pour tous des images de mort, de maladie incurable, de solitude, d'abandon et d'impuissance.

Depuis les premiers jours de l'histoire de notre espèce, toutes sortes de maladies qu'on a crues incurables ont menacé la vie humaine. Au fil des siècles, la lèpre (maladie de Hansen), la peste, la tuberculose et de nombreuses autres maladies ont menacé de grandes et de petites populations. Jusqu'à tout récemment, personne – pas même les scientifiques – n'en connaissait les causes, encore moins le traitement ; nul n'avait la moindre idée de la manière d'endiguer leurs ravages.

Même si le SIDA fait aujourd'hui concurrence au cancer en tant que fléau, s'adjoignant les mêmes connotations d'incurabilité et de juste châtiment pour un condamnable mode de vie, le cancer conserve l'apanage d'être associé par l'adjectif « malin » à des représentations infernales. Métaphore du mal, le cancer a gagné le langage de l'économie et de la politique : on qualifie par exemple le chômage de *cancer de la société* et le terrorisme de *cancer de la démocratie*.

Chimiothérapie, chirurgie, irradiation

IKEDA • Il y a plusieurs années, on considérait la tuberculose pulmonaire comme une maladie incurable ; grâce aux antibiotiques, la plupart des patients tuberculeux peuvent aujourd'hui espérer se rétablir. Croyez-vous qu'on trouvera un jour des médicaments vraiment efficaces pour guérir complètement du cancer ?

SIMARD • On a longtemps considéré le cancer comme incurable. Toute maladie, aussi longtemps qu'on en ignore les causes, reste sinistre, mystérieuse, et engendre une phobie physique et mentale de la contagion. J'ai entendu parler d'hôpitaux dans certaines parties du monde où, aveuglé par des peurs semblables, on refuse d'admettre des patients cancéreux.

Dans les cas d'infections virales, on peut mettre au point des médicaments efficaces en étudiant le virus lui-même. Mais on tâtonne encore pour ce qui est du cancer. Impossible de mettre au point des médicaments pour contrer cette maladie à sa source, tout simplement parce qu'on ignore encore quelle en est la source. Triste réalité, mais le développement de médicaments ou de traitements efficaces pour guérir le cancer demandera encore bien du temps. Cependant, comme je l'ai mentionné plus tôt, la chimiothérapie s'est avérée très efficace dans le traitement du cancer juvénile. Aujourd'hui, on peut guérir 90 à 95 % de toutes les leucémies (cancers du sang) infantiles.

IKEDA • Voilà qui est certes très encourageant.

SIMARD • La chimiothérapie est encore très récente. Elle est née de la recherche pharmacologique sur les gaz toxiques fabriqués pendant la Deuxième Guerre mondiale. Une autre percée importante, datant également du début des années quarante, fut la découverte, par un Canadien du nom de Huggins, que les œstrogènes peuvent être utiles dans le traitement du cancer de la prostate. Huggins reçut le prix Nobel pour cette découverte.

IKEDA • Quel est votre champ de spécialisation, M. Simard ? Pourriez-vous décrire vos recherches d'une façon concrète que les non-spécialistes comprendraient aisément ?

SIMARD • C'est relativement facile ! Mes recherches se concentrent sur la manière d'utiliser des agents anticancéreux pour lutter contre les cellules cancéreuses. J'essaie aussi de découvrir comment les virus opèrent pour engendrer le cancer chez les animaux et les humains.

IKEDA • On entend souvent dire que les médicaments anticancéreux détruisent non seulement les cellules cancéreuses, mais également les cellules saines, provoquant de très douloureux effets indésirables. Ai-je raison de penser que vos recherches visent à venir à bout de ces inconvénients des médicaments anticancéreux ?

SIMARD • Effectivement. Il existe des anticorps, appelés monoclonaux, qui reconnaissent exclusivement les cellules cancéreuses. Si l'on recourt à ces anticorps en association avec un médicament anticancéreux, ce dernier n'entrera en action que dans les cellules cancéreuses. Il n'aura aucun effet sur les cellules normales.

Reste encore beaucoup à faire pour rendre plus efficaces les médicaments anticancéreux. C'est-à-dire pour s'assurer que le vecteur – l'anticorps monoclonal, dans ce cas-ci – sélectionne uniquement, avec constance et précision, les cellules cancéreuses. Les progrès en ce domaine recèlent un potentiel incalculable pour le traitement du cancer.

IKEDA • J'ai cru comprendre que la radiothérapie progressait aussi à très grands pas. Jusqu'à quel point, à votre avis, sont efficaces le cobalt 60 et les autres traitements du genre ?

SIMARD • Les radiothérapies se sont avérées efficaces contre certains types de cancer. Mais la radiation ne peut réduire que le volume de certaines cellules cancéreuses ; elle ne réussit pas encore à les éliminer complètement.

Il est parfois nécessaire de prescrire une radiothérapie et une thérapie médicamenteuse, en plus d'une chirurgie, pour traiter certains types de cancer. Cette méthode thérapeutique associative se traduit par une augmentation constante du taux de survie. On relève aussi des cas de rémission permanente, spécialement chez les patients de 30 ans et plus.

En utilisant de concert deux ou trois thérapies, on peut grandement progresser dans la lutte contre cette maladie. Considérant le haut niveau de technologie, de compétence et de connaissances que requiert pareil traitement et le recours nécessaire à des médicaments dispendieux pas toujours nécessairement disponibles, il est difficile de mesurer la possibilité que puisse être employée avec succès à l'échelle mondiale cette nouvelle méthode thérapeutique.

Effet de l'état émotionnel sur l'immunité

IKEDA • J'ai entendu parler de recherches sur l'immunothérapie qui pourrait représenter une autre voie fertile pour contrôler le cancer. Bien entendu, cela concerne les défenses naturelles du corps humain contre la maladie. Or le système immunitaire est la plus importante de ces défenses. De quelle manière exactement les globules blancs et les lymphocytes font-ils leur travail en tant qu'acteurs à l'intérieur du système immunitaire ?

SIMARD • Tous les vertébrés, pas seulement les humains, sont pourvus de capacités défensives – la réponse immunitaire – pour se protéger contre les micro-organismes et autres agents pathogènes qui provoquent des maladies de types variés. Grâce à ces défenses, nous sommes capables de résister à un vaste assortiment de maladies infectieuses et de nous en remettre. La capacité défensive naturelle de l'organisme est un important sujet d'études en sciences médicales et, aux yeux des médecins et scientifiques engagés dans la recherche sur le cancer, elle offre une voie thérapeutique valable contre la maladie. On se tient le raisonnement que, si le corps humain ne peut éviter le cancer, il existe peut-être une façon d'en limiter les conséquences en mettant à profit l'immunité naturelle.

Le système immunitaire repose essentiellement sur deux types de cellules qu'on trouve dans le tissu lymphoïde et qui sont disséminées dans tout le corps humain. Les lymphocytes B (plasmocytes), qui fabriquent les anticorps, composent le premier type. Les anticorps sont des agrégats de protéines dans le sang ; il en existe plusieurs milliers de types différents, et chacun est programmé pour se fixer à un antigène. Les antigènes stimulent, pour leur part, la formation d'anticorps.

Les lymphocytes T constituent le deuxième type. Il s'agit des globules blancs qui se forment dans le tissu lymphoïde. Leur travail consiste à s'assurer que le système de défense immunitaire fonctionne comme prévu. Ils circulent dans le circuit sanguin où ils patrouillent sans arrêt à la recherche d'antigènes.

Chaque fois que sont repérés des antigènes, le système immunitaire enregistre l'information dans sa banque de données et, dès que réapparaissent les mêmes antigènes, il peut les identifier et lancer une contre-attaque. Une fois qu'ils ont détecté des antigènes, les lymphocytes sensibilisés peuvent aussi transmettre l'information à d'autres cellules. C'est ainsi que, lorsque les conditions nécessaires sont réunies, les lymphocytes peuvent engager une réaction immunitaire massive.

IKEDA • Diriez-vous qu'en excitant l'action des lymphocytes nous pourrions contrôler la prolifération des cellules cancéreuses ?

SIMARD • S'il est de fait possible que, par son action, le système immunitaire élimine les cellules cancéreuses, alors la clé de la prévention du développement de tumeurs cancéreuses consiste à susciter une réaction du système immunitaire. Inversement, il se pourrait que les cellules cancéreuses se développent et que le cancer progresse précisément quand le système immunitaire ne fonctionne pas correctement.

IKEDA • Jusqu'à quel point la recherche a-t-elle progressé en ce domaine ?

SIMARD • Jusqu'à maintenant, les progrès ont été un peu lents et on ignore encore quelles orientations précises seront les plus productives et profitables. Mais il ne fait aucun doute que stimuler la réponse immunitaire est une avenue thérapeutique valable. Dans l'affection qu'est le SIDA, le système immunitaire du corps a flanché ; les patients atteints du SIDA sont donc très vulnérables aux maladies infectieuses et développent souvent le cancer. On peut donc conclure dans ce cas que le renforcement de l'immunité pourrait empêcher l'apparition du cancer.

IKEDA • Où se poursuivent, pour l'heure, les recherches les plus avancées en immunologie ?

SIMARD • Probablement aux États-Unis, mais personne ne saurait prévoir où pourrait se produire une importante percée.

IKEDA • On voit ici et là des rapports dans le champ de la médecine psychosomatique sur la stimulation de l'immunité. On y affirme, par exemple, que le bonheur, la gratitude, l'espoir, la satisfaction, etc., peuvent sensibiliser les lymphocytes. Inversement, on y soutient que la douleur, la colère, le ressentiment, la tristesse et d'autres sentiments du même ordre peuvent déprimer l'action des lymphocytes.

Il y a quelque temps, j'ai lu un article très intéressant de David Spiegel intitulé « *Does Spiritual Healing in Cancer Prolong Life ?*[2] ». L'article décrit comment on a divisé en deux groupes cent neuf patientes atteintes du cancer du sein : les unes suivaient une **thérapie spirituelle** ; les autres, non. Les résultats furent impressionnants : les patientes du groupe profitant d'une thérapie spirituelle parvinrent à un équilibre émotif et psychologique et vécurent environ deux fois plus longtemps, à compter du début du traitement, que celles de l'autre groupe. En d'autres mots, l'article reconnaissait que le ressourcement spirituel avait un effet positif sur la longévité. Reste à définir précisément quel

2. *Lancet*, octobre 1989.

mécanisme se cache derrière cet effet, mais ne pensez-vous pas que l'état spirituel d'une personne puisse avoir une incidence sur son système immunitaire ?

Il existe en bouddhisme un principe qu'on appelle « non-dualité du corps et de l'esprit » (*shiki shin funi*). Cela signifie que le corps, l'aspect physique de la vie, et l'esprit ou le cœur, sa réalité spirituelle, sont deux facettes d'une même entité. Le mot japonais « *funi* » signifie à la fois « deux, mais non-deux » et « non-deux, mais deux ». Par extension, cette idée exprime comment le matériel et le spirituel, qui au niveau le plus essentiel de la vie sont uns et inséparables, peuvent recouvrir deux catégories distinctes de phénomènes.

Si, comme je le crois, le corps et l'esprit s'influencent réellement l'un l'autre, alors il s'ensuit que la joie, l'espoir et d'autres sentiments positifs activent les mécanismes physiologiques et, de ce fait, renforcent la résistance à la maladie. Semblablement, le désespoir et d'autres sentiments négatifs dépriment l'immunité.

SIMARD • D'un point de vue strictement scientifique, je dois dire qu'il est extrêmement difficile de concevoir et de mener des tests psychosomatiques en laboratoire pour établir une nette corrélation entre la psychologie humaine et la maladie. Je m'empresse d'ajouter toutefois que, dans le cas des maladies cardio-vasculaires, on détient des preuves que les émotions comme la joie ou l'angoisse sont indéniablement associées à la maladie et à la santé.

Le cancer peut lui aussi être provoqué par le stress, comme l'indique d'ailleurs l'expression « cancer de stress ». Ceux qui se spécialisent dans la recherche sur le cancer devraient se montrer suffisamment larges d'esprit pour garder l'œil ouvert sur toutes ces théories et possibilités.

La découverte d'indices de corrélation entre cancer et sentiments humains

IKEDA • Josei Toda, mon mentor, avait coutume de dire que le corps humain est comme une énorme usine pharmaceutique. Par exemple, les glandes endocrines sécrètent toutes sortes d'hormones, alors que les endorphines produites dans le cerveau agissent comme une sorte d'analgésique. Les globules blancs que fabrique le corps aident à résister aux germes de maladie. Les enzymes sont vitales aux diverses réactions chimiques qui interviennent dans l'organisme. Si on se représente le corps sous cet angle, on trouve beaucoup de vérité dans la métaphore de Toda.

SIMARD • Je pense que cette idée du corps comme usine pharmaceutique est assez unique. On reconnaît évidemment que le cerveau sécrète des endorphines, qu'on appelle parfois « morphine interne ». On présume d'ailleurs que l'acupuncture, point d'appui de la médecine orientale, stimule la sécrétion d'endorphines.

Quand on s'adonne au jogging, il y a des moments où l'on se sent allègrement vivifié, sans la moindre trace de fatigue. Cette sensation est très vraisemblablement imputable aux effets des endorphines.

Par ailleurs, sous l'effet de la colère, la sécrétion d'adrénaline augmente, ce qui en retour provoque une hausse de la pression sanguine et la dilatation des bronches.

IKEDA • Des spécialistes en médecine psychosomatique affirment que les gens qui ont perdu espoir, ont le sentiment de n'avoir plus de raison de vivre, font l'expérience d'une dépression tenace, sont en proie à la colère ou à l'anxiété réprimées, auraient tendance à succomber plus facilement au cancer. À l'opposé, disent-ils, une personne qui se découvre toujours de nouveaux buts dans la vie et qui a la volonté de les poursuivre serait mieux outillée pour résister au cancer. Que pensez-vous d'opinions semblables?

SIMARD • Il est important et très intéressant de se pencher sur la genèse et l'évolution du cancer d'un point de vue psychologique. S'interrogeant sur la gravité de leur état, les patients sont toujours inquiets quand on pose ce diagnostic, mais la réaction varie de l'un à l'autre. L'éventualité d'une amputation – de perdre une jambe ou un sein, par exemple – en inquiète plus d'un et la perspective d'une telle atteinte les effraie. Ou ils redoutent d'être affublés en permanence d'un orifice chirurgical. Plusieurs craignent que leur vie change radicalement après le traitement. Quand aucune thérapie ne donne de résultat, ils se représentent une lutte sans fin : une expérience que rend plus insupportable encore le fardeau émotionnel concomitant qui s'alourdit inévitablement avec le temps.

Suivant la gravité de son état, une personne pourra devoir s'absenter longuement du travail et, dans certains cas, ne jamais vraiment reprendre une existence normale, même après son rétablissement. Elle sera peut-être même amenée à renoncer à tout engagement social actif et à vivre jusqu'à la fin dans une profonde dépression.

IKEDA • Certaines des données colligées par Hiroomi Kono sont à ce point-ci également pertinentes (voir Tableau 4).

Si l'on en croit son rapport, quand la dépression ou le sentiment de n'avoir aucune raison de vivre persiste trop longtemps, les cellules cancéreuses prolifèrent et se disséminent plus rapidement, ce qui rend d'autant plus difficile la guérison. Mais quand un patient cancéreux se découvre un nouveau but dans la vie et retrouve la force et le ressort pour sortir de chez lui et tendre vers ce but, les cellules cancéreuses se résorbent.

Partout dans le monde, on ne ménage pas les efforts en pathologie et en statistiques pour fouiller la corrélation entre le cancer et la dimension émotionnelle, psychologique.

TABLEAU 4

Facteurs psychologiques/émotionnels et patients cancéreux

1. Les gens qui connaissent des expériences malheureuses dans leur enfance pourraient être plus susceptibles d'être atteints du cancer.

2. Les personnes soumises à un grave stress avant l'apparition d'une maladie, du genre de celui qu'occasionne un deuil personnel (par exemple la mort du conjoint ou d'un enfant), ressentent un choc et du chagrin, puis du désespoir et la perte de leur raison de vivre.

3. Les patients cancéreux donnent généralement l'impression de s'adapter aux interactions et situations sociales, mais ne s'adaptent pas du tout, au fond d'eux-mêmes; ils s'exercent plutôt constamment à s'auto-réprimer.

4. On note chez les patients cancéreux une forte tendance à retourner contre eux-mêmes toute la tension, l'anxiété, la colère et les autres émotions qu'ils ne peuvent exprimer.

SIMARD • Les hypothèses voulant que certaines personnes présentent un plus haut risque de cancer, que la pression mentale ou le surmenage soient susceptibles de conduire au cancer, pourraient donner d'importantes indications sur la direction que prendra la recherche dans l'avenir. Il y a très longtemps qu'on évoque cette possibilité.

Voilà presque deux millénaires, au IIe siècle, le médecin grec Galien observa que les femmes mélancoliques ou dépressives étaient plus sujettes au cancer du sein. Pour dire la vérité, la recherche en ce domaine n'a guère progressé au cours des siècles. Il est très difficile de produire une preuve étayée de nette corrélation entre état psychologique et cancer.

Même s'il n'existe pas encore de preuve indiscutable à cet effet, je pense néanmoins qu'il pourrait être utile d'inclure un psychiatre ou un psychologue dans le groupe de thérapeutes, pour prévenir certaines dérives psychologiques que la maladie cancéreuse peut engendrer. Médecins et infirmières s'efforcent d'accorder une attention toute spéciale aux difficultés psychologiques associées au cancer, mais ne sont pas encore capables d'en venir complètement à bout. Désireux d'obtenir de la formation en ce domaine et de comprendre les besoins psychologiques de leurs patients, ils font de leur mieux pour s'instruire de l'aspect mental de la thérapie.

Les contre-mesures constantes du corps

IKEDA • Selon les données de M. Kono, un grand nombre de patients cancéreux (environ un tiers) auraient expérimenté un sentiment d'abandon et de tristesse à suite de la perte d'un parent, ou des deux, ou d'un autre être aimé lorsqu'ils étaient enfants, ce qui suggère que de telles expériences pourraient induire un stress psychologique qui plus tard déclencherait l'apparition du cancer. Cela m'inspire aussi que, de tous les types de stress, la perte d'une personne aimée est celui qui a le plus lourd retentissement.

Cependant, il est aussi concevable que, même après avoir perdu ses deux parents, un enfant entouré par des personnes qui lui dispensent soutien et chaleur maternels et paternels « indéfectibles » soit libéré de son stress émotionnel et capable de rassembler ses forces pour juguler la croissance de cellules cancéreuses.

L'idée de la rencontre d'une présence « indéfectible » dans la vie d'un être, avec ses connotations maternelles et paternelles, fait intervenir le rôle de la philosophie ou, plus encore, de la religion. N'est-il pas possible qu'à travers la religion un être puisse opérer une transformation existentielle et tirer de cette expérience une vitalité assez résistante pour lutter avec succès contre le cancer ? Il est à mes yeux parfaitement sensé de concevoir la mission de la philosophie et de la religion comme une partie vitale du combat contre le cancer.

SIMARD · Si l'on étudie un groupe de sujets atteints de cancer et que l'on observe chez eux des troubles de la personnalité, il est impossible d'ignorer l'influence que la maladie somatique, ici le cancer, a pu exercer sur leur comportement mental. Et on ne peut écarter la proposition inverse, faute d'avoir analysé leur personnalité avant l'éclosion de leur maladie. On peut fréquemment identifier, dans l'histoire d'un malade, un stress précédant de peu le premier symptôme de sa maladie. Peut-on attribuer à ce stress un caractère déclenchant ? C'est un pas que, personnellement, je ne suis pas prêt à franchir. Combien de stress ne se traduisent pas par une maladie grave, un cancer ? Sans compter que tant de subjectivité entre dans l'appréciation d'un stress !

IKEDA · Je comprends ce que vous voulez dire. Des gens peuvent expérimenter le même stress, mais leur corps y réagira différemment suivant la manière dont ils s'efforcent de le surmonter.

Perd-on contenance sous le stress ? Ou sa vitalité se trouve-t-elle renforcée quand on l'affronte ? Dans la seconde hypothèse, j'estime que se produit une « transformation existentielle ».

SIMARD · C'est, bien sûr, une piste à explorer. Compte tenu des difficultés découlant de la multiplicité des interprétations aussi bien que de l'absence de preuves et de modèles expérimentaux, nous sommes encore loin de toute espèce de certitude.

IKEDA · Normand Cousins, surnommé la « conscience de l'Amérique », a effleuré ces questions dans un dialogue que j'eus avec lui, voilà quelques années[3]. Il disait que le corps humain est pourvu d'un système de guérison et d'un système de croyances ; de son point de vue, les deux systèmes travaillent ensemble à guérir la maladie. Je crois moi aussi que les êtres humains ont une capacité innée à vaincre l'affliction, tant physique que mentale.

SIMARD · Franchement, je pense aussi que le corps fabrique constamment du neuf pour lutter contre les excroissances malignes qui l'affectent intérieurement.

---

3. *Sekai Shimin no Taiwa – A Dialogue Toward Global Harmonization*, Tôkyô, The Mainichi Newspapers, 1991, 254 p.

IKEDA • Venant d'un homme qui a fait de la recherche sur le cancer pendant tellement d'années et qui a tant de réalisations à son crédit, ces réflexions n'en ont que plus de poids. Elles devraient donner espoir et courage à bien des gens.

3. Cancer et divulgation du diagnostic : le lien médecin/patient

Dignité humaine et information du patient

IKEDA • Attardons-nous maintenant à la divulgation du diagnostic. Les médecins devraient-ils ou non informer le patient d'un diagnostic de cancer ? Comme le type de traitement retenu dépendra en partie de la décision prise en cette matière par le médecin, il s'agit d'une décision très importante. Chez les Japonais, la réflexion sur le sujet semble s'orienter dans une nouvelle direction. De plus en plus de membres de la communauté médicale défendent l'opinion que la divulgation de l'état est la tendance de l'avenir.

Les souffrances que cause le cancer prennent plusieurs formes qui se rangent principalement dans trois catégories. La douleur physique en est une. Le patient peut perdre toute dignité humaine, plus particulièrement dans le cas d'un cancer avancé et en phase terminale, quand la douleur est très aiguë et persistante. La deuxième recouvre l'anxiété et la crainte associées à l'éclatement de la vie familiale et professionnelle, la perte éventuelle de sa situation et de sa reconnaissance sociales et le bouleversement d'autres aspects de la vie sociale et personnelle. La troisième concerne l'appréhension de mourir et la peur de la mort elle-même.

Dans la vision bouddhique, la souffrance humaine est tridimensionnelle, ou de trois ordres : « *ku-ku* » veut dire douleur et correspond à la douleur physique ; « *e-ku* » décrit la détresse spirituelle, mentale ou sociale, cette souffrance qu'on expérimente quand sa vie sociale et familiale est ruinée ; « *gyo-ku* » exprime le tourment existentiel, ou la peur de la mort. Au cœur du débat sur la pertinence d'informer ou non le patient cancéreux de son état, et de la manière de l'en informer, se trouve la difficulté de déterminer le moyen de surmonter les trois types de souffrance.

Au Japon, ne pas informer le patient qu'il a le cancer est encore le plus souvent la règle. Je crois comprendre qu'en Europe et aux États-Unis les patients cancéreux sont presque automatiquement informés de leur maladie. Un sondage, conduit en 1973 par le *Journal of the American Medical Association,* rapportait que 98 % des médecins informaient de leur état les patients atteints de cancer. Peut-être les usages contraires des Japonais et des peuples occidentaux sont-ils le reflet de deux conceptions différentes de la mort.

L'une des raisons pour lesquelles les malades en Europe et aux États-Unis sont informés qu'ils ont le cancer tient au droit du patient à participer aux décisions concernant son traitement et à son droit à un «consentement éclairé», ce qui implique qu'il soit au fait de sa maladie pour procéder aux choix les plus avisés. Ce dont il s'agit ici, c'est de la protection des droits des patients et des droits de la personne. Une autre raison a trait à «la qualité de la vie»: cette idée qu'il ne suffit pas simplement de laisser vivre une personne jusqu'à la fin, mais qu'il faut la respecter en tant qu'être humain et lui donner une chance de mener une vie aussi valorisante que possible pour le temps qu'il lui reste. J'ai aussi entendu dire qu'en des endroits où, comme aux États-Unis, les poursuites pour faute professionnelle sont courantes, informer le patient fournit une autre source de preuve à l'appui dans l'éventualité d'une bataille juridique.

Pour leur part, les médecins japonais répugnent à révéler au patient leur diagnostic en partie parce qu'ils assument qu'une telle annonce serait assez bouleversante pour plonger le patient dans une profonde dépression et pour hâter indûment sa mort. Ils estiment préférable de ne pas apprendre au patient qu'il a le cancer parce qu'ils croient lui permettre ainsi de parvenir en paix à sa dernière heure. Depuis peu, les attitudes seraient en train de changer et de plus en plus de médecins, à ce qu'on me dit, préféreraient informer le patient.

SIMARD • Vous avez soulevé quelques points cruciaux concernant la divulgation de leur état à des patients cancéreux. Et, de toute évidence, le bouddhisme apporte une contribution précieuse au débat sur la question. À mon avis, les patients ont le droit de tout savoir sur leur état de santé. D'ailleurs, lorsqu'ils sont bien informés, ils se montrent généralement plus coopératifs et mieux disposés aux traitements jugés les plus recommandables, quels qu'ils soient. Cela, mon expérience personnelle et celle de mes confrères me l'ont appris.

Certains patients, pour des raisons qui leur sont personnelles, ne veulent pas connaître la vérité sur leur état de santé. Ces personnes sont peu enclines à poser des questions sur le diagnostic et leurs médecins devraient respecter leur sentiment ; souvent, leur résistance initiale faiblit et il leur arrive de vouloir connaître leur état. Personnellement, si j'avais le cancer, j'aimerais le savoir.

IKEDA • En vrai scientifique, vous êtes toujours prêt à vous analyser vous-même objectivement et avec détachement. Compte tenu des traitements médicaux perfectionnés, aujourd'hui disponibles – des effets secondaires de médicaments anticancéreux, et des irradiations, par exemple –, il est de toute façon difficile de cacher la vérité.

SIMARD • Les patients en savent davantage sur leur état de santé que ce que leur en concède leur entourage.

IKEDA • L'un des bénéfices significatifs d'informer les patients cancéreux, comme vous le signalez, est qu'ils peuvent se montrer plus réceptifs aux traitements qu'on leur administre s'ils connaissent la vérité sur leur maladie. Une confiance mutuelle mieux sentie est alors plus susceptible de se développer entre le docteur et le patient. Autre avantage : en sachant que ses jours sont comptés, on peut employer le temps qu'il reste à achever le travail d'une vie ou des projets laissés en plan, et passer du temps avec sa famille et ses amis intimes. Plus important encore, en faisant face à sa propre mort on devient intensément éveillé aux contraintes de l'existence, on peut finalement faire ses adieux à la vie terrestre et aller à la rencontre de l'éternel dans l'équanimité.

Quand on informe des patients qu'ils ont le cancer, je pense qu'il faut considérer soigneusement ce qui suit.

D'abord, la nécessité d'un rapport de confiance mutuelle entre les médecins et le personnel médical d'une part, et entre le médecin et le patient d'autre part.

Deuxièmement, la nécessité de constituer une équipe médicale hautement qualifiée.

Troisièmement, l'importance d'encourager le patient à vouloir vraiment se battre contre la maladie.

Quatrièmement, l'importance du soutien de la famille et des amis.

Cinquièmement, l'avantage pour le patient de posséder ou, à tout le moins, d'essayer de se façonner une vision de la vie mortelle et une vision de la vie et de la mort.

Si on procède sans doigté, la divulgation peut engendrer, entre autres inconvénients, de l'anxiété et une dépression grave au point d'inciter le patient à une tentative de suicide. Ou encore le patient perdra la volonté de lutter, interrompra peut-être le traitement et s'affaiblira. En outre, la divulgation aura parfois pour effet d'interrompre momentanément toutes les activités sociales du malade.

L'espoir comme capacité innée de vaincre la maladie

SIMARD • Une fois reconnu le droit du patient d'être informé et le devoir du médecin de dispenser cette information, reste l'épineuse question de la manière de communiquer la nature et la gravité du mal. Non seulement est-il important de présenter le diagnostic au patient, il faut aussi l'expliquer à sa famille et à ses proches. Cela suppose de la part du médecin une certaine connaissance de la famille qui apportera un indispensable support psychologique au patient et l'aidera grandement à vivre sa maladie. Il faudra décider du nombre de rencontres nécessaires et de l'à-propos de la présence de l'entourage au moment de la divulgation du diagnostic en fonction de l'âge du patient, de sa personnalité et des disponibilités de la famille.

IKEDA • Voilà un conseil réaliste et extrêmement précieux. Le cœur du problème posé par la divulgation consiste à déterminer si le malade est capable ou non de surmonter la souffrance de la mort – « *shi-ku* » en langage bouddhique – en plus d'autres formes de souffrance qu'il affronte au dernier chapitre de son existence, pour s'élancer enfin dans un nouveau monde de paix. Nous devrions tâcher que nos mérites l'emportent sur nos démérites, de telle sorte que la souffrance soit bannie et remplacée par la consolation. Comme la maladie et l'état du patient diffèrent dans chaque cas, on en est réduit à évaluer séparément chaque situation particulière.

SIMARD • Quoi qu'il dise au patient, le médecin devrait toujours tenir compte de l'âge, du bagage intellectuel et culturel de la personne quand il décide de la meilleure manière de lui communiquer l'information. Il devrait employer un langage simple, jamais le charabia du jargon médical. Il sera bien avisé de demander au patient et aux membres de sa famille de lui répéter ce qu'il vient de leur apprendre, pour prévenir les craintes non justifiées et les erreurs d'interprétation.

IKEDA • Oui. Il est capital d'expliquer au patient sa maladie d'une manière qu'il puisse comprendre parfaitement.

Un sûtra[4] bouddhique recourt au mot « *aigo* », qui signifie « propos aimants », ou bonnes paroles. Dans cette expression, « l'amour » est compassion pour autrui. Ce passage du sûtra « *Abidatsuma Imon Sokuron* » se lit comme suit : « À quoi ressemblent les bonnes paroles ? Elles font plaisir à l'autre ; elles sont agréables et émouvantes ; on les prononce l'air attendri, l'œil débonnaire. » Le même passage recommande aussi de ne pas employer de « paroles qui feraient sourciller ». Si le médecin emploie des « bonnes paroles », je crois que le patient l'écoutera sans résistance et avec considération.

SIMARD • Je ne puis qu'être d'accord avec vous. Comme vous l'avez dit plus tôt, M. Ikeda, lorsqu'ils communiquent avec ceux qui se sont confiés à leurs soins, les médecins devraient saisir la moindre occasion de les encourager et de les affermir dans l'espoir de survivre. Si le patient a vraiment confiance en son médecin et croit en son traitement, il augmentera largement ses chances de triompher de la souffrance engendrée par la maladie. Quiconque entretient un sérieux espoir supporte mieux l'anxiété et la douleur.

IKEDA • Vous vous faites très bien comprendre. L'espoir est la source première de la motivation ; il donne aux gens le courage de faire face aux épreuves de l'existence, y compris à la souffrance de la maladie.

Dans le cadre d'une discussion que j'avais avec lui, Martin Seligman, président de l'Association américaine de psychologie, identifia dans l'espoir la qualité dont les gens ont le plus besoin pour se sortir d'expériences angoissantes et vivre avec optimisme. De même, le psychanalyste autrichien Viktor E. Frankl écrivait, dans *Ein Psycholog erlebt das Konzentrationslagger*, qu'il avait réussi à survivre dans un camp de concentration nazi, non pas tant grâce à sa robustesse physique que

---

4. On écrit aussi « soutra » – c'est le cas notamment du *Petit Robert* (Ndt).

parce qu'il n'avait jamais cessé de croire en l'avenir et n'avait jamais perdu espoir. Il décrivait comment de nombreux autres prisonniers avaient tôt désespéré et s'étaient effondrés intérieurement. Ils étaient morts au camp. L'espoir, concluait Frankl, a le pouvoir de fortifier l'organisme et d'allonger la vie.

Comme l'énonce un autre sûtra : « L'espoir nourrit le corps et prolonge l'existence. »

SIMARD • Absolument juste.

IKEDA • Pour obtenir le meilleur résultat possible, que ce soit au moment d'informer un malade qu'il a le cancer, de procéder à des tests et des examens ou d'administrer un traitement, il faut que s'établisse un lien étroit de confiance entre les membres de l'équipe médicale, le patient et sa famille.

L'urgence de rétablir des liens entre humains

SIMARD • L'intrusion « d'envahisseurs » anonymes entre le médecin et le patient constitue un problème relativement nouveau en médecine. Je veux parler des appareils, des instruments et de la batterie toujours croissante de tests et d'équipements. De nos jours, les usagers des cliniques de consultation externe voient sous toutes les faces une multitude de machines bien avant de voir enfin la face d'un médecin !

IKEDA • Comme vous avez raison !

SIMARD • On vous fait entrer dans une salle d'examens où l'on vous soumet à des prélèvements de sang, des rayons X, des analyses chimiques, etc. Bien entendu, tous ces tests sont précieux : ils fournissent au médecin les données dont il a besoin pour poser son diagnostic. Mais, si on se contentait de tests, on empêcherait que se tissent des liens nécessaires entre le médecin et le patient.

IKEDA • La seule pensée d'un examen médical fait certainement hésiter bien des gens à se présenter à l'hôpital.

SIMARD • Pourtant, ces « envahisseurs » représentent les percées technologiques mêmes qui permettent de guérir aujourd'hui des patients dont les cas étaient virtuellement considérés, hier encore, comme désespérés. Dans le même temps, ils mettent en péril le lien étroit et privilégié, si vital, entre le médecin et le patient. Précisément parce que ce lien est devenu si fragile, il n'en faut que travailler davantage à ne pas négliger le facteur humain dans le processus de guérison.

IKEDA • Il faut prendre très au sérieux cette nécessité. Plus la science médicale se perfectionne, plus les membres de la profession doivent déployer d'efforts pour empêcher que la médecine ne devienne un processus mécanique. Il faut travailler à l'humaniser davantage. Après tout, la médecine est là pour les gens ; elle a pour objet de servir l'humanité, pas la machine ni la technologie.

SIMARD • C'est vrai. Et les médecins n'ont certainement pas, eux non plus, la partie facile. Ils doivent gagner leur pain et, en même temps, une énorme pression sociale s'exerce sur eux pour qu'ils fassent appel à la technologie médicale la plus nouvelle. Cela ne justifiera toutefois jamais qu'ils négligent de construire un rapport solide avec le patient. Nul dispositif – machine, outillage de haute technologie –, nul problème technologique ne devrait jamais s'interposer de manière à exclure le facteur humain. Je crois fermement que les programmes des écoles de médecine devraient être révisés pour dispenser une formation théorique et pratique en matière de relations docteur/patient.

IKEDA • Les définitions hippocratiques du médecin idéal abondent en suggestions utiles. Hippocrate disait que les médecins doivent communiquer un sentiment de réconfortante vivacité, parce qu'un visage sombre et sévère suffit à éloigner quiconque, fût-il en santé ou malade. Il y a du vrai dans cela. Consulter un médecin froid, guindé et suffisant peut en soi rendre une personne malade de nervosité.

Hippocrate recommandait aussi de s'assurer que le siège du docteur et celui du patient se trouvent à peu près à la même hauteur. Ne regardez pas de haut les gens dans la détresse, prévenait-il, considérez-les en égaux et avec compassion.

SIMARD • Il faut entièrement revoir et refaçonner la relation du médecin avec les patients. Tous les membres de la profession médicale se sentent concernés par cet enjeu.

IKEDA • Oui, je peux comprendre pourquoi. Rien n'est plus urgent que de rétablir les liens humains. De même qu'Hippocrate, Shakyamuni décrivait le médecin idéal comme un guérisseur humain. Un passage de sûtra dit : « Traite toujours une personne malade dans un esprit de miséricorde et ne te montre jamais cupide en cherchant à tirer d'elle d'injustifiables profits. »

Autre aspect intéressant des idées du bouddhisme sur la médecine : l'accent mis sur la « sagesse des patients ». *Le grand canon des règles monastiques* exhorte les gens à s'efforcer d'apprendre et de se renseigner, à réfléchir par eux-mêmes et à se servir de leur sagesse et de leur savoir s'ils souhaitent se maintenir en santé.

SIMARD • Nous devons tous réfléchir sérieusement à la façon d'informer et d'éduquer le public. Dans chaque pays du monde, le fossé se creuse entre les gens instruits et ceux qui ne le sont pas ; entre les gens capables de lire, d'évaluer d'un œil critique les nouvelles découvertes scientifiques, et les individus privés des connaissances de base nécessaires pour comprendre et mesurer ce qui se passe en science et en technologie. Pour cette raison, plusieurs sont amenés, par ignorance, à reconnaître aveuglément l'efficacité de tel ou tel traitement, ou se voient refuser la chance de recevoir certain traitement qui pourrait les aider. Résultat : de trop nombreuses victimes malheureuses de charlatans sans scrupules.

IKEDA • Personne ne devrait être exploité par des êtres cupides et cruels qui se prétendent médecins. Les gens ont besoin de connaissances et de bon sens pour éviter d'être abusés.

SIMARD • Par les temps qui courent, si nous voulons préserver l'élément humain dans la vie, il faudra nous assurer que davantage d'individus soient capables d'analyser les problèmes de science et de société et d'en discuter.

IKEDA • De toute évidence, la vertu d'humanité n'est plus à notre époque une valeur de premier plan. Le succès lui a ravi ce rang. En cette ère suprêmement matérialiste, presque tous semblent uniquement occupés à obtenir quelque chose d'autrui. La seule main tendue pour donner, au milieu de tant de mains quémandeuses, resplendit d'un surcroît de beauté.

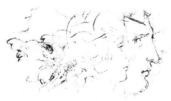

4. SIDA – Menace et contre-mesures

Origines du SIDA

IKEDA • À la suggestion de M. Simard, nous aborderons maintenant la question vitale du SIDA, acronyme de syndrome d'IMMUNODéficience Acquise. Dans la dernière partie du XXᵉ siècle, le SIDA est devenu un redoutable ennemi de l'humanité et il continuera vraisemblablement de menacer d'innombrables vies au XXIᵉ siècle.

SIMARD • Oui, vous avez raison. Le SIDA pourrait bien s'avérer la plus grande calamité du nouveau siècle.

IKEDA • Quand a-t-on rapporté les premiers cas de SIDA ?

SIMARD • C'est au début des années quatre-vingt qu'il fit son apparition, sous la forme d'une maladie infectieuse jusque-là inconnue aux États-Unis.

À l'hiver 1981, des médecins des États de Californie et de New York s'étonnèrent d'observer des occurrences d'affections plutôt rares, comme la pneumonie causée par un protozoaire (*pneumocystis carinii*), et le sarcome de Kaposi, un cancer de la peau peu fréquent. Il s'agissait étrangement dans tous les cas de jeunes hommes dans la trentaine, jusque-là en excellente santé et ayant bizarrement un seul point en commun : l'homosexualité. Ils partageaient désormais une autre caractéristique : l'effondrement de leur système immunitaire. Incidemment, on associe en général ces affections rares à un système immunitaire déficient qu'on peut imputer aussi, par exemple, à certaines maladies génétiques ou aux traitements immunosuppresseurs qui accompagnent inévitablement une transplantation d'organe ou une chimiothérapie.

Mis au fait de ces constatations, le Centre de contrôle des maladies d'Atlanta publiait, dès 1981, un rapport constituant le premier signal d'alarme. En trois mois, on rapportait une centaine de cas analogues, pour la plupart à New York ou à San Francisco. Des malades relativement jeunes, presque tous homosexuels, étaient frappés par des infections dites « opportunistes » – des mycoses buccales ou œsophagiennes, voire des formes agressives d'herpès avec ulcération – quand s'effondraient leurs défenses immunitaires. La conclusion allait de soi : il s'agissait d'un phénomène épidémique d'un type totalement inconnu jusque-là et qu'on appela le syndrome d'immunodéficience acquise (SIDA).

IKEDA • Le fait que les premiers patients étaient presque tous homo-sexuels aura manifestement induit l'idée fausse que le SIDA était une maladie rare, spécifique aux homosexuels. Nous aborderons plus tard la discrimination et le préjudice dont sont victimes les personnes atteintes du SIDA, mais l'émergence de n'importe quelle maladie dont la cause est inconnue déclenche souvent des réactions extrêmes ou de la panique dans la société.

N'est-ce pas en 1983 qu'on identifia le virus du SIDA pour la pre-mière fois ?

SIMARD • Cette année-là, les laboratoires des professeurs Luc Montagnier et Robert Gallo identifièrent un rétrovirus comme cause du SIDA. On connaît maintenant ce virus sous le nom de virus de l'Immuno-déficience Humaine (VIH). Deux ans plus tard, en 1985, on mettait au point un test sanguin pour déceler la présence de ce virus dans le sang.

Ajoutons ici que l'une des caractéristiques de l'épidémie du SIDA tient à ce qu'on connaît à ce jour deux types ou souches de VIH, au profil épidémiologique différent. Le VIH-1 est la principale cause de l'épidémie en Amérique et dans les Caraïbes, tandis que les deux souches, VIH-1 et VIH-2, sont prévalantes dans différentes régions d'Afrique.

IKEDA • Qu'en est-il de l'origine du virus du SIDA ? Existait-il bien avant de se manifester chez les humains ? Épousez-vous la thèse selon laquelle le SIDA serait né en Afrique ?

SIMARD • Pour ce qui est de l'origine de la maladie, il faut savoir qu'elle est apparue à peu près en même temps en Afrique et aux États-Unis. On ignore l'exacte provenance du VIH. Des rumeurs voulaient que le VIH fût le produit d'une construction génétique faite en laboratoire pour développer des outils thérapeutiques ; cette hypothèse a été aban-donnée. On considère maintenant plus que probable que le VIH ait émergé quelque part en Afrique centrale au cours des dernières décen-nies. En effet, on a retracé une contamination par le VIH du sérum recueilli chez des enfants ougandais, en 1972 et 1973 ; cela indique qu'il existait dès cette époque à l'état endémique dans une population rurale du centre de l'Afrique.

Par ailleurs, on a isolé des rétrovirus très voisins du VIH chez les singes verts africains. C'est pourquoi on peut penser que le virus a subi une brusque mutation pour devenir pathogène chez l'homme ; il a pu de ce fait être présent chez l'humain, des années durant, sans causer le SIDA, ou pourrait avoir été cause de plusieurs cas de SIDA jamais reconnus comme tels en l'absence de définition du syndrome.

Infection « opportuniste » et modes de transmission

IKEDA • Quelles sont les voies les plus communes de transmission de la maladie ?

SIMARD • Les modes de transmission du VIH actuellement démontrés sont les suivants : la transmission par voie sexuelle (entre homosexuels ou hétérosexuels), qui est la plus fréquente ; la transmission par le partage de seringues non désinfectées, contaminées par le VIH ; la transmission par une mère infectée à son enfant pendant la grossesse, au moment de l'accouchement ou encore pendant l'allaitement ; enfin, la transmission par transfusion de sang ou de produits dérivés du sang, contaminés par le VIH.

IKEDA • Il y a quelques années, au Japon, plusieurs têtes dirigeantes de compagnies pharmaceutiques et chercheurs en médecine ont été poursuivis pour faute professionnelle après avoir mis sur le marché des produits sanguins contaminés par le VIH, importés pour le traitement de l'hémophilie, provoquant ainsi l'infection, par le VIH, d'un très grand nombre d'hémophiles.

SIMARD • Des quatre principaux modes de transmission de la maladie, le plus commun dans le monde est le premier : le contact sexuel. La recherche à ce jour indique que le risque de contagion par l'air, l'eau ou les aliments serait virtuellement nul. La maladie ne se transmet que lorsque le virus entre dans l'organisme par le biais d'une aiguille ou de produits sanguins contaminés, ou par l'échange direct de fluides corporels avec un porteur du VIH.

IKEDA • En d'autres mots, les contacts usuels, dans le quotidien, avec un porteur du VIH ou des personnes atteintes du SIDA, ne présentent aucun risque d'infection.

SIMARD • Absolument aucun. Il est éminemment important de le comprendre.

IKEDA • Des connaissances exactes sur le SIDA aideront à prévenir la propagation de l'infection et les craintes injustifiées, à permettre de vivre en toute tranquillité d'esprit avec quiconque est porteur du VIH ou lutte contre le SIDA.

SIMARD • Cela ne fait pas de doute. L'ignorance du public en matière de SIDA représente une plus grave menace que la maladie elle-même.

IKEDA • Quel genre de symptômes l'infection par le VIH engendre-t-elle? Y a-t-il des symptômes particuliers au SIDA?

SIMARD • Le VIH s'attaque presque exclusivement aux lymphocytes T4 qui jouent un rôle essentiel dans le système immunitaire spécifique de l'organisme. Ces lymphocytes T4 portent à leur surface une protéine appelée CD4, sorte de serrure de la cellule dont le virus VIH possède la clé. Une fois dans la cellule, le virus peut rester « silencieux » pendant une période de plusieurs mois au cours desquels s'opère la séroconversion, généralement de six à huit semaines après l'introduction du VIH dans l'organisme. Cette phase initiale d'infection reste asymptomatique la plupart du temps; seul un test sérologique de routine permet alors de la déceler. Dans certains cas, on peut observer des symptômes de type grippal: fièvre, maux de tête, douleurs musculaires, adénopathies.

IKEDA • Combien de temps faut-il pour que le patient infecté par le VIH présente des symptômes du SIDA?

SIMARD • Il existe une seconde phase, qui s'étale dans certains cas sur cinq ans, au cours de laquelle de très nombreux phénomènes peuvent survenir. On observera parfois des formes asymptomatiques qui évoluent sur une longue période; avec un recul de plus de dix ans, on sait maintenant que les individus infectés seront éventuellement atteints du SIDA et que, même s'ils restent asymptomatiques pendant ces années, ils sont néanmoins susceptibles de transmettre le virus.

On note aussi des formes mineures d'infection qui, selon le degré de multiplication et de dissémination du virus, se manifestent par des signes généraux: fièvre élevée, perte de poids, troubles gastrointestinaux et affections cutanées. Aucun de ces signes n'est à proprement parler spécifique au SIDA.

IKEDA · Quels symptômes apparaissent une fois que le SIDA prend le dessus ?

SIMARD · À partir du moment où l'infection a entraîné un déficit immunitaire important, on assiste à l'apparition d'un ensemble de graves symptômes associés soit à des infections très particulières soit à des processus tumoraux de nature cancéreuse – dont le sarcome de Kaposi est le plus connu. Ces infections et ces tumeurs ne sont pas directement en rapport avec le VIH, plutôt responsable de la formation d'un terrain favorable à leur développement.

IKEDA · Et c'est pour cela qu'on les qualifie d'infections « opportunistes », n'est-ce pas ?

SIMARD · En effet. De nombreux microbes (virus, bactéries, champignons, protozoaires) habitent normalement notre organisme sans créer aucun problème, du fait que les moyens de défense immunitaire dont nous disposons limitent leur nombre et empêchent tout envahissement, source de maladie.

À partir du moment où nos défenses immunitaires s'affaiblissent, ces micro-organismes saisissent l'occasion qui leur est offerte de se multiplier activement. Très nombreuses, ces infections « opportunistes » touchent surtout les poumons, le tube digestif, le système nerveux et, plus accessoirement, la peau ; elles constituent souvent la première expression pathologique et révélatrice de l'infection par le VIH. Parmi les infections les plus fréquentes, et les plus indicatrices de SIDA proprement dit, on retiendra : la pneumonie causée par un protozoaire, le *pneumocystis carinii* ; une infection polyviscérale à cytomégalovirus susceptible de prendre la forme d'une pneumonie, d'une hépatite ou d'une encéphalite ; ou encore une infection due au virus herpès simplex qui provoque souvent des lésions de la peau ou des muqueuses.

Ce ne sont là que quelques exemples d'infections « opportunistes », qui illustrent la grande complexité des symptômes auxquels le médecin se trouve confronté dans la deuxième phase de l'infection par le VIH. Il existe d'autres symptômes aussi graves qui se développent dans le sillage de l'infection par le VIH ; on les appelle des « cancers opportunistes ».

IKEDA · Quels sont les principaux cancers opportunistes ?

SIMARD · Le plus fréquent d'entre eux est le sarcome de Kaposi, provoqué par le développement des cellules endothéliales de vaisseaux sanguins dans la peau, les muqueuses, les viscères ou les ganglions. D'autres tumeurs, composées de tissu lymphoïde, peuvent se développer à la suite d'un déficit immunitaire grave : il s'agit de lymphomes malins qui trouvent leur origine dans les ganglions lymphatiques. Le virus dit VIH n'est pas directement en cause dans le processus tumoral. Il ouvre simplement la porte à ces tumeurs malignes en provoquant une déficience immunitaire.

Nombre estimé de porteurs du VIH et de sidéens en l'an 2000

IKEDA · En 1995, on rapportait que le nombre de porteurs du VIH et des personnes atteintes du SIDA avait atteint le million aux États-Unis. La maladie connaît maintenant en d'autres pays de nouveaux pics inquiétants, particulièrement en Afrique et en Asie du Sud-Est. Selon certaines prévisions, le nombre de porteurs du VIH et de sidéens atteindrait près de 40 millions sur la planète au début du XXIᵉ siècle. Quel est votre pronostic, M. Simard ?

SIMARD · Quand on parle de propagation galopante de l'infection par le VIH, on veut signifier la croissance exponentielle du nombre de cas rapportés. Ce caractère du SIDA et de l'infection par le VIH s'inscrit dans des statistiques toujours dépassées au moment même où on les rend publiques. On estime, à partir des observations actuelles, que près de 38 millions de personnes avaient été infectées par le VIH au tournant du siècle. D'autres croient que le chiffre de 110 millions constituait une évaluation plus réaliste de la situation en l'an 2000.

IKEDA · Il s'agit vraiment d'un nombre effrayant. Pensez-vous que le SIDA continuera à se propager ?

SIMARD · Il est clair que l'infection par le VIH et le syndrome du SIDA ont pris des proportions pandémiques dans la dernière décennie. Il n'est pas certain qu'on puisse rapidement contrôler ou neutraliser cette pandémie parce que le VIH est maintenant un virus endémique dans la population humaine.

IKEDA · Que peut-on faire pour mettre en échec la propagation du SIDA ?

SIMARD • Le VIH n'est pas hautement contagieux. Des mesures adéquates de prévention réduiraient au minimum sa propagation.

IKEDA • La prévention est donc la clé du contrôle de cette maladie?

SIMARD • Tout juste. Les données épidémiologiques montrent bien que certaines personnes présentent de plus importants facteurs de risque d'infection par le VIH que l'ensemble de la population. Il s'agit essentiellement, pour l'instant, des homosexuels et des bisexuels, des toxicomanes utilisant des produits injectables, des individus ayant plusieurs partenaires sexuels, des personnes nées ou vivant dans les pays où l'infection est commune et fréquente, et des partenaires sexuels de toutes les personnes ci-devant énumérées, sans oublier les enfants nés de mères contaminées.

IKEDA • Je sais que les toxicomanes constituent un groupe à risque. Évidemment, leur extrême pauvreté explique qu'ils partagent souvent leurs aiguilles.

SIMARD • C'est vrai. Il est extrêmement important de mettre en application des mesures préventives qui, entre autres choses, s'attaqueront aux problèmes de la pauvreté et de la toxicomanie. Pour empêcher dans l'avenir la propagation du SIDA, il serait vital de faire l'éducation de ces groupes à risque.

Le virus variable, obstacle au développement d'un vaccin

IKEDA • Je mesure à quel point est cruciale l'éducation en matière de SIDA. Pourrions-nous maintenant aborder les types de traitement présentement utilisés pour aider les patients souffrant du SIDA?

SIMARD • Le traitement du SIDA repose, suivant la phase de développement du syndrome, sur deux méthodes thérapeutiques totalement différentes: la première lutte contre le virus et la cellule infectée pour empêcher la reproduction du virus et rétablir finalement l'immunité; la deuxième traite les affections favorisées par la déficience immunitaire, essentiellement des infections ou des cancers «opportunistes».

IKEDA • Pouvons-nous espérer le développement de médicaments efficaces contre le SIDA dans un avenir prévisible?

SIMARD • L'une des contraintes tient à la rareté, à ce jour, de produits qui combattent la multiplication des virus en général. Nous disposons d'un arsenal d'antibiotiques et d'autres drogues capables de traiter toute infection par des bactéries, mais les virus agissent différemment. Les virus sont en fait des parasites qui utilisent le métabolisme des cellules pour se multiplier. On ne peut donc les combattre qu'en perturbant considérablement le métabolisme cellulaire, avec pour conséquence la mort de la cellule hôte, ce qui n'est évidemment pas l'objectif souhaité. Le traitement antiviral lui-même cible les différentes phases de réplication du virus. Les substances qui ont donné les meilleurs résultats à ce jour font appel à des structures chimiques qui inhibent un enzyme – la transcriptase inverse – responsable de la reproduction du virus.

IKEDA • L'azidothymidine (AZT) a récemment beaucoup retenu l'attention au Japon.

SIMARD • Le traitement à l'AZT a démontré sa capacité à retarder considérablement la reproduction du virus, donc l'apparition de la maladie. Après un traitement d'environ une année, l'AZT perd malheureusement de son efficacité. Ses effets secondaires sont assez importants – nausées, céphalées, étourdissements et leucopénie – ce qui oblige à des contrôles répétés. Cela signifie de fréquentes visites du patient chez le médecin responsable du traitement, de manière à ce que ce dernier puisse assurer une étroite surveillance des effets du médicament sur le malade. Des essais cliniques prometteurs sont actuellement en cours dans le but de mettre au point d'autres inhibiteurs des protéines nécessaires à la multiplication du virus.

IKEDA • J'ai aussi entendu parler de certains vaccins qu'on serait en train de développer pour prévenir une épidémie de SIDA.

SIMARD • On se heurte, pour le développement d'un vaccin, à de nombreux problèmes liés à la nature même et aux mœurs de ce virus.

IKEDA • Pourriez-vous expliquer aussi simplement que possible ce qu'a de si singulier le virus du SIDA ? Je conviens d'avance que cela n'est pas facile…

SIMARD • Eh bien, d'une part, l'efficacité d'un vaccin est directement proportionnelle à la constance du virus ciblé ; or, le virus du SIDA varie grandement, d'un malade à l'autre, quant au contenu de ses protéines et à son génome. La mise au point d'un vaccin à partir d'une structure virale donnée risque donc de ne pas protéger contre d'autres structures légèrement différentes.

IKEDA • Je vois. Et cela constitue sûrement un obstacle majeur au développement d'un vaccin contre le SIDA.

SIMARD • Oui. D'autre part, la capacité qu'a ce virus de demeurer silencieux, ou latent, sous la forme d'un provirus, de se cacher littéralement à l'intérieur du système nerveux central ou dans des macrophages, a empêché jusqu'à maintenant de trouver une parade à la stratégie virale. La recherche en ce domaine est cependant très active et particulièrement orientée vers la fabrication d'un vaccin par génie génétique.

Quoi qu'il en soit, le développement d'un vaccin contre le SIDA sera sans nul doute long et ardu. Entre-temps, on déploie des efforts pour mettre au point de nouvelles méthodes de traitement, comme la thérapie dite du «cocktail» qui recourt concomitamment à plusieurs thérapies. Je pense que nous pouvons espérer des progrès en matière de méthodes thérapeutiques, même s'ils se font attendre.

5. SIDA et droits de la personne

Préjudice causé par de fausses conceptions

IKEDA • Jusqu'ici, nous avons parlé de la menace pathologique que pose à la vie humaine le SIDA, mais il a d'autres effets qui touchent l'éthique et les droits de l'homme. M. Bourgeault, pourrions-nous à ce point-ci aborder les enjeux reliés au SIDA en matière de droits de la personne?

BOURGEAULT • Comme vous dites, le SIDA soulève des questions relatives à l'éthique et aux droits de la personne qui font aujourd'hui universellement l'objet de débats.

IKEDA • La société dans sa totalité doit être prête à soutenir les porteurs du VIH et les malades du SIDA. La diffusion d'une information exacte sur la maladie, la recherche et le développement de thérapies et de médicaments efficaces, le respect des droits des malades sont tous terriblement importants. Si nous réussissons cela, nous aurons créé ce que j'appelle une « société des droits de la personne » où le caractère sacré de la vie sera un fait établi et essentiel.

Le premier pas consiste à éradiquer tout préjudice et toute discrimination contre les porteurs du VIH et les malades du SIDA.

BOURGEAULT · La stigmatisation et la discrimination dont sont souvent victimes les sidéens tiennent pour une part à la nature de la maladie, mais plus encore aux représentations qu'on s'en fait. Quand j'évoque la « nature » de la maladie, je pense à sa dynamique de développement, apparemment irréversible, qui conduit inéluctablement à la mort. Nous tentons par tous les moyens d'éviter, du moins de retarder la maladie et la mort et, quand cela s'avère impossible, d'en gommer la réalité. Or les sidéens, moins les simples porteurs du VIH que ceux et celles qui en sont physiquement affectés, affichent en quelque sorte les marques de la maladie et de ce que j'appellerai notre universelle condamnation à la mort, en tant qu'humains. Je pense aussi aux mécanismes de transmission et à la latence du SIDA qui font craindre, à tort le plus souvent, d'en être atteint accidentellement, peut-être sans même le savoir.

Heureusement, comme le donne à entendre le beau titre d'un livre récent – *Maintenant que je ne vais plus mourir* – de nouvelles thérapies donnent espoir à ceux et celles qui mènent un combat quotidien, dans leur chair, contre le VIH[5].

IKEDA · En dépit des progrès en matière de traitement, le SIDA est encore un fléau de maladie et de mort qui inflige de terribles souffrances à une échelle insoupçonnée. J'admire tous les nobles efforts consentis pour redonner espoir aux personnes atteintes du SIDA.

BOURGEAULT · Le préjudice dont sont victimes les sidéens est nourri par les représentations et par les conceptions erronées qu'on se fait de la maladie. Conséquemment, les gens atteints du SIDA et les porteurs du VIH sont doublement victimes : ils souffrent physiquement de la maladie elle-même et, psychologiquement, de discrimination sociale.

---

5. Manon Jourdenais, avec la collaboration de Jean-Guy Nadeau, *Maintenant que je ne vais plus mourir. L'expérience spirituelle d'homosexuels vivant avec le* VIH/SIDA, Montréal, Fides, 1998.

IKEDA • Il est donc d'autant plus important de veiller à ce que les populations reçoivent une information exacte sur le SIDA. Cela vaut aussi d'ailleurs pour les idées religieuses, sociales et politiques, les droits de la personne et de nombreuses questions autres que la maladie. Les dialogues du genre de celui que nous menons présentement sont particulièrement précieux comme instrument d'éducation du public.

BOURGEAULT • Le préjudice contre les malades du SIDA est, en un sens, le produit de préjugés et d'attitudes discriminatoires ; même si sont bien connus les mécanismes de transmission de la maladie, exposés plus tôt par M. Simard, d'irrationnelles craintes persistent. Comme si toucher la personne atteinte ou – pourquoi pas ? – simplement respirer le même air qu'elle pouvait entraîner la contamination !

Il n'est pas innocent qu'on ait parlé, à propos du SIDA, de peste des temps modernes. Cette peur irrationnelle, qui entraîne stigmatisation et parfois discrimination, tient à divers facteurs de l'ordre des représentations : la propagation de cette maladie est associée chez nous à la venue d'immigrants, plus spécialement de Noirs, ce qui a réveillé le vieux démon du racisme ; on l'associe également à des comportement sexuels que d'aucuns jugent répréhensibles, voire contre-nature. Cela explique pour une part qu'on n'ait pas toujours, envers les personnes atteintes du SIDA, la compassion qu'on éprouve spontanément pour un malade ; cela explique, pour une part toujours, la stigmatisation dont elles sont victimes.

IKEDA • On entend dire que, par préjugés, des membres de la profession médicale, au Japon, refusent souvent ou systématiquement de traiter des sidéens.

SIMARD • Les attitudes à l'endroit des personnes infectées par le VIH et des personnes atteintes du SIDA varient considérablement : elles vont du dégoût et de la peur à la compassion et à la solidarité. N'y échappent pas les professionnels de la santé : médecins, dentistes et chirurgiens qui doivent traiter les patients ou être en contact avec eux. Certains leur refusent tout traitement par crainte d'être eux-mêmes infectés et d'infecter leur famille. Ils s'inquiètent aussi pour leur carrière et l'avenir de leurs proches, dans le cas où ils contracteraient la maladie. Des médecins redoutent de perdre une partie de leur clientèle s'ils acceptent des patients atteints du SIDA. D'autres encore éprouvent une phobie du moindre contact avec des homosexuels et des drogués. Il ne faut pas se surprendre, dès lors, que des cas du genre aient été rapportés au Japon ; plusieurs situations semblables se sont aussi produites au Canada et aux États-Unis.

BOURGEAULT • Par delà les préjugés, ces patients sont victimes de discrimination. Et je distinguerai ici la discrimination froide – que sont susceptibles d'exercer, par exemple, des compagnies d'assurances ou des employeurs désireux de ne pas faire de « mauvais placements » – et la discrimination qui résulte plutôt de l'hystérie collective. Dans le premier cas – grâce par exemple aux chartes des droits de la personne –, les lois peuvent aider, sinon à supprimer, du moins à freiner des pratiques discriminatoires en matière d'assurances et d'embauche.

IKEDA • La discrimination envers un patient (ou une excessive circonspection) non seulement viole l'éthique médicale, mais attente à la dignité humaine. Le respect des droits de la personne doit se fonder sur la compassion pour la souffrance des autres, qu'on les aime ou non.

À une conférence internationale sur le SIDA tenue à Vancouver, il y a un certain temps, un représentant des hémophiles du Japon, dont plusieurs ont contracté le SIDA de produits sanguins contaminés, a exposé leur situation. Actuellement, la cause la plus fréquente de décès parmi les hémophiles japonais est le SIDA, transmis par transfusion sanguine. Ils meurent dans les faits par la faute de produits médicaux qui étaient censés leur venir en aide.

Je crois que l'Association mondiale des hémophiles a son siège social au Canada. Y a-t-il eu au Canada des cas semblables à ceux déplorés au Japon ? Que faire pour les prévenir ?

SIMARD • Rétrospectivement, il apparaît évident que tous ceux qui ont besoin de transfusions sanguines ou de produits du sang, comme les hémophiles, mais aussi les grands opérés, constituent des groupes à risque de contamination par le sang d'un donneur infecté. Il s'agit pourtant d'un mode de transmission sur lequel nous aurions déjà pu agir préventivement avec plus d'efficacité, parce qu'il est plus facile à gérer que la transmission par voie sexuelle.

Les tests sérologiques de dépistage ont radicalement transformé la situation. Depuis l'application dans de nombreux pays de mesures très strictes de santé publique, ce risque de contamination est pratiquement éliminé. Malheureusement, certaines personnes contaminées avant le développement de tests sérologiques, c'est-à-dire avant 1985, vivent une expérience extrêmement pénible – c'est le moins qu'on puisse dire.

IKEDA • Pourvu qu'un tel drame ne se répète jamais.

Une éducation humaine pour une société des droits de la personne

IKEDA • J'aimerais vous demander maintenant ce qu'on fait présentement en Amérique du Nord pour protéger les droits des malades du SIDA.

SIMARD • Aux États-Unis, on juge contraire à l'éthique le refus de traiter avec compétence et humanité quiconque souffre de SIDA ou de quelque autre affection associée à l'infection par le VIH. Au Canada, plusieurs provinces interdisent maintenant toute discrimination basée sur l'orientation sexuelle. Le Québec et l'Ontario ont adopté une législation relative aux droits de la personne qui prohibe la discrimination fondée sur la perception d'un handicap. Le SIDA se qualifiera probablement comme handicap et la loi provinciale protégera donc de fait les patients qui en sont atteints.

La Société royale du Canada a recommandé que les lois canadiennes sur les droits de la personne soient amendées pour bannir spécifiquement toute discrimination fondée sur l'évidence ou la perception d'infection par le VIH, et sur l'évidence ou la perception de l'orientation sexuelle. Incidemment, plusieurs institutions de haut savoir, dont l'Université de Montréal, se sont dotées de politiques condamnant la discrimination contre les porteurs du VIH et les personnes atteintes du SIDA.

IKEDA • Décision très louable. Quand une institution de premier plan dans le domaine de la médecine, comme l'Université de Montréal, prend des mesures pour enrayer des pratiques discriminatoires, cela ne peut manquer d'avoir une influence certaine sur d'autres institutions médicales. En plus des mesures officielles des gouvernements centraux et régionaux, je pense qu'il faut aussi encourager, au sein de la population en général, des vues exemptes de distorsions, qui ne conduisent pas à la discrimination.

BOURGEAULT • Vous avez raison. Il faut faire appel, comme vous le suggérez vous-même, à des activités éducatives au sens large : information, tenue d'événements où des personnes en vue – des artistes, par exemple – manifestent sans crainte leur solidarité et leur compassion. Il se tient chaque année, au Québec et dans l'ensemble du Canada, de grandes manifestations populaires qui s'inscrivent dans cette perspective : marches dans les rues des grands centres, concerts et spectacles, interventions publiques d'hommes et de femmes politiques, de médecins, etc. Ces événements aident à renforcer les liens avec les sidéens et la sympathie à leur égard.

IKEDA • J'aimerais bien que les Japonais en fassent autant. Ici, on rapporte encore des cas de personnes testées sans leur consentement pour le SIDA (dans le cadre de dépistage, par exemple, où des échantillons de sang sont officiellement prélevés à d'autres fins) et dont les résultats ont été utilisés contre elles lorsqu'elles déposaient une demande d'emploi ou d'admission dans une école ou une université.

BOURGEAULT • Il n'existe pas au Canada de programmes de dépistage systématique du SIDA. On communique toutefois aux personnes les résultats des tests effectués au moment d'un don de sang, par exemple. On mène des campagnes d'information auprès des groupes cibles pour les inciter à consulter des spécialistes et à se soumettre volontairement à un test. Certaines cliniques, dont celle du Centre-Sud de Montréal, font à cet égard un travail tout à fait remarquable.

D'aucuns voudraient que soient mis en place des programmes de dépistage systématique auprès de certains groupes. Plusieurs experts font valoir que de tels programmes, outre qu'ils soient susceptibles d'encourager la stigmatisation et la discrimination, pourraient représenter un double risque pour la santé publique : d'une part, celui que les personnes qui se soumettent aujourd'hui volontairement à des tests s'y refusent désormais, ou du moins tentent de s'y soustraire ; d'autre part, celui qu'on endorme la vigilance des personnes n'appartenant pas aux groupes cibles. Les programmes de dépistage destinés à enrayer la propagation de ce fléau en deviendraient alors plutôt l'instrument !

IKEDA • Nous devons toujours veiller à ne pas empiéter, par le dépistage, sur les droits des malades du SIDA et des porteurs du VIH. Nous devons aussi nous montrer prudents et circonspects lorsque vient le moment de décider de la manière dont on informera le patient des résultats du test. L'aide d'un conseiller psychologique devrait lui être accessible et il faudrait prendre en compte, dans le processus thérapeutique, les enjeux afférents à un consentement éclairé.

Parler de droits de la personne me rappelle une rencontre avec John Humphrey que j'estime être un grand Canadien.

BOURGEAULT • Il a été l'un des rédacteurs de la Déclaration universelle des droits de l'homme, n'est-ce pas ?

IKEDA • Oui, en effet. Je l'ai rencontré pour la première fois en 1993. Non seulement a-t-il aidé à rédiger la déclaration des Nations unies, mais il a aussi occupé pendant vingt ans le poste de premier directeur du Bureau des droits de la personne, au Secrétariat de l'ONU. Je me rappelle qu'il tenait l'éducation plus importante et plus efficace, à longue échéance, que la coercition institutionnelle ou légale, pour l'édification d'une société des droits de la personne.

BOURGEAULT • Il entendait par là l'éducation aux droits de la personne, n'est-ce pas ?

IKEDA • C'est cela. On reconnaît aujourd'hui dans le monde entier l'importance de l'éducation aux droits de la personne et aux garanties légales. M. Humphrey soulignait aussi l'absolue nécessité d'éveiller les gens au fait qu'il est honteux de violer les droits d'autrui. Il insistait pour dire que l'éducation peut aiguiser la sensibilité du public aux droits humains et faire qu'un nombre grandissant de personnes qui violent les droits d'autrui soient amenées à se sentir honteuses de leurs actes.

L'expression « droits de la personne » a une résonance éthérée, abstraite, mais elle désigne dans la réalité le souci de chaque personne, le respect de chacun en tant qu'être humain, ici et maintenant. Les bouddhistes utilisent le mot *zanki* (humiliation) dans ce contexte. « *Zan* » veut dire remords pour un écart de conduite ; « *ki* » veut dire honte devant son inconduite à l'égard d'autrui. J'estime qu'il est essentiel à l'éducation aux droits de la personne de développer un sentiment de « *zanki* » – un sentiment de remords et de honte pour toute discrimination ou préjudice dont on s'est rendu coupable.

BOURGEAULT • Je crois comprendre où vous voulez en venir et je suis d'accord avec vous. J'ajouterais la face positive, tournée vers l'avenir, de cette démarche : la responsabilité. J'y reviendrai.

IKEDA • Devant le problème du SIDA, il faut se doter d'une vision claire et plus assurée des droits de la personne et combattre les représentations tendancieuses et dénaturées. Le caractère sacré de la vie est plus qu'un concept abstrait : il signifie partager la souffrance de ceux qu'afflige ce mal et/ou de ceux que frappe la discrimination, et combattre à leurs côtés.

Docteur Lucille Teasdale

BOURGEAULT • Ceci dit, j'éviterai personnellement toute référence au caractère sacré de la vie. Je voudrais plutôt rappeler le large mouvement d'hommages admiratifs qu'ont engendré la maladie et la mort récente de Lucille Teasdale, une Québécoise qui a fait construire, puis a dirigé avec son mari, un hôpital, de nombreuses années durant, dans l'un des pays les plus pauvres d'Afrique.

Au cours d'un examen médical complet, en 1985, on décela la présence du VIH dans son sang. Une fois qu'elle se sut porteuse du virus, elle rassembla son courage et continua son travail humanitaire en Afrique centrale, toujours à pied d'œuvre dans le but de recueillir des dons pour son hôpital. Soit dit en passant, elle fut l'une des premières femmes à obtenir un diplôme d'Études supérieures de l'Université de Montréal.

IKEDA • Vous venez de décrire une admirable personne, l'incarnation du noble idéal qui présida à la fondation de l'Université de Montréal. Le service, le secours apporté aux personnes dans le besoin – voilà précisément ce que veut dire lutter en faveur des droits de la personne dans le but de sauvegarder le caractère sacré de la vie humaine. On n'oubliera pas l'esprit de sacrifice de Mme Teasdale ; on continuera de louer son œuvre en Ouganda et bien au delà.

Dans un sûtra qui rappelle son histoire, Dame Shrîmâlâ, épouse du roi d'Ayodhya, fait vœu, devant Shakyamuni, de se dépenser à défendre ce qu'on appelle aujourd'hui les droits de la personne. Elle déclare solennellement : « Quand je verrai une personne esseulée, une personne injustement emprisonnée et privée de sa liberté, une personne souffrant d'une maladie, en détresse à la suite de catastrophes ou accablée par la pauvreté, jamais je ne l'abandonnerai. Je m'engage à tout tenter pour aider chacun à connaître la paix et à enrichir son existence.» Ne jamais «abandonner» les personnes en détresse, ne jamais se montrer apathique, mais risquer sa vie pour aider les autres – voilà l'authentique altruisme. C'est la voie du bodhisattva.

BOURGEAULT • Même après avoir contracté le SIDA, Lucille Teasdale refusa qu'on s'apitoie sur son sort, rappelant que bien d'autres, autour d'elle, rencontraient des difficultés plus pénibles encore et continuaient d'avoir besoin de son aide et de ses soins attentionnés. Jusqu'à la fin, elle se voua entièrement à ce qu'elle estimait être sa mission.

IKEDA • En un sens, en mourant pour une cause vraiment noble, le docteur Teasdale a dans les faits triomphé de sa maladie fatale et elle est sortie grandie de ce combat.

L'épidémie de SIDA amènera vraisemblablement les religions à changer leur point de vue sur la morale et la sexualité. Elle pose aussi un sérieux défi à la soi-disant mission sociale des religions : comment les communautés de foi devraient-elles aborder les enjeux du SIDA et venir en aide aux sidéens ?

Comme de nombreux aspects négatifs de la civilisation moderne – drogues, déclin des valeurs morales et familiales, pauvreté – sont étroitement reliés à la propagation du VIH, la religion devrait jouer un rôle central dans la lutte à finir avec les multiples facettes du problème du SIDA. Les religions devraient être spécialement prêtes à faire face et à s'attaquer à l'érosion du spirituel provoquée par la débâcle des valeurs morales, par la toxicomanie et d'autres formes de malaise social qui touchent tous les individus.

BOURGEAULT • La religion peut jouer et joue effectivement ici un rôle ambigu. D'une part, les religions chrétiennes, dominantes au Canada et au Québec, notamment la confession catholique romaine, condamnent sévèrement certaines pratiques sexuelles – relations homosexuelles ou simplement extraconjugales, par exemple – dont certaines ne sont pas sans rapport avec les risques de propagation du SIDA. La plupart d'entre elles condamnent tout aussi sévèrement le recours à des moyens qui permettraient d'éviter ou de réduire ces risques, nommément le condom. Au Québec, les autorités religieuses se sont objectées à des campagnes d'information, dans les écoles et dans les médias, prônant l'usage du condom.

D'autre part, divers groupes, parfois d'obédience religieuse, d'autres fois résolument laïques, se sont engagés dans des démarches d'aide aux personnes atteintes du SIDA : on a créé ainsi des centres d'accueil et des services d'accompagnement, en institution ou à domicile. Mais il reste encore beaucoup à faire. Chose certaine, la solidarité et la compassion n'apparaissent plus comme des manifestations de groupes qui partagent la même foi ; elles transcendent aujourd'hui, au Québec et au Canada, les frontières qui autrefois se dressaient entre les religions, comme d'ailleurs entre croyants et non-croyants.

6. Technologie de clonage et visions de la vie

Faisabilité technologique du clonage humain

IKEDA • J'aimerais que nous abordions maintenant le sujet du clonage.

SIMARD • Il est certain que, dans les années à venir, le clonage sera un enjeu de toute première importance des sciences de la vie.

IKEDA • Permettez-moi d'abord de vous demander, M. Simard, ce que signifie exactement le mot « clone » ?

SIMARD • Le mot vient du grec *clôn* qui signifie petite branche. En bref, il s'agit d'un groupe de molécules ou de cellules d'une même structure génétique, issus d'un unique ancêtre commun. La technologie du clonage, qui a pour objet de produire plusieurs clones par reproduction asexuelle – par exemple par greffe, par bouture, etc. – s'est avérée très utile dans les domaines de l'élevage, de la biologie marine et de la culture des plantes et des fruits.

IKEDA • Compte tenu des implications de son application aux êtres humains, où en est la technologie du clonage ? En février 1997, on annonçait que Ian Wilmut et ses collaborateurs avaient réussi, l'année précédente, à cloner pour la première fois une agnelle en se servant de cellules mammaires prélevées sur une brebis adulte. La nouvelle électrisa le monde.

SIMARD • D'après le compte rendu de Wilmut sur l'expérience, il me semble qu'un fœtus humain produit par la méthode utilisée a peu de chances de se développer normalement. Dolly, la brebis clonée, a maintenant grandi, mais on ne sait ni combien de temps elle vivra[6] ni si elle connaîtra des problèmes particuliers. On a appris depuis peu qu'elle est fertile, mais on ignore le sort qui attend sa progéniture. D'un point de vue purement scientifique, toutefois, l'exploit de Wilmut constitue une importante percée. Lui et ses collègues avancent qu'il est maintenant techniquement possible de cloner un humain.

IKEDA • Même si cela est techniquement possible, est-il vraiment nécessaire de cloner un humain?

SIMARD • Certains font valoir que, si on pouvait se cloner soi-même, on pourrait conserver ce clone comme une roue de secours et l'utiliser, au besoin, pour des transplantations d'organe, ou à quelque autre fin. Comme tous les organes seraient aussi des clones, l'organisme ne les rejetterait pas après transplantation. C'est le but des recherches sur les cellules «souches», cellules embryonnaires ou d'origine fœtale qui ont conservé leurs propriétés de se différencier en plusieurs tissus.

IKEDA • Quelle idée absolument révoltante! Cela réduirait une vie humaine à rien moins qu'un stock de pièces de rechange. Une ressource, sans plus.

SIMARD • Exactement. C'est le genre de scénario abominable qu'on trouve dans *Le meilleur des mondes* de Aldous Huxley (1894-1963)[7]. Ce titre ne devrait tromper personne: la fable que raconte Huxley décrit un enfer d'aliénation humaine, un enfer engendré par la production en série de clones humains dans le cadre d'un projet gouvernemental visant l'instauration d'un «parfait» ordre social.

IKEDA • Quel cauchemar! Un monde privé de la liberté et de tous les droits de la personne.

SIMARD • Cloner des humains est interdit au Canada et aux États-Unis. Mais au Canada, il n'existe pas de réglementation en matière de recherche sur les cellules «souches».

---

6. On a récemment appris que Dolly vieillissait plus rapidement qu'une brebis normale. En fait, elle devrait être un jour aussi vieille que la cellule mammaire qui lui a donné naissance.

7. Aldous Huxley, *Brave New World*, London, Chatto and Windus Ed., 1934. (Paru en français sous le titre *Le meilleur des mondes*.)

BOURGEAULT • Je suis d'accord avec les principes sur lesquels s'appuient le président Clinton et l'UNESCO pour s'opposer au clonage humain.

IKEDA • L'article II de la Déclaration universelle sur le génome humain et les droits de l'Homme, adoptée par la Conférence générale de l'UNESCO, le II novembre 1997, stipule : « Les pratiques qui sont contraires à la dignité humaine, telles que le clonage à des fins de reproduction d'êtres humains, ne doivent pas être permises. »

BOURGEAULT • La déclaration de l'UNESCO a une grande portée parce qu'elle représente la conclusion de débats serrés entre des scientifiques, des juristes et des planificateurs politiques.

Négation de l'autonomie et de la diversité humaines

IKEDA • En tant que bouddhiste, je ne peux ni accepter ni tolérer l'idée du clonage humain. Le simple fait de l'envisager est une violation monstrueuse de la dignité humaine.

La conception bouddhique de la dignité humaine s'appuie sur la doctrine de l'origine interdépendante (ou relation causale interdépendante) et sur la conviction que la nature de Bouddha est inhérente à tous et chacun des êtres humains. La première renvoie à l'interdépendance de toutes choses : tous les êtres, y compris les humains, et tous les phénomènes existent ou apparaissent en raison de leurs relations avec d'autres êtres ou phénomènes. En conséquence, les gens doivent s'aider les uns les autres et ne pas chercher à satisfaire leurs désirs personnels aux dépens d'autrui. Cloner des humains, c'est traiter la vie comme un moyen en vue d'un bénéfice personnel. Il faut condamner sans autre forme de procès le seul fait de penser ainsi.

BOURGEAULT • Tout à fait d'accord. Et je renverrai ici à « l'impératif catégorique » de Kant (1724-1804), qui a profondément marqué la tradition des penseurs occidentaux en ces matières : une action n'est moralement acceptable que s'il est indiqué de la poser n'importe où, à l'endroit de toute personne, y compris de soi-même. Ce qui recoupe la « règle d'or » de la tradition judéo-chrétienne plus ancienne : « Ne fais pas aux autres ce que tu ne voudrais pas qu'on te fasse[8]. »

8. Tobie 4, 15.

IKEDA · L'idée de s'intéresser au sort d'autrui, fruit d'une réflexion sur soi-même, est également une règle d'or du bouddhisme. «Ne donne pas à autrui ce que tu ne te souhaiterais pas à toi-même», voilà un principe éthique qui imprègne toute la pensée orientale.

BOURGEAULT · Si on permet qu'un être humain devienne un moyen ou un instrument pour atteindre quelque objectif que ce soit, on encourt le danger potentiel que tous les humains soient ravalés au rang de «ressources».

IKEDA · L'existence humaine est en soi source de dignité: elle ne doit jamais devenir une ressource, sinon nous risquons de gâcher ce qui ennoblit l'humanité. Comme je l'ai mentionné il y a un moment, le concept bouddhique de dignité humaine découle aussi de la doctrine selon laquelle la nature de Bouddha est innée en chaque individu. Infinie dans ses possibilités et intrinsèquement autonome, la nature de Bouddha s'exprime de diverses façons. En langage bouddhique, cela se dit: «*jitai kensho*». Le clonage d'êtres humains à des fins de reproduction nie catégoriquement l'autonomie et la diversité humaines et, de ce fait, bafoue la dignité de la personne.

BOURGEAULT · Sur ce point aussi je suis totalement en accord avec vous. Biologiquement, les êtres humains sont créés par reproduction sexuelle, ce qui met en jeu une gamme de combinaisons génétiques. Le caractère unique de chaque individu est le résultat de ce processus biologique.

François Jacob a bien montré, dans *La logique du vivant*[9], comment l'évolution de l'humanité s'est faite sous le signe d'une diversité croissante par le jeu combiné de la sexualité et de la mort: *eros* et *thanatos*. La reproduction par la rencontre sexuelle permet l'apparition de vivants nouveaux et d'une foisonnante diversité, grâce au jeu des combinaisons génétiques – grâce au «jeu des possibles», dirait Jacob. Et c'est la mort qui rend possible la poursuite de ce jeu ou de cette dynamique de renouvellement et de diversification.

IKEDA · Comme vous venez de le dire, M. Bourgeault, le clonage humain au mieux suspendrait ou restreindrait l'évolution de l'humanité

9. François Jacob, *La logique du vivant. Une histoire de l'hérédité*, Paris, Gallimard, 1970. Voir aussi: *Le jeu des possibles. Essai sur la diversité du vivant*, Paris, Fayard, 1981.

en entamant la diversité. Ce qui relance aussi la question séculaire du sens de la mort pour les êtres humains.

BOURGEAULT • Et cela nous rappelle qu'à de multiples reprises dans l'histoire les humains ont fait mentir des pronostics de catastrophe en survivant à des crises en apparence insurmontables.

IKEDA • Oui, je suis moi aussi optimiste quant à la capacité des humains d'affronter avec succès la réalité de la technologie qui rend possible le clonage humain. Je suis convaincu que les populations résisteront à toute velléité d'attenter à la dignité humaine et de bafouer les droits de la personne. La déclaration de l'UNESCO est une expression de cette capacité que je nous reconnais.

CHAPITRE DEUX

SANTÉ ET HARMONIE

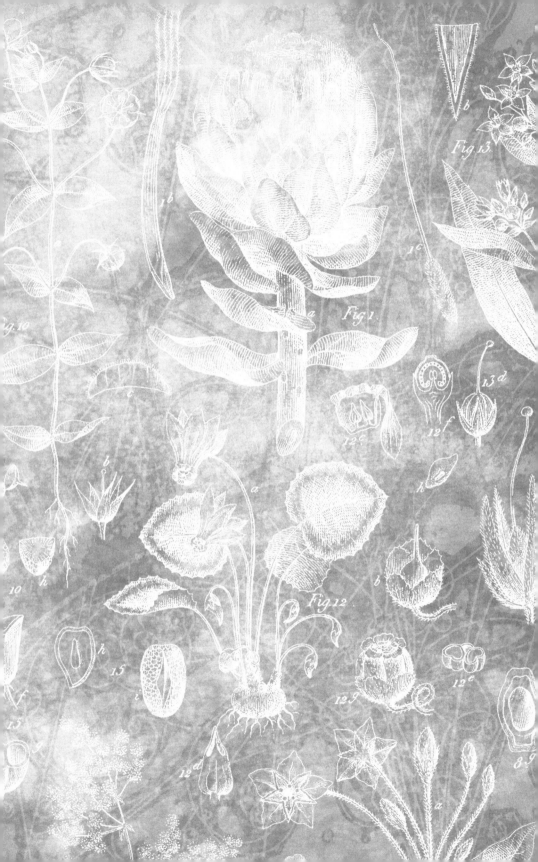

1. Qu'est-ce que la santé ?

Une constante restauration d'équilibre

IKEDA • Le bouddhisme est, dans son essence, «loi de la vie». La santé, la longévité et d'autres thèmes reliés à la vie sont très certainement des plus fondamentaux pour la doctrine bouddhique. De fait, maladie et guérison étaient très importants pour Shakyamuni. On trouve dans les sûtras bouddhiques l'essentiel de la médecine indienne (Yajurveda), en son temps la plus avancée au monde. Plus tard, la sagesse bouddhique et l'art de soigner furent réunis et c'est ainsi que naquit la médecine bouddhique. Dans les sûtras, on appelle Shakyamuni le Grand Guérisseur. Pour votre part, comment définiriez-vous la santé ?

BOURGEAULT • Combien la santé me semble plus belle après la maladie! écrivait approximativement Montaigne (1533-1592).

IKEDA • On ne prend conscience de la merveille de la santé qu'après l'avoir perdue, comme chacun le sait d'expérience.

BOURGEAULT • Dans une certaine vision médicalisée ou simplement idéalisée de la vie, on définit souvent la santé, vous l'avez relevé, par l'absence de maladie – à tout le moins par la mise en échec ou le contrôle de la maladie. Il en va de la santé comme de la vie: on n'en devient conscient que lorsqu'elle est menacée. Du coup, on saisit son prix. Faute de quoi, on respire sans même s'en rendre compte.

Kant (1724-1804) a un jour observé que si on peut «*se sentir* bien», c'est-à-dire éprouver le sentiment d'un bien-être vital, jamais on ne peut savoir que l'on « *se porte* bien ». C'est peut-être l'une des principales raisons pour lesquelles le diagnostic médical ne correspond pas toujours à l'expérience de la personne malade. Quoi qu'il en soit, il est difficile de définir la santé et tout aussi difficile de donner une définition adéquate de la vie.

IKEDA • Exactement. Et c'est pourquoi les gens prennent parfois conscience de leur maladie une fois seulement que celle-ci a atteint un stade trop avancé pour être traitée efficacement.

J'aimerais quand même connaître votre définition personnelle de la santé.

BOURGEAULT • La santé tient essentiellement, non pas à l'absence de maladie, mais à la tension entre un équilibre toujours rompu et la constante dynamique de son rétablissement. J'aime me représenter la santé comme la marche, possible uniquement dans la mesure où l'on accepte le risque, en se projetant vers l'avant, de perdre l'équilibre qu'un nouveau pas rétablira provisoirement avant que l'on se projette encore vers l'avant. L'enchaînement des ruptures et des rétablissements d'équilibre assure la marche des individus. Et celle des sociétés – ce qui rend possible l'histoire.

IKEDA • Votre conception de la santé comme une réalité dynamique plutôt que statique me plaît assez. Un sûtra indien, dit *Carakasambitû*, proclame que l'absence de maladie est fondamentale à la vie humaine : c'est une « condition préalable aux bonnes œuvres, au succès, à la passion sexuelle et à la libération des entraves de l'illusion et de la souffrance dans les trois mondes ». Ce passage ne fait pas seulement allusion à l'affranchissement de la maladie physique, ou au « certificat de santé » délivré par un médecin après un examen complet. « L'absence de maladie » renvoie à une vision holistique de la santé humaine qui s'appuie sur une représentation aussi bien spirituelle que physique.

Selon les statuts de l'Organisation mondiale de la santé (OMS), la santé serait non seulement l'absence de maladie ou d'infirmité, mais un état de complet bien-être physique, mental et social. Pareille formulation étend le concept de la santé bien au delà des limites de la seule condition physique pour englober l'état mental et émotionnel, voire l'état de la société. Que diriez-vous d'élargir l'idée de santé de manière à couvrir tous les aspects de l'existence humaine ?

BOURGEAULT • Me plaît bien, en un sens, la perspective holistique de l'OMS. Encore que, décidément trop ambitieuse, sa définition de la santé, qui renvoie à un idéal de plénitude vitale et de bonheur intégral, hors d'atteinte dans la réalité, a quelque chose de naïf : la santé serait non seulement l'absence de maladie ou d'infirmité, mais un état de complet bien-être physique, mental et social. Rien de moins !

En 1978, l'OMS a d'ailleurs poussé la naïveté, plus que l'audace, jusqu'à proposer comme objectif « la santé pour tous en l'an 2000 » ! Par delà le slogan, le leurre saute aux yeux. Et le fantasme. Me paraît plus réaliste la définition de Georges Ganguilhem, retenue dans *Britannica Micropaedia* (1992), selon laquelle la santé, chez les êtres humains, serait la capacité prolongée d'un individu de faire face à son environnement sur les plans physique, émotionnel, mental et social. Cette définition, apparemment proche de celle de l'OMS, fait une certaine place à la dynamique d'effort et de tension dont j'ai parlé déjà. Elle rappelle que la santé n'est pas un état de stabilité, qu'elle est toujours menacée et qu'on ne peut jamais la considérer comme acquise. Et surtout, qu'elle n'est jamais pleine et entière, c'est-à-dire parfaite.

IKEDA • Nichiren Daishonin enseignait que « les quatre souffrances de la naissance, de la vieillesse, de la maladie et de la mort sont la réalité des trois mondes ». En d'autres mots, tout ce qui vit dans notre monde phénoménal doit passer par la naissance, la vieillesse, la maladie et la mort, de telle sorte que la maladie figure comme une composante « naturelle » du cycle de la vie. Elle ne signifie donc pas nécessairement la ruine de la vie ; à travers le combat engagé pour la vaincre, la maladie nous habilite plutôt à célébrer la victoire de l'expérience humaine dans le combat pour le renouvellement de la vie. Ici transparaît clairement la dynamique de la vie, ce que vous avez appelé la dynamique constante pour restaurer un équilibre.

Nichiren Daishonin disait aussi : « De la maladie émerge l'esprit qui cherche la voie. » En supportant maladie et incapacité, on comprend mieux le sens de la vie humaine et on découvre sa noble grandeur ; on gravit de la sorte un échelon vers l'accomplissement de soi et on tourne une nouvelle page dans la discipline du corps et de l'esprit. La santé resplendit quand chacun contribue à l'épanouissement de l'équilibre.

Faire face

BOURGEAULT • Un ami atteint de cancer, aujourd'hui décédé, refusait de se dire malade et surtout qu'on le traite comme tel. Jusqu'à la fin, ou presque, il n'accepta pas de vivre sa vie sous le signe de la maladie et réussit à « *faire face* » pour reprendre l'expression de Ganguilhem.

IKEDA • Auteur d'innombrables ouvrages avec qui j'ai jadis entretenu des échanges, René Dubos est convaincu de l'importance, pour la santé, de l'accord de l'humain avec son environnement ou d'un certain degré d'adaptation à son milieu.

Le mot bouddhiste *myo* (littéralement : « mystique » ou « au delà du concevable ») décrit une force dont l'action constamment créatrice palpite dans toute existence dotée d'une solide santé et soutient ses activités. Trois connotations principales sont accolées à cette force. La première recouvre une faculté auto-incitative de renouvellement et de créativité. Pensez à la façon dont le corps humain est constamment appelé à se dépenser de manière inédite et à rassembler ses ressources créatrices. En deuxième lieu, *myo* a la signification de complétude ou de perfection, dans le sens d'intégralité et d'unité. L'équilibre dynamique du corps humain comme un tout complet – son homéostasie – témoigne de l'action de la force mystique. Troisièmement, ce mot véhicule l'idée d'ouverture ou de disponibilité d'un individu à l'environnement. Toute chose vivante réagit avec sensibilité à l'environnement extérieur et est capable simultanément de provoquer une réaction de cet environnement.

BOURGEAULT • Les trois mots de la tradition bouddhique que vous venez de mentionner – *renouvellement, perfection, ouverture* – marquent trois moments d'un continuum cyclique, ou d'un développement hélicoïdal de la vie humaine ; ils expriment bien ce que j'esquissais moi-même il y a quelques instants en parlant d'une dynamique « évolutionniste » de rupture et de rétablissement d'un équilibre vite rompu.

Plusieurs analystes du changement, à tous les niveaux et sur tous les plans – aussi bien physiques, physiologiques, psychologiques que relatifs à la structuration et à l'évolution des sociétés – ont distingué, par delà la force de résistance qui assure la stabilité des choses, l'ébranlement de la rupture d'équilibre qui semble tout livrer au chaos avant la reconstitution d'un nouvel équilibre qu'on souhaitera plus ouvert que le premier.

Je sacrifie sans doute un peu les nuances en rapprochant cela de la vision bouddhique que vous décriviez, mais peut-être pas tellement, tout compte fait.

IKEDA • Pour sa part, comment la génétique définit-elle la santé et la maladie ?

BOURGEAULT • La génétique « intériorise » aujourd'hui la maladie, pourrait-on dire, et du coup la santé. C'est dans l'individu, au cœur même de ce qui le constitue comme individu et comme vivant, qu'il y aurait « tare », « erreur » ou « défaut » génétique, à tout le moins « prédisposition » et « risque » de déséquilibre intérieur ou d'incapacité à interagir adéquatement avec l'environnement.

Indirectement, ces expressions renvoient toutes à une « normalité », une rectitude, une perfection, et par là à une norme implicite, jamais définie parce que, sans doute, indéfinissable. À une normalité statistique qui ne prend vraiment en compte aucun individu réel. Une normalité idéale, totalement irréelle. Or toute « normalité », sans même qu'on s'en rende compte, est normative.

IKEDA • On pourrait se servir, j'en ai bien peur, d'un modèle de normalité tout aussi ambigu pour inciter à la discrimination.

BOURGEAULT • Oui, c'est là le risque. Notamment dans l'élaboration de politiques de santé. J'ai dirigé il y a quelques années, au Centre de recherche en droit public de l'Université de Montréal, une équipe dont les travaux portaient précisément sur l'utilisation des notions d'anomalie, de handicap et de maladie d'origine génétique dans l'élaboration et la gestion des politiques de santé au Québec et au Canada. Le développement de la médecine et de l'épidémiologie génétiques, en tant qu'instruments de politiques publiques de prévention, risque de s'accompagner d'une certaine stigmatisation des populations identifiées, de comportements discriminatoires imputables à une compréhension inadéquate de la génétique et d'assimilation, dans les faits, de la maladie au gène, et du gène à la personne.

Une plus profonde compréhension de la santé et de la maladie, du handicap et de l'incapacité, de l'anomalie et de l'anormalité, sans oublier toute la gamme des états intermédiaires, est d'une importance cruciale.

2. Santé et maladie

Non-dualité de la santé et de la maladie

IKEDA • Vous avez absolument raison. À propos, avez-vous déjà été malade ?

BOURGEAULT • Pas vraiment. Je n'ai fait qu'indirectement, si je puis dire, l'expérience de la maladie. À travers la maladie qui a frappé mon frère aîné, aujourd'hui décédé, quand j'étais enfant. Mais aussi plus tard, lorsque des amis ont été gravement malades. J'ai été atteint, à 4 ans, d'une forte fièvre qui s'est assez vite résorbée ; quelques jours plus tard, elle touchait mon frère de 9 ans qui souffrit de la polio et de ses séquelles jusqu'à sa mort, à 55 ans.

IKEDA • À ce moment-là, le vaccin contre la polio n'était pas encore disponible. Vous avez donc vraiment fait l'expérience des souffrances de la maladie à travers votre frère.

BOURGEAULT • Je me suis d'abord senti coupable. Plus tard, peut-être suis-je devenu tout simplement attentif aux personnes malades parce que j'avais le privilège d'une bonne santé.

IKEDA • Ce que vous venez de dire me rappelle un épisode du sûtra de Vimalakîrti. Bodhisattva du mahâyâna et contemporain de Shakyamuni Vimalakîrti, disait se sentir malade par empathie avec tous les êtres effectivement souffrants. Selon ce sûtra, Shakyamuni envoya ses disciples s'enquérir de la santé de Vimalakîrti, mais Shâriputra, Ânanda et d'autres disciples de l'état d'Étude s'en déclarèrent indignes. À la fin, le bodhisattva Manjushrî se rendit visiter Vimalakîrti, accompagné d'autres bodhisattvas et de disciples des états d'Étude et d'Absorption. Au chevet de Vimalakîrti, Manjushrî demanda : « De quoi souffres-tu ? » Et Vimalakîrti répondit : « Je suis malade parce que d'autres sont malades. Quand ils seront guéris, je le serai, moi aussi. »

Le message, ici, c'est que la maladie du bodhisattva résulte de sa grande compassion, de son sens des responsabilités devant les souffrances endurées par tous les êtres. Éprouver un sentiment aussi vif de responsabilité à l'égard de ceux qui souffrent de maladie, comme s'il s'agissait de ses frères, est très proche de l'idée bouddhique de compassion. En bouddhisme, on trouve d'ailleurs l'expression « non-dualité de la santé et de la maladie ». Cette vision unificatrice de la santé sert à illustrer les liens indéniables qui relient chaque individu à la souffrance des autres ; de ces liens naît une radieuse représentation humaine de la santé.

BOURGEAULT • Cette façon de comprendre comme inséparables la santé et la maladie me plaît assez. Le jeu des rapports entre la santé et la maladie – la seconde étant l'envers révélateur de la première – n'est pas simple. Il n'y a pas qu'opposition entre l'envers et l'endroit des choses, entre la santé et la maladie.

IKEDA • Les champs de la biologie moléculaire et de la biotechnologie sont au premier plan du progrès scientifique. Les rapports sur la découverte de nouveaux types de matières et de nouvelles manières de synthétiser des substances naturelles se succèdent rapidement. On utilise un grand nombre de ces substances dans le traitement de la maladie, parfois avec des résultats impressionnants.

Ce qu'il y a de fascinant dans les récents développements, c'est la découverte que le corps humain est conçu pour produire naturellement des substances telles l'insuline et la morphine. Un organisme « en bon état de marche » est capable de produire en quantités suffisantes ces « drogues » douces naturelles.

BOURGEAULT • Les forces « naturelles » du cosmos et du vivant sont certes fabuleuses. J'ai toujours été ébloui par l'étonnante capacité qu'a le vivant, capacité proprement miraculeuse au sens étymologique du mot, à restaurer la vie en dépit des obstacles ou des ruptures. Le jeu des forces naturelles ne va toutefois pas sans catastrophes. Je pense ici à ce qu'ignorent les prêches des grands ténors du « retour à la nature » : les éruptions volcaniques, les typhons et les raz-de-marée. Ou encore à la disparition toute « naturelle » de certaines espèces.

IKEDA • Précisément. Le vivant présente certains aspects négatifs, au moins en surface.

BOURGEAULT • Il y a dans l'organisme humain de remarquables forces de guérison ou de restauration de l'équilibre intérieur et de la santé, voire de régénération, mais il s'en trouve aussi qui sont destructrices : des taux d'insuline trop élevés, ou au contraire insuffisants, par exemple ; un dysfonctionnement du rein rendant nécessaire de régulières dialyses pour éviter l'empoisonnement et la mort. Si l'on peut faire confiance aux forces naturelles de l'organisme, il faut aussi savoir pallier ses insuffisances, parfois même modifier les règles du jeu pour corriger des trajectoires malencontreuses.

IKEDA • Vous avez raison. Un excédent d'insuline entraînera des conséquences préjudiciables, alors qu'une insuffisance d'insuline entravera l'amélioration de l'état de santé. Autre problème du même genre : la maladie auto-immune causée par des réactions d'hypersensibilité du système immunitaire, lequel a pour fonction de protéger l'organisme contre l'intrusion « d'ennemis » extérieurs. La maladie de Basedow (goitre exophtalmique), la myasthénie grave et d'autres affections qualifiées de « maladies incurables » se retrouvent dans cette catégorie.

Il est très vrai que nous sommes des plus ignorants en cette matière, comme en ce qui a trait aux fonctions de l'organisme. En conséquence, on ne peut définir en des mots simples ce qui est excessif, ou insuffisant ; il faut adopter une vision à multiples facettes de la vie même. Il est aussi crucial d'explorer davantage les « règles » qui président à l'activation du pouvoir naturel de guérison, inhérent à la vie.

BOURGEAULT • Il faut cependant se garder d'une confiance aveugle en la nature, plus spécifiquement en la capacité naturelle de l'organisme humain à s'autoguérir, et prendre aussi conscience des risques que fait courir l'usage – qui croît chez nous à un rythme effarant – de médicaments (entendus, ici, au sens strict de produits de l'industrie pharmaceutique). On sait maintenant que certains traitements et certains médicaments, s'ils permettent parfois de sauver la vie, et plus souvent encore d'en améliorer l'état et la qualité, ont aussi des effets secondaires néfastes. Les antibiotiques, par exemple, dont le rôle est de combattre l'infection d'origine bactérienne, peuvent aussi entraîner l'affaiblissement du dispositif de défense que constitue le système immunitaire, voire en dérégler le fonctionnement.

Les réponses et les solutions simples sont généralement fallacieuses. On souhaiterait pouvoir dire : ce qui est « naturel » est par là même bon et sûr, tandis que ce qui est « artificiel », et donc produit de l'artifice (de l'art et de la science), s'il n'est pas toujours mauvais, induit fatalement un risque parce qu'il change les règles du jeu en modifiant le cours naturel des choses. En réalité, le cours naturel des choses mènerait parfois à la catastrophe si l'artifice ne venait pas l'infléchir dans la direction voulue, choisie. La foisonnante complexité du jeu des interactions qui ont constamment cours «à l'intérieur» de l'organisme humain, en même temps qu'entre lui et les très nombreuses forces de l'environnement extérieur, condamnent toutes les interventions dans le champ biomédical à l'ambivalence, à l'ambiguïté : ces interventions, qui font et défont simultanément l'ordre des choses en le refaisant, ne peuvent soustraire à un risque sans en induire un autre.

On peut toutefois saluer comme prometteuses les pratiques de recherche et de thérapie qui visent à instaurer un nouvel équilibre et de nouveaux rapports entre «nature» et «artifice». Un exemple, parmi tant d'autres possibles : on peut maintenant faire fructifier en dehors de l'organisme, pour l'y injecter ultérieurement, l'insuline produite par le corps lorsque le rythme de production interne est insuffisant. Une nouvelle impulsion est alors donnée à ce que vous avez appelé «l'usine pharmaceutique». Jusqu'où irons-nous sur cette impulsion ?

Une nouvelle thérapie génique a récemment permis aux chercheurs Robert Tanguay, de l'Université Laval, et Marcus Grompe, de l'Université des sciences de la santé de l'Oregon, de reconstruire chez des souris un foie complet à partir de quelques cellules génétiquement modifiées. La thérapie génique, dans laquelle l'artifice assiste la nature, est sans doute appelée à jouer bientôt, chez l'humain, un important rôle de stimulation des forces internes de régénération.

Des recettes de santé ?

IKEDA • J'aimerais maintenant vous poser une question sur la nutrition. Y a-t-il un type particulier de régime alimentaire qui aide le cerveau à mieux travailler ? J'ai un jour demandé à Linus Pauling, ce chimiste considérable qui nous a tant appris sur la vitamine C, s'il existait une drogue pour fortifier le cerveau et il eut pour toute réaction un air hébété. Je ne m'attends pas à une réponse scientifique définitive. Je serais simplement curieux de connaître vos conseils à ce propos.

BOURGEAULT • Ma conjointe est diététiste, mais cela ne fait pas de moi un expert en ce domaine. Je sais seulement que des enfants qui n'ont pas déjeuné, par exemple, présenteront un déficit d'attention en classe. C'est pourquoi, depuis près de vingt ans, on sert chaque matin des petits-déjeuners dans les écoles des milieux dits défavorisés de Montréal.

IKEDA • Dans son livre *Die Menschenerziehung*², Friedrich Frobel (1782-1852) écrit que selon qu'il prendra ou non un petit-déjeuner, un enfant sera paresseux ou travailleur, manquera de résistance ou débordera de vitalité. En tout état de cause, on dit que croît le nombre d'enfants japonais qui ne prennent pas ou ne peuvent prendre de petit-déjeuner.

BOURGEAULT • Nous savons que la malnutrition et ce que les spécialistes appellent la dénutrition peuvent causer des dommages irréparables au cerveau. Mais je ne connais pas d'étude qui aurait établi un lien irréfutable entre tel aliment ou tel autre et la vigueur intellectuelle.

IKEDA • Je suppose que nous devrons attendre les résultats de recherches à venir en sciences du cerveau et en nutrition pour savoir s'il existe entre les deux des liens définis. À propos, avez-vous quelques habitudes particulières pour vous maintenir en santé?

BOURGEAULT • Je n'ai jamais été ce que l'on appelle un sportif. À l'école secondaire et au collège, j'avais toujours le nez dans les livres. Un professeur m'avait alors dit que je compromettais ma santé, que je ne tiendrais pas longtemps. Et voilà que j'ai passé le cap de la soixantaine. Par volonté de contredire, peut-être! Quand j'étais gamin, ma mère disait de moi que, si jamais je tombais dans les eaux de la rivière, elle inviterait les sauveteurs à me repêcher en amont plutôt qu'en aval. Depuis toujours, je m'en tiens à deux principes pour me garder en santé.

IKEDA • Il faut nous dire ce dont il s'agit.

BOURGEAULT • Mes recettes? D'une part, me libérer l'esprit lorsque j'ai terminé un travail d'écriture ou d'enseignement, par exemple. Même si je suis conscient que j'aurais pu aller plus loin et faire mieux. D'autre part, la marche – sur une base quasi quotidienne. Mais je pense que j'ai surtout hérité, comme on dit familièrement, une «bonne génétique»!

---

1. *De l'éducation de l'homme* (1826).

3. Harmonie avec l'environnement

Les six causes de maladie

IKEDA • Le grand maître bouddhiste chinois T'ien-t'ai (538-597) regroupe les causes de la maladie sous six catégories principales qui recouvrent les problèmes liés aux habitudes alimentaires, aux infections virales – dont la polio –, aux désordres mentaux et au bagage génétique.

Les gens souffriraient de maladie quand «les quatre éléments fondamentaux qui constituent le corps humains sont en panne ou ne sont plus en harmonie». Par exemple, quand on n'arrive pas à s'adapter à des conditions climatiques anormales ou à d'autres changements extérieurs, l'harmonie du corps serait rompue. Ces quatre éléments – la terre, l'eau, le feu et le vent – correspondraient aux états physiques que sont respectivement le solide, le liquide, le thermique et le gazeux. On croit que la dissonance entre eux serait cause de maladie.

Deuxième cause identifiée : «l'irrégularité des heures de repas» ou des habitudes alimentaires malsaines. La troisième serait la «méditation (*zazen*) mal régulée» : en d'autres mots, quand notre vie quotidienne est désynchronisée – pas assez de sommeil et d'exercice – nous serions susceptibles de tomber malade. La quatrième cause mentionnée par T'ien-t'ai est intéressante : «Le démon vous a à l'œil.» Ce démon peut être une bactérie, un virus qui envahit le corps, ou toute source extérieure de stress mental. La cinquième cause sur la liste concerne les «influences des forces malfaisantes». Les instincts et les désirs désordonnés, inhérents à la nature humaine, dérèglent les fonctions du corps et de l'esprit. Les bouddhistes attribuent principalement les désordres mentaux à la colère, à la cupidité et aux autres instincts terrestres.

La sixième et dernière cause, le karma, est spécifique au bouddhisme et aux religions de l'Inde : les cycles de la vie, ou transmigrations, dans le passé et le présent aussi bien que l'avenir, sont le fruit du karma, ces énergies en puissance emmagasinées dans le vivant. On peut interpréter comme le reflet du karma d'une vie antérieure le bagage génétique d'un individu, bagage hérité. Certaines aberrations affectant des énergies du vivant peuvent devenir la source d'afflictions diverses en cette vie. Il s'agit là d'un point de vue particulier au bouddhisme.

Le principe d'« inséparabilité » de la vie et de son environnement

IKEDA • Il serait pertinent de fouiller davantage le rapport du corps humain avec l'environnement, rapport décrit par T'ien-t'ai comme une « dissonance entre les quatre éléments ».

Nichiren Daishonin a traité ainsi de l'interaction de l'environnement naturel et de la vie humaine : « Les dix directions sont "environnement" (*cho*), et les êtres sensibles sont "vie" (*shoho*). L'environnement est comme l'ombre ; la vie, comme le corps. Sans corps, il ne peut y avoir d'ombre. Semblablement, sans vie, l'environnement ne peut exister, bien que l'environnement entretienne la vie. » Ce passage montre que, si l'objet (environnement) et le sujet (moi agissant) s'influencent mutuellement, le fondement de leur interaction est leur unité. Ce qu'exprime le principe bouddhique d'« inséparabilité » de la vie et de son environnement.

BOURGEAULT • Je vois.

IKEDA • Pendant le long processus de l'évolution biologique, *homo sapiens* s'est continuellement adapté et réadapté à l'environnement en développant des fonctions qui lui permettaient de contrôler et d'ajuster « l'environnement intérieur » du corps. Ce modèle d'interaction a toutefois été mis à mal dans les temps modernes.

Dans notre civilisation scientifique, où la pollution environnementale et la destruction de l'environnement posent des défis d'importance, le vrai problème est l'exposition de populations sans mécanisme d'adaptation à des matières contre lesquelles elles n'ont aucune protection. Il est maintenant venu le temps de vivre vraiment selon le principe de la non-dualité du soi et de l'environnement. Si les populations ne peuvent réorganiser leur vie de manière à être en harmonie avec l'environnement, à accorder leur civilisation avec l'écosystème planétaire et à mettre en pratique les impératifs de la coexistence, elles mettront en péril non seulement l'espèce humaine dans sa totalité, mais le présent et l'avenir de tous les autres êtres vivants.

En un moment comme celui-ci, comment croyez-vous que nous devrions nous atteler à la nécessité de maintenir l'équilibre dynamique de l'environnement à l'échelle planétaire ? Comment la race humaine peut-elle s'inscrire, saine de corps et d'esprit, dans une coexistence constructive avec les autres composantes de l'écosystème ?

BOURGEAULT · La préservation et la restauration de la qualité de l'environnement sont dès aujourd'hui, bien évidemment et à proprement parler, des questions de vie ou de mort, de santé ou de maladie pour nous, humains, pour nos enfants et les petits-enfants de nos enfants.

En un sens, l'histoire des interventions de l'homme sur son environnement remonte aussi loin que l'homme lui-même. Ce qui est nouveau, et je crois qu'il y a là rupture qualitative (rupture composée de multiples brisures), c'est que les développements technologiques et industriels des dernières décennies ont agrandi de façon fantastique le champ des interventions humaines possibles sur l'environnement. D'où l'importance cruciale du discernement éthique. Ce que l'homme peut faire, doit-il le faire simplement parce qu'il en a la capacité ? Convient-il qu'il le fasse ? Est-il avantageux qu'il le fasse et, le cas échéant, avantageux pour qui ?

En ces matières, je me refuse tant à l'optimisme béat qu'à la détresse et au pessimisme. Entre la naïveté et le cynisme, la lucidité agissante offre une voie médiane à mes yeux praticable.

Un sens des responsabilités exigé par le développement scientifique et technologique

IKEDA · La libération de l'énergie nucléaire est un résultat fondamental des progrès scientifiques et technologiques de notre temps. Mais même son usage pacifique a engendré une grave pollution environnementale. L'explosion d'une centrale nucléaire à Tchernobyl, dans l'ancienne Union soviétique, est de loin le pire désastre environnemental à ce jour. Les effets immédiats des mortelles retombées radioactives furent assez épouvantables ; après coup seulement, lorsque les preuves de contamination radioactive se furent multipliées dans les pays voisins, on saisit l'ampleur de la pollution qui affectait l'eau et la chaîne alimentaire.

La construction d'immenses centrales et installations nucléaires se poursuit dans le monde entier. La possibilité qu'elles causent de la pollution environnementale a avivé un sentiment de crise aux niveaux national et international. Les autorités gouvernementales et les experts pressent le public de se défaire de craintes injustifiées et d'écouter plutôt la voix de la raison. Mais la catastrophe de Tchernobyl aura de fait contaminé un vaste territoire, malgré les efforts déployés pour minimiser l'étendue de ses tragiques conséquences.

BOURGEAULT • L'abondance des ressources hydroélectriques au Canada explique qu'on n'y ait implanté que quelques centrales nucléaires. Elles aussi ont connu leurs « petits ratés ». Le Canada a surtout exporté sa technologie nucléaire, le Candu, en Inde notamment.

Je me méfie, quant à moi, lorsque j'entends les discours des ardents défenseurs de l'énergie nucléaire ou de ses détracteurs. Les premiers affirment solennellement la très grande sécurité des installations et l'extrême rigueur des mesures et dispositifs de contrôle, de telle sorte que les risques encourus seraient minimes. En théorie, risque zéro ! Les seconds font périodiquement état – et étalage – d'étonnantes malformations génétiques et de maladies diverses dans des régions contaminées à l'insu de leurs habitants. Encore une fois, je refuse d'être contraint de choisir ou la confiance inconditionnelle ou la vigilance suspicieuse.

IKEDA • On a récemment associé, au Japon, de graves accidents à des fuites de radioactivité survenues dans plusieurs installations exploitées par la Société de développement de réacteurs et de combustibles nucléaires. Pire encore, cette société a essayé de camoufler certains accidents et présenté de faux rapports aux autorités gouvernementales compétentes. Cette impardonnable irresponsabilité a exacerbé la méfiance et l'anxiété de la population et suscité une critique et une condamnation virulentes dans les médias, au gouvernement et ailleurs. S'il y a une leçon à tirer de ces accidents, c'est qu'il faut définir de manière on ne peut plus claire les responsabilités dans l'exploitation d'installations nucléaires et s'assurer de la transparence de tout le processus.

BOURGEAULT • Compte tenu à la fois des avantages et des risques, aussi indéniables les uns que les autres, le recours à l'énergie nucléaire, sous quelque forme et à quelque fin que ce soit, ne saurait être envisagé sans un encadrement rigoureux.

IKEDA • Je suis totalement d'accord avec vous.

BOURGEAULT • Agir de façon responsable, c'est reconnaître l'existence d'un risque et prendre les moyens pour en réduire la portée, à défaut de le supprimer entièrement. On n'a pas encore trouvé de lieu où stocker en toute sécurité, *pour les siècles à venir*, les « déchets nucléaires ».

IKEDA • En matière d'environnement, un sens aigu des responsabilités est un élément crucial.

BOURGEAULT • Absolument. Et une autre importante dimension de l'éthique de responsabilité est ici en cause, qui a trait aux rapports entre générations.

IKEDA • En d'autres mots, nous ne devrions pas continuer à détruire l'environnement terrestre au profit de notre génération et infliger ainsi des souffrances aux générations à venir. Outre les rapports entre générations, il faut prendre en compte les antagonismes entre régions. À la Conférence sur l'environnement tenue par les Nations unies au Brésil, en 1992, on a découvert à quel point les divisions Nord/Sud pouvaient être préjudiciables aux efforts internationaux pour la protection de l'environnement.

BOURGEAULT • D'autant que les centrales nucléaires ne sont pas la seule menace à la qualité de l'environnement. On a progressivement pris conscience, ces dernières années, du côté destructeur d'un certain mode de développement industriel (et technologique). Or, plutôt que d'y renoncer ou d'en changer, de grandes entreprises internationales exportent vers les pays du Sud – prétendument pour favoriser leur développement – des modes de production et des technologies qui ne répondent pas aux normes désormais plus strictes dans les pays du Nord ! Cela, sous le couvert des nobles causes de la mondialisation de l'économie et de la restructuration des entreprises… Il arrive même qu'on exporte dans des pays pauvres les déchets non recyclables de la production de pays riches, comme le révèlent parfois des médias d'information qui suivent à la trace, de port en port, certaines cargaisons maritimes. Bien des « livraisons » de « marchandises » semblables échappent sans doute à leur vigilance.

IKEDA • On déboise rapidement, par exemple, les forêts tropicales humides de pays du Sud-Est asiatique exportateurs de bois d'œuvre – dont les Philippines, la Thaïlande et la Malaysia. L'exportation vers le Japon, qui a libéralisé ses importations de bois d'œuvre dans les années soixante, est l'un des principaux facteurs contribuant à cet abattage excessif.

En outre, on ne réussit plus à contenir de nos jours la pollution à l'intérieur des frontières nationales. Elle se déplace insidieusement et se répand dans toutes les parties du monde. Ainsi, une portion de la couche d'ozone au-dessus de l'Arctique s'est altérée ; cela inquiète le Canada qui se trouve juste au sud de cette région. La déperdition de la couche d'ozone au-dessus de la région polaire boréale pourrait se traduire par une augmentation du rayonnement ultraviolet dans le monde entier, ce qui causerait un tort irréparable aux humains, aux animaux et aux cultures. Pour cette raison, plusieurs pays travaillent ensemble à coordonner des mesures qui freineraient la production de machines et de matériaux responsables de la libération de chlorofluorocarbones dont on sait qu'ils provoquent l'amincissement de la couche d'ozone.

Il est clair que les politiques et les contre-mesures de quelques rares pays ne suffiront plus dorénavant à résoudre les problèmes planétaires de notre temps.

BOURGEAULT • Vous avez raison. On s'inquiète de plus en plus, au Canada, de la détérioration de la couche d'ozone. La prise de conscience à cet égard croît au même rythme que la peur devant la montée des taux de cancers de la peau. On s'inquiète également du réchauffement de la planète et de ses conséquences. Mais les comportements ne changent pas pour autant, ou si peu.

IKEDA • Couvert de lacs, de forêts et de montagnes, le Canada jouit d'un environnement naturel magnifique et prodigue. En tant que Canadien, quel rôle et quelle mission voyez-vous pour votre pays dans l'urgence de s'attaquer à l'échelle internationale aux problèmes planétaires ?

BOURGEAULT • Les travaux et recommandations de la Commission Brundtland, la publication de dossiers dans les médias, la tenue de colloques et de grandes conférences auxquelles il a été largement fait écho – dont la rencontre de Montréal, il y a quelques années – ont suscité une prise de conscience collective sans précédent de la détérioration de l'environnement et de la possibilité, en y mettant le prix, de redresser la situation.

En 1989, un sondage d'opinion publique plaçait en première position, parmi les préoccupations des Canadiens, les enjeux environnementaux. Aux États-Unis, un sondage réalisé en 1990 dégageait le

constat suivant : 74 % des citoyens estimaient que les actions nécessaires pour assurer la préservation et l'amélioration de la qualité de
l'environnement ne devaient pas être davantage différées, en dépit de
leurs coûts élevés. Quinze ans plus tard, la montée du chômage aura
cependant redonné la première place aux enjeux économiques et à ce
que l'on appelle parfois les « impératifs » économiques.

Une éthique environnementale
pour un « développement durable »

IKEDA • Au Japon, aussi, la conscience environnementale se développe
lentement, mais sûrement. Le public s'inquiète grandement des effets
nocifs des substances chimiques rejetées par les incinérateurs. Un
sondage d'opinion démontre que 80 % des répondants connaissent
l'expression « substances environnementales inductrices de dérègle-
ments hormonaux ».

Le débat public provoqué en 1997 par le Sommet de Kyoto sur les
changements climatiques et les émissions de gaz à effet de serre aura
aidé à éveiller la conscience populaire à des enjeux planétaires comme
le contrôle des émissions de dioxyde de carbone (gaz carbonique). La
couverture médiatique exhaustive de la rencontre a certainement eu
un grand retentissement dans la population.

Notons, en passant, que les représentants officiels de l'ONU et
d'autres personnalités qui s'intéressent aux questions environnementales répètent ces jours-ci, comme un leitmotiv, l'expression « développement durable ».

BOURGEAULT • En 1987, il y a donc près de quinze ans déjà, la Commission mondiale sur l'environnement et le développement, présidée par
Mme Gro Harlem Brundtland, remettait à l'Assemblée générale de
l'ONU un rapport au titre hautement significatif : *Notre avenir à tous*[2].
Tentant de réconcilier les tenants du développement (principalement, voire exclusivement économique) et ceux de la protection de
l'environnement et de la préservation (ou de la restauration) de sa
qualité, le rapport proposait comme « compromis » une orientation

2. Commission mondiale sur l'environnement et le développement (ONU), *Notre
avenir à tous*, Québec, Éditions du Fleuve et Publications du Québec, 1988.

d'intégration et une perspective englobante : le *développement durable*.

Rien sans doute de totalement nouveau dans cette orientation, cette perspective que défendait, quinze ans plus tôt, le manifeste de la Conférence de Stockholm consacrée à « L'homme dans son environnement » : *Nous n'avons qu'une Terre*[3]. Sur la planète Terre, finalement petite, les ressources ne sont pas illimitées ; il importe d'en user avec prudence et prévoyance, c'est-à-dire de façon à ne pas les épuiser, mais à assurer leur constant renouvellement, disait-on déjà.

Il allait revenir néanmoins à la Commission Brundtland de donner un nouvel élan à la diffusion de ces idées, de cette orientation, de cette perspective ; de faire appel plus nettement aux valeurs de solidarité, de justice, notamment au devoir d'équité des générations présentes à l'égard de celles à venir ; de montrer aussi comment le virage proposé est réalisable si on entreprend résolument de consacrer au développement durable les sommes investies pour l'heure dans l'armement (plus de mille milliards de dollars US par année !). Selon la Commission Brundtland, il n'y a pas d'avenir pour l'humanité sans une réconciliation des exigences du développement et de la protection de la qualité de l'environnement dans une dynamique de développement durable, dynamique qui requiert, comme autant de conditions préalables, la paix, la justice, le respect des droits de tous, la solidarité entre nations et générations.

IKEDA • Grosso modo, je me représente les éthiques environnementales comme des guides de la nécessaire conversion intérieure des personnes qui rendra possible le développement durable.

Premièrement, les éthiques environnementales doivent avoir pour prémisses le concept d'inviolabilité de la vie et la pratique de l'éthique de la paix et de la non-violence. En travaillant à édifier un monde de non-violence, il deviendra possible de détourner d'importantes sommes d'argent consacrées aux armements et à la guerre pour les investir dans la cause de la protection de l'environnement.

Deuxièmement, l'environnement planétaire a des limites et il n'y a rien que nous puissions changer à cette réalité ; nous avons en conséquence besoin d'éthiques environnementales qui nous montrent à respecter ces limites et assurent ainsi la subsistance du monde. Les

3. De Barbara Ward et René Dubos, Paris, Denoël, 1972.

modes de vie tournés vers la consommation de masse, si prévalants dans les sociétés développées, ne font qu'exciter les appétits matériels. Nous devons réorienter ces modes de vie vers un modèle où les désirs soient contrôlés.

Troisièmement, toute éthique que nous adoptons doit s'appuyer sur une vision d'avenir capable d'inspirer non seulement les populations présentement vivantes, mais les générations futures, et de leur être utile. Considérez la façon dont nous gérons nos économies : à moins de réussir une transition à une certaine forme « d'économie du recyclage », nous compromettrons l'environnement des générations à venir.

BOURGEAULT • Une éthique du développement durable exige de profondes transformations des mentalités et des comportements. Il nous faut apprendre à penser de façon systémique, non plus selon les découpages auxquels nous nous étions habitués, et à agir de façon solidaire tout en respectant la différenciation des responsabilités et des tâches des divers partenaires.

IKEDA • La politique fondamentale de la Soka Gakkai consiste à rechercher la solidarité, dans une perspective planétaire, avec tout groupe de personnes, sans égard aux divergences de vues.

BOURGEAULT • Les découpages opérés ont permis jusqu'à maintenant, reconnaissons-le, le développement de la connaissance scientifique ; mais la science doit aujourd'hui, pour aller plus loin, tenir compte des interactions en cours dans le jeu complexe des interdépendances. Il nous faut apprendre aussi le sens de la mesure – de la mesure imposée par les limites des ressources et par les exigences écologiques, mais aussi par la justice. Il nous faut apprendre la convivialité entre nous, humains, par delà les frontières ; entre nous et les autres êtres vivants ; entre nous et l'environnement, la nature. Il nous faut apprendre la responsabilité partagée en vue de l'action concertée, de la synergie.

IKEDA • La quatrième éthique environnementale, dérivée de l'idée de coexistence avec les autres êtres vivants, réclame que nous reconnaissions le droit à la vie non seulement aux humains, mais aux autres animaux et aux plantes. Enfin, pour intérioriser la philosophie de la coexistence de l'humanité et de l'environnement, il nous faut promouvoir activement l'éducation environnementale.

BOURGEAULT • Comme vous, j'estime que c'est par l'éducation que pourra se développer une éthique de responsabilité, ce qui permettra de faire face aux enjeux d'aujourd'hui et de demain. La régulation du développement technologique passe, à moyen et à long terme, par l'éthique. Et par l'éducation.

4. L'obsession de l'éternelle jeunesse

La quête d'éternité et une vie dès maintenant riche de sens

BOURGEAULT • Les sociétés que l'on appelle communément occidentales ont été longtemps marquées par la pensée judéo-gréco-chrétienne. On y partageait l'espoir et la croyance d'une vie après la mort. Aujourd'hui, dans l'incertitude d'une vie après la mort, on entend plutôt vivre le plus pleinement possible pour donner un sens à son existence.

IKEDA • Il est important de vivre l'instant, de faire pleinement l'expérience du présent. Mais à trop insister sur «l'instant présent», on court le risque de dépasser la mesure, de devenir épicurien.

BOURGEAULT • La vie réserve pourtant à chacun suffisamment de désagréments et de souffrances pour qu'il soit difficile de donner dans la satisfaction béate du plaisir immédiat. Mais il est vrai que s'est manifesté, dans les pays d'Amérique du Nord et d'Europe tout spécialement, un certain culte du bonheur. Un *devoir* de bonheur. Même un *droit* au bonheur. Ce que je qualifie parfois de syndrome de l'automobile japonaise!

Vous savez qu'il roule depuis vingt ans beaucoup de voitures de fabrication japonaise sur les routes du Québec. Or la croissance du nombre de ces véhicules est en partie la résultante d'une politique de garantie intégrale sur les pièces et la main-d'œuvre, dite «garantie pare-chocs à pare-chocs», offerte d'abord par les fabricants japonais. En cas de panne, de défectuosité quelconque et même, en certains cas, d'accident, on a droit à des réparations gratuites ou à une voiture neuve. On comprend à l'occasion sur le même modèle les rapports au corps, à la santé, à la qualité de vie: s'il arrive quelque malheur, c'est qu'il y a sans doute défaut de fabrication… et donc responsabilité du Créateur, des géniteurs ou du médecin qui a procédé à l'accouchement. Et on exige alors réparation. À tout le moins, compensation.

IKEDA • C'est une métaphore très pertinente. Selon les enseignements bouddhiques, certaines maladies et incapacités seraient attribuables au karma, comme je l'ai déjà mentionné. Cela signifie qu'il faut sonder les profondeurs de l'existence pour comprendre certaines affections physiques ou mentales.

Dans les religions monothéistes, on appelle Dieu «le Créateur»; il est celui qui a fait les humains et tout ce qui se trouve dans l'univers. Mais certaines personnes naissent avec des malformations congénitales, ou héréditaires, et d'autres infirmités. Il y a une foule de réponses possibles à la question: pourquoi Dieu a-t-il créé le mal? Je me demande cependant encore pourquoi le Créateur infligerait des handicaps à certains individus.

Comme vous le dites, de nos jours les gens pensent d'abord et surtout à profiter pleinement de cette vie, à la vivre de manière à lui donner sens. Derrière ce besoin d'un sens à la vie, ne croyez-vous pas que se cache une aspiration à l'éternité? Si nous n'existions vraiment qu'en cette vie, nous pourrions opter pour un mode de vie épicurien; en théorie, du moins, nous le pourrions. La plupart des gens veulent néanmoins mener une vie de bien. Ce qui, en soi, semble indiquer qu'ils pressentent intuitivement quelque chose d'éternel.

BOURGEAULT • Nous avons sans doute des vues différentes là-dessus. La vie éternelle me paraît être désir, rêve, non pas réalité. *Wishfull thinking*, disent les Anglais. Le désir ne crée pas le réel.

Avec Jean-Paul Sartre, j'estime qu'on peut vivre dans la compassion, la solidarité, donner à sa vie le sens qu'on souhaite, même s'il n'y a pas de vie après la mort, pas de vie après cette vie. Donner sens à sa vie: à la fois un enjeu de la liberté humaine et un défi, une responsabilité.

IKEDA • Il est tout naturel que nous ayons des vues différentes.

Dans un sûtra bouddhique, il y a un passage qui se lit comme suit: «Ne pourchasse pas le passé, n'aspire pas au futur… Qui sait? La mort pourrait frapper demain. Contente-toi de faire de ton mieux ce qui doit être fait aujourd'hui.» Dans sa représentation de la vie et de la mort, ce sûtra diffère fondamentalement de la pensée de Sartre, mais exhorte à vivre avec dynamisme et enthousiasme l'instant unique qu'on appelle « présent », la journée unique qu'on appelle « aujourd'hui », et cette vie-ci. Sur ce point particulier, peut-être vous et moi partageons-nous la même vision.

BOURGEAULT • L'univers était là si longtemps avant moi. Et il tiendra bon quand je serai parti ! Nous sommes faits de la même matière que les étoiles, nous sommes *Poussières d'étoiles*, pour reprendre le beau titre du livre-album d'Hubert Reeves[4]. Notre vie n'est qu'un morceau, un fragment d'une vie tellement plus englobante.

IKEDA • Un peu comme vous venez de le souligner, l'enseignement bouddhique explique que chaque être humain embrasse la vie cosmique – l'incommensurable entité vivante – dans les profondeurs de la sienne. Notre corps physique et notre esprit ne font qu'un avec l'univers, ne s'en distinguent pas. L'expression « *ichinen sanzen* » (« un seul instant de vie contient trois mille mondes ») illustre ce principe. « Un seul instant de vie » renvoie à notre vie même, à son essence, à sa véritable existence. « Trois mille mondes » désigne les diverses manifestations du cosmos. Tant spirituellement que physiquement, notre vie fait un avec l'univers, et conséquemment le soi égale le cosmos.

BOURGEAULT • Qui donc a dit que l'étonnement était à l'origine de la philosophie ? Et sans doute aussi de la poésie ? Je me rappelle, adolescent, avoir contemplé le ciel étoilé. Cela m'arrive aujourd'hui encore. Mais j'ai le sentiment et la conviction de n'avoir à vivre que cette vie, mienne, limitée et pourtant si précieuse.

IKEDA • Précieuse et irremplaçable.

Transformer en allégresse et en bonheur les quatre souffrances

IKEDA • Incidemment, du point de vue du bouddhisme, on peut vivre jusqu'à 120 ans, comme l'indique un passage de Nichiren : « Mieux vaut vivre un seul jour et faire quelque chose d'honorable que connaître une mort déshonorante à 120 ans. » Quelle est selon vous, M. Bourgeault, l'espérance de vie maximale de l'être humain ?

4. *Poussières d'étoiles*, Paris, Éditions du Seuil, coll. « Science ouverte », 1984.

BOURGEAULT • D'aucuns prétendent que, dans des conditions optimales, nous pourrions effectivement atteindre l'âge respectable de 120 ans, voire davantage. D'autres soutiennent qu'une limite d'âge serait inscrite dans l'horloge génétique de chacun. Pour ma part, je me suis «découvert» mortel à 50 ans. Bien tard, m'ont dit mes amis. Malgré mon optimisme résolu, j'ai dû m'engager sur le deuxième versant – descendant, celui-là – de ma vie!

IKEDA • Le Japon et le Canada, comme d'autres pays industrialisés, sont des sociétés vieillissantes. Comment vieillir et mourir dignement sont des questions auxquelles nul ne peut se dérober.

Les sciences médicales n'ont pas ménagé les efforts pour expliquer le phénomène du vieillissement que certaines théories attribuent au nombre limité de divisions cellulaires programmées dans les cellules humaines. D'autres ont cherché à identifier un gène du vieillissement. Quelle est votre opinion là-dessus?

BOURGEAULT • Le secret désir d'une éternelle jeunesse a sans doute alimenté bien des rêves. En témoignent certains contes de fée devenus des classiques de la littérature occidentale; je suis sûr qu'on en trouve de semblables au Japon. Le développement des sciences et des technologies biomédicales a sans doute ravivé chez certains des espoirs endormis. Jusqu'à maintenant, on a pu de la sorte allonger la vie, sans toutefois lui redonner la verdeur de la jeunesse. Or, comme aimait à le répéter le grand spécialiste français de l'alimentation et de la nutrition, Jean Trémolières, l'important n'est pas d'ajouter des années à la vie, mais de la vie aux années.

J'entretiens personnellement avec le vieillissement – et de façon plus indirecte avec la mort – des rapports marqués au sceau de l'ambivalence. Et je ne suis sans doute pas le seul dans ce cas. Il n'y a pas «d'âge d'or». Il n'y a pas de «bel âge». Le romancier et pédagogue Daniel Pennac fait dire à Malaussène, protagoniste de l'un de ses romans: «L'âge est une vacherie. […] Je dis qu'à tout âge l'âge est une vacherie maximum: l'enfance, âge des amygdales et de la totale dépendance; l'adolescence, âge de l'onanisme et des interrogations vaines; la maturité, âge du cancer et de la connerie triomphante; la vieillesse, l'âge de l'arthrite et des regrets inopérants […][5].»

5. *La petite marchande de prose*, Paris, Gallimard, 1989, p. 138-139.

IKEDA • Satire mordante, en effet! Mais aussi poignante, en ce qu'elle met en relief des aspects des quatre souffrances que sont la naissance, le vieillissement, la maladie et la mort.

BOURGEAULT • Les propos iconoclastes de Pennac, délibérément irrespectueux et provocants, me paraissent de fait secrètement apparentés à ceux de la tradition bouddhique sur les «quatre souffrances de l'humanité». La difficulté de vivre colore toutes les étapes de l'existence.

IKEDA • C'est vrai. Comme vous le signalez, les bouddhistes perçoivent les dures réalités de la vie sous la forme des quatre souffrances programmées, dès la naissance, dans la vie de chaque être humain (naissance, vieillesse, maladie et mort).

Selon les croyances bouddhiques, chacun doit supporter en outre quotidiennement des souffrances spécifiques, à commencer par le chagrin d'être séparé de ceux qu'il aime. Ces séparations sont inévitablement tristes, peu importe la qualité de l'amour qu'on éprouve pour ceux que l'on quitte. La forme ultime de séparation est la mort.

Deuxièmement, nous faisons tous l'expérience souffrante d'avoir à côtoyer des gens que nous détestons. Éprouver du ressentiment et de l'animosité, dans la famille ou au travail, c'est comme vivre un purgatoire.

Troisième forme de souffrance, celle de ne pouvoir réaliser ce que l'on désire désespérément – qu'il s'agisse d'un objectif spirituel, psychologique, social ou matériel. Dans les pays industriellement développés, les gens se sentent peut-être matériellement et socialement satisfaits, mais sur le plan spirituel et existentiel plusieurs ressentent une profonde frustration qu'on pourrait résumer dans la question suivante : comment mener une vie comblante? Sentiment d'impuissance généralisé, pessimisme et état de dépression grandissants dans la population sont des symptômes d'incapacité de répondre à cette question.

On considère comme inévitables ces sept souffrances, aussi longtemps que sont actifs les «cinq agrégats» ou composantes de la vie – toutes des fonctions de l'esprit et du corps – que sont la forme, la perception, la conception, la volition et la conscience. Chez une personne vivante, le corps est constamment en mouvement et l'esprit en perpétuelle transformation. Ces activités sont en soi source de détresse humaine. C'est de là que vient la souffrance inhérente à la vie. Partant de ces dures réalités de la vie, le bouddhisme montre comment transformer la souffrance en allégresse et en bonheur.

BOURGEAULT • Enfance rieuse et jeunesse dorée, assurance de succès à l'âge mûr, sagesse des vieillards… Nous nous berçons d'illusions que, pourtant, nous savons telles. Il n'y a pas de « bel âge » – pour la bonne raison, peut-être, que tous les âges peuvent être beaux. Car rien n'est jamais acquis pour de bon, jamais assuré ; rien non plus n'est irrémédiablement perdu ou déterminé.

IKEDA • Un écrivain français a un jour comparé la vie au cours d'un fleuve : la jeunesse est un torrent ; l'âge mûr, une rivière rapide ; et le grand âge, une large voie d'eau qui se déverse majestueusement dans l'océan et où se reflète, comme dans un miroir, le paysage environnant.

Chaque personne passe par les diverses étapes de la vie : l'enfance, l'adolescence, le jeune âge adulte, avant de s'engager dans l'âge mûr, puis le grand âge. La jeunesse est une période de passion et d'éclat, littéralement tumultueuse comme un torrent ; y succède un temps de maturité, de responsabilités croissantes dans la société et la famille. Suit une époque de sagesse et de perfection, avant que ne vienne le moment du bilan final d'une vie.

Un esprit ouvert, souple et tolérant

BOURGEAULT • Personnellement, je l'ai déjà dit, j'entretiens avec le vieillissement des rapports teintés d'ambivalence. Avancer en âge signifie à la fois une lente maturation, qui en bien des cas enrichit la personne, et une perte, une irrémédiable déperdition d'énergie. Étrange situation, étrange condition que la nôtre : il nous faut consentir à perdre pour gagner.

IKEDA • Vous avez absolument raison. Pour sortir gagnant de la vie, il faut avoir élargi et approfondi, au meilleur de ses capacités, ses conceptions de la vie et de la mort en franchissant les diverses étapes de l'existence et les nombreux points tournants de son histoire personnelle. En ce sens, nous espérons tous que vieillir signifie grandir en tant qu'être humain, qu'il s'agit d'un processus pour se réaliser pleinement en tant que personne.

BOURGEAULT • J'ai souvent dit m'être senti plus «jeune» à 30 ans qu'à 20 ans, à 40 ans qu'à 50 ans. Une fois franchi le cap de la cinquantaine, j'ai hésité. Était-ce bien de «jeunesse» que je parlais? Il me semble, en fouillant dans mes souvenirs, que je me sentais une plus grande aisance. Je me sentais davantage «en possession de mes moyens», comme on dit parfois. Plus riche d'expériences et d'expériences davantage diversifiées. Plus assuré, compte tenu de ce bagage, et donc plus ouvert, plus disponible à de nouvelles rencontres, de nouvelles amitiés, de nouvelles confrontations.

IKEDA • Quel splendide théâtre humain de la perfection! Vous semblez avoir triomphé des quatre souffrances à chaque point tournant de votre carrière et transformé les circonstances de la vie en un vaste océan. Vous connaissez de fait une existence idéale.

BOURGEAULT • Certainement pas! Comme je le disais, dès l'âge de 50 ans j'ai commencé à hésiter avant de dire à quiconque que je me sentais plus jeune qu'à 40 ans. Et n'est-ce pas se leurrer soi-même que de prétendre rester jeune? J'ai aussi ressenti très fortement que je me devais d'être responsable, pour et avec les jeunes (ceux de ma famille, les étudiants que je rencontre et avec qui je travaille), de la suite de la vie quand je ne serai plus parmi eux, avec eux.

IKEDA • La jeunesse ne se mesure pas en années, bien entendu. En langage bouddhique, jeunesse signifie souplesse et tolérance, ouverture d'esprit.

BOURGEAULT • C'est à tort, me semble-t-il, qu'on associe à la jeunesse l'ouverture et la souplesse, et à la vieillesse la rigidité obtuse et sclérosante. Dans l'expérience concrète de la vie – qui varie, bien sûr, d'une personne à une autre – tout est plus nuancé.

IKEDA • Très juste. Bien des gens continuent à être actifs socialement et professionnellement dans leur grand âge. Certains s'adonnent à des activités créatrices ou à du bénévolat. Riches de leur longue expérience, ils font souvent preuve de fine perspicacité, de pondération et de tolérance, et continuent à s'informer et à étudier. Ils ont vraiment l'esprit ouvert à la vie et à la société. Pour ces personnes, vieillir revient probablement à écrire le dernier acte de leur vie, dont l'aboutissement est la perfection de leur personne. Leur vie est fondée sur la création, l'espoir et l'exultation.

BOURGEAULT • Il m'est apparu plus facile, en effet, à 40 ans, même à 50 ans, d'être ouvert aux nouveautés et de les accueillir que ce ne l'était à 20 ans.

IKEDA • On trouve dans les écritures bouddhiques cette expression : «plus jeune en années, plus riche en fortune».

L'importance des rencontres

BOURGEAULT • À 50 ans, j'ai quand même dû me rendre à l'évidence que je n'aurais pas le temps d'explorer dans ma vie tous les pays du monde ; encore moins les planètes et les astres des innombrables galaxies de l'univers !

IKEDA • J'ai fait le tour du monde plusieurs fois, visité de nombreux pays, mais il y en a encore davantage que je n'ai jamais vus.

BOURGEAULT • Je mourrai donc avant d'avoir pu découvrir des villes riches d'histoire et de culture. Et sans avoir pu rencontrer, pour échanger avec elles, tant de personnes – hommes et femmes – avec lesquelles je partage, par delà les frontières dressées dans l'espace et le temps, une commune humanité. Sans avoir pu lire tant de livres. Je me suis alors senti profondément triste. Mais cette tristesse s'est bientôt dissipée.

IKEDA • Quelque chose dans votre vie avait-il changé ?

BOURGEAULT • Eh bien, plutôt que d'aller vers le nouveau et l'inconnu, je me suis retrouvé peu après, pour une trentième fois peut-être, à Paris, cette ville où j'aime tant flâner sans but, dans les rues et les jardins. J'ai soudain compris qu'il me fallait désormais vivre plus pleinement et goûter ce qu'il m'était donné de connaître. Qu'il fallait faire sauter de l'intérieur les limites qui semblaient m'étouffer. Trouver, après l'essoufflement de la course, le rythme des lentes et profondes respirations.

Est vite venue la soixantaine. Après y être entré sans l'avoir voulu et sans même m'en rendre compte, j'ai senti plus vif encore mon désir d'échanger avec de plus jeunes que moi. Pas seulement pour leur apprendre ce que je savais, mais pour apprendre d'eux. Et peut-être pour ne pas vieillir trop vite. Je voulais empêcher ma sensibilité de s'émousser trop rapidement en la stimulant par la fréquentation de

sensibilités plus neuves. On n'enseigne pas impunément pendant...
maintenant plus de quarante ans ! J'ai saisi qu'on n'apprend en enseignant, qu'on ne peut enseigner avec passion et en communiquant
le plaisir d'apprendre, que dans la mesure où on entretient sa soif
d'apprendre. Il me semble que les sociétés et les humains qui les
composent ont besoin d'instaurer des rapports nouveaux entre les
générations.

IKEDA • C'est précisément ce que veut dire « Connais-toi toi-même » !
Vous ne vous êtes pas seulement retrouvé, vous avez aussi découvert
votre moi véritable.

L'enseignement bouddhique a lui aussi pour objectif la connaissance de soi. Shakyamuni a renoncé au droit de succession au trône,
a dominé les plaisirs de la vie et enduré de terribles privations – tout
cela pour trouver son vrai moi. Puis il a rejeté l'ascétisme et prêché un
mode de vie qui transcende les deux extrêmes que sont l'autosatisfaction et l'automortification. Accordé au rythme vivifiant de la Voie du
Milieu, il parvint à l'illumination et à la perception du « moi » cosmique qu'on appelle le Bouddha. Ainsi commença la vie du Bouddha
Shakyamuni, vouée au salut de la multitude des gens ordinaires en ce
monde.

BOURGEAULT • L'amour et l'amitié, la rencontre d'humains sont pour
moi plus importants que jamais. Et je n'en apprécie que davantage le
privilège d'enseigner.

IKEDA • On surnomme parfois Shakyamuni le Maître de l'humanité.
En bouddhisme, on explique souvent que la compassion consiste à
« enlever le malheur pour donner le bonheur » ; elle signifie le partage
des quatre souffrances, la victoire sur elles et la conquête du bonheur
authentique. Originellement, elle avait une connotation « d'amitié ».
Compassion, amitié et rencontres entre humains sont les symboles
propres de la juvénilité, les fruits de l'éternelle jeunesse.

5. Comment vaincre le stress

Mère et enfant: un même combat contre le cancer

BOURGEAULT • Dans vos échanges sur le cancer avec M. Simard, vous vous demandiez s'il est désirable, ou pas, d'informer un patient qu'il a le cancer. Si vous le permettez, j'aimerais ajouter mon «grain de sel» à ce propos.

IKEDA • Je ne voudrais pas que nous nous privions de ce qu'un bioéthicien pense de la question.

BOURGEAULT • En fait, j'aimerais relater tout simplement l'histoire d'une de mes anciennes étudiantes. Elle avait 27 ans à l'époque. Mère d'une fillette de 5 ans, elle était inscrite à la maîtrise sous ma direction. Un jour, elle est entrée dans mon bureau et m'a lancé: «J'ai quelque chose d'important à vous dire.» Et elle m'a confié qu'elle avait le cancer.

IKEDA • Vous avez dû en rester totalement bouche bée!

BOURGEAULT • Je l'ai écoutée attentivement jusqu'à la fin. Plusieurs mois plus tôt, elle avait palpé une bosse à sa poitrine et consulté un médecin. Des tests avaient révélé qu'elle souffrait d'un cancer et qu'une intervention chirurgicale s'imposait d'urgence. Elle avait supplié le médecin de lui laisser un peu de temps; il y avait une ou deux choses qu'elle voulait faire à tout prix avant d'être hospitalisée.

IKEDA • Si jeune… Elle devait être terriblement secouée. Qu'avait-elle de si urgent à faire avant l'intervention chirurgicale?

BOURGEAULT • Elle avait déjà planifié une visite chez ses parents, pour le week-end suivant, dans le but d'y compléter le plan détaillé de son mémoire de maîtrise sur l'ordinateur de son père. Elle me le remit d'ailleurs le lundi suivant en ajoutant: «Maintenant, je m'en vais à l'hôpital.»

IKEDA • Quand on lui apprit qu'elle avait le cancer, la jeune femme réfléchit posément sur la meilleure marche à suivre. Cette possibilité lui fut donnée. Vous êtes en train de me dire, je présume, que le fait d'être informée de sa maladie eut des effets bénéfiques.

BOURGEAULT • Exactement. J'ai aussi le sentiment qu'elle avait besoin d'un peu de temps, d'un week-end chez ses parents à faire exactement ce qu'elle avait projeté. On pourrait interpréter cela comme une phase de dénégation avant qu'elle n'arrive à évaluer et à gérer la nouvelle situation et les conséquences de son cancer. Lorsque j'eus une nouvelle occasion de converser avec elle, elle me parla abondamment de ce qui était survenu entre-temps. Par exemple, que sa fillette avait été grandement attristée par son hospitalisation.

IKEDA • Naturellement, même si ce n'avait pas été pour longtemps, elle avait été séparée de sa mère. Il fut sans doute très difficile de lui expliquer la nature de la maladie.

BOURGEAULT • Oui, cela va de soi. Quelque temps plus tard, la fillette demanda à sa mère : « Maman, m'as-tu vraiment tout dit ? » Sa mère lui répondit par l'affirmative. Puis, en donnant un bain à sa fille, elle lui révéla la gravité de son état. « Nous espérons tous que cela n'arrivera pas, ma chérie, mais maman pourrait même en mourir », avoua-t-elle à l'enfant. Assez étrangement, la fillette sembla rassurée qu'on lui eût dit franchement toute la vérité.

IKEDA • Une enfant de 5 ans peut comprendre que sa mère est vraiment souffrante, mais à cet âge on ne saisit peut-être pas réellement ce que signifie la mort. Malgré cela, la petite fille se sentit probablement rassurée : elle savait que sa mère était honnête et la traitait comme une grande personne. Le fait que l'enfant fut ainsi rassurée témoigne du profond amour de la mère pour sa fille et de la qualité du lien de confiance mutuelle qui les unissait.

BOURGEAULT • Après l'intervention chirurgicale, la jeune mère se soumit à toutes sortes de traitements pendant deux ou trois ans. Elle lutta contre la maladie avec le courage et l'énergie qu'elle fut capable de rassembler, mais le cancer finit par réapparaître. Pendant tout ce temps, la jeune femme s'efforça d'expliquer les progrès du mal à sa fille, en se servant de croquis. Elle dessinait très bien et elle constitua une sorte de récit illustré.

IKEDA • Quelle admirable façon de communiquer avec une enfant ! Seul l'amour d'une mère peut avoir inspiré un procédé si ingénieux. Bien sûr, elle s'était rendu compte qu'on ne peut parler à une jeune enfant d'une maladie et de ses symptômes en usant de termes médicaux et biologiques difficiles à comprendre.

BOURGEAULT • Ce récit illustré fut publié quelques mois avant la mort de son auteur. Dans le récit, un monstre terrifiant apparaît souvent dans les mauvais rêves de l'enfant qui pleure et appelle à grands cris sa mère. Soudain, dans un des cauchemars, un dragon merveilleux affronte le monstre avec elle et l'assure à jamais de sa protection « puisque je suis là dans ton cœur », explique-t-il[6].

IKEDA • Je ne peux que m'émerveiller du lien forgé entre la mère et l'enfant dans leur commune bataille contre la redoutable maladie. Je suis sûr que cette femme a senti sourdre et s'accroître sa vitalité intérieure tandis qu'elle dessinait les illustrations pour sa fille. D'une certaine manière, elle voulait aussi probablement montrer à sa fillette comment un être humain peut mener une lutte courageuse pour surmonter la souffrance en recourant, comme exemple, à son combat personnel contre un mal fatal.

Un sûtra bouddhique dit : « Par un effort acharné, on se rend capable d'atteindre l'état de non-mort. Ceux qui se battent avec acharnement ne meurent jamais. » La mère et la fille ont lutté ensemble contre la souffrance de la maladie et la souffrance de la mort. Leur combat est devenu une « cause » dans la vie de la fillette qui en aura retiré comme « bénéfice » de savoir triompher des difficultés à mesure qu'elles surgissent.

BOURGEAULT • En fait, la mère avait adhéré à la doctrine bouddhique quelques années avant que la maladie se déclare. Au lancement du livre, l'enfant prit le microphone à la suite de sa mère et ajouta simplement : « Merci à chacun d'être venu à cette fête pour souligner la publication du livre de maman. » Elle avait 7 ou 8 ans à l'époque.

De nouvelles formes de souffrances, propres à notre temps

IKEDA • L'épisode qui précède est aussi grandiose qu'un tableau de grand maître. C'est une déclaration de victoire faite à l'unisson par une mère et sa fille. On y apprend qu'une enfant de cet âge sait ce

---

6. *Un dragon dans le cœur*, texte et illustrations de Sophie LeBlanc, avec la collaboration de Natacha LeBlanc-Filion, Montréal, MNH Inc./L'Institut des cèdres contre le cancer, 1997, p. 37.

que signifie la mort. La jeune fille dut saisir le sens de la mort d'une manière personnelle et l'éprouver alors plus vivement que la plupart des enfants de son âge parce qu'elle avait partagé le combat de sa maman contre la mort. Ce que signifie la mort dut l'atteindre au plus profond du cœur et de l'âme.

La mort de sa mère est peut-être l'expérience mentale et émotionnelle la plus stressante qu'un jeune enfant puisse connaître. La manière dont l'enfant se remet de ce stress – et chaque cas est différent – aura d'importantes répercussions sur la suite de son existence. Il y plusieurs années, Hans Selye, directeur de l'Institut de médecine expérimentale de l'Université de Montréal, s'est fait connaître par ses recherches sur le stress. Il fut d'ailleurs le premier à définir le concept médical de stress.

BOURGEAULT · Les travaux de Hans Selye et son équipe sur le stress ont certes été déterminants.

On présente parfois le stress comme une « maladie » de notre temps. Je crois utile d'apporter ici deux précisions. D'une part – et les travaux de Selye et de ses assistants sont à cet égard très révélateurs – le stress n'est pas à proprement parler une maladie, ni même toujours une source de maladie ; il mobilise les énergies nécessaires à la défense de soi, à l'autoprotection, voire à la création. D'autre part, toutes les situations comportent des risques et posent des défis ; par cela même, elles sont stressantes.

IKEDA · Les gens sont quotidiennement exposés à toutes sortes de situations – non seulement des circonstances extérieures, comme le chaud et le froid, mais des sources de fatigue psychologique comme l'anxiété et la peur – qui induisent un stress systémique. Les turbulences dans les relations personnelles et la vie sociale sont une autre source importante de stress. De nos jours, le stress psychologique et social prend de plus en plus d'importance.

T. Holmes, un scientifique américain, a publié une étonnante batterie de statistiques sur le stress. Quantifiant le stress dans la vie de tous les jours sur une échelle de 100, il attribue 73 points à un divorce, 65 à une séparation et 53 à une maladie personnelle ; à la mort d'un conjoint, il attribue 100 points et, fait intéressant, le mariage n'équivaut qu'à 50 points de stress sur cette échelle. Dans la sphère des activités professionnelles, la perte d'emploi vaut 47 points ; un transfert,

36 points et des responsabilités nouvelles ou modifiées, 29 points. Si l'on en croit l'étude de Holmes, un pourcentage élevé – 79 % – de tous ceux qui accumulent 300 points ou plus de stress en une année se plaignent de quelque affection mentale ou physique.

BOURGEAULT • Dans les syndromes psychogènes, il y a réciprocité d'influences. C'est-à-dire que le corps d'un individu influence son esprit et que son état psychologique a également des effets sur sa condition physique.

IKEDA • L'unicité du corps et de l'esprit, je l'ai déjà dit, est pour les bouddhistes une notion cardinale.

BOURGEAULT • Un double mouvement est en cause dans la reconnaissance du caractère psychosomatique de bien des malaises et de certaines maladies. On souligne souvent l'influence de l'état psychique sur l'état physiologique ; on compte alors sur une thérapie de nature psychologique, de tradition psychanalytique ou de quelque autre école, pour rétablir l'harmonie ou l'équilibre biologique d'un être humain dont on entend reconnaître l'unité, refusant les morcellements opérés par les disciplines et les spécialités diverses.

L'inverse est également vrai : le malaise d'ordre physiologique, la maladie qui est dysfonctionnement de l'organisme, peut engendrer, ou du moins nourrir et entretenir ce que les anciens appelaient la mélancolie, ou la langueur – ce que nous appelons aujourd'hui la dépression. Violent ou tenace, le stress peut vraisemblablement provoquer ou aggraver les ulcères d'estomac. Mais les ulcères d'estomac causés par des troubles du système digestif ne peuvent-ils pas, à leur tour, susciter ou accroître le stress ?

IKEDA • On entend souvent parler de gens chez qui un diabète ou une hypertension préexistants ont été exacerbés par le stress. Le stress semble aussi déclencher des crises d'asthme chez certains individus.

BOURGEAULT • Les humains ne peuvent échapper au stress. Aussi longtemps que nous sommes en vie, nous devons en découdre de quelque façon avec lui. Toute vie abonde en stress.

IKEDA • Le sûtra du Lotus décrit les trois Mondes (du désir, de la forme et de l'absence de forme) comme une maison en flammes où résident les êtres non illuminés. Elle déborde des souffrances de la vie mortelle – la naissance, la vieillesse, la maladie et la mort. Dans la tradition bouddhique, le feu ou l'incendie est censé exprimer la colère, l'anxiété, la peur, la cupidité et d'autres fièvres hallucinatoires du même ordre.

BOURGEAULT • On n'a plus idée, aujourd'hui, des craintes vraisemblablement éprouvées autrefois par les humains lorsque frappait la foudre, dont ils ne connaissaient ni l'origine ni les mécanismes, qui étêtait les arbres et embrasait les forêts. Ou quand menaçait la famine.

Il est vrai que de nouvelles formes de «fatalité» mettent aujourd'hui en péril la vie humaine et en compromettent la qualité. Vous évoquez à cet égard, sous divers aspects, la complexité des sociétés dites développées. Il y a certes là des sources multiples de stress. Aux listes qu'on dresse parfois, j'ajouterai l'actuelle mondialisation de la production et des échanges, la mondialisation de l'économie qui fait éclater et sévir partout le chômage; la peur face à un avenir qui paraît bloqué pour les jeunes placés dans l'impossibilité d'accéder au marché du travail et de s'insérer par là dans la dynamique sociale valorisée de la vie adulte; pour les plus âgés, exclus du marché du travail dès la cinquantaine dans le sillage des restructurations d'entreprises, la retraite forcée avant l'heure. Félix Leclerc chantait «Les cent mille façons de tuer un homme»; l'une d'elles, la plus facile et pourtant la plus brutale, la plus efficace, consiste à lui refuser la possibilité – donc aussi le droit – de travailler, de «gagner sa vie», selon une expression qui décrit de façon imagée le sens du travail et son rapport à la vie, à une vie ayant qualité humaine. Nos sociétés font du travail le mécanisme privilégié, pratiquement exclusif, de l'insertion sociale, et en excluent pourtant de larges groupes ainsi condamnés à la marginalité, voire à l'exclusion.

Emplois précaires. Emplois mal rémunérés. Chômage. Ne peut-on pas voir là des causes, parmi d'autres sans doute, de la hausse observée – au Québec, notamment, pour m'en tenir à une réalité qui m'est plus familière – des taux de suicide et d'autres formes de violence dans plusieurs pays en voie de restructuration industrielle, pour reprendre un cynique euphémisme.

Le stress comme «piment de la vie»

IKEDA • Comme vous le savez, l'économie de l'Asie, Japon inclus, est dans une situation critique. Dans notre pays également, le nombre de suicides est à la hausse chez les gens d'âge moyen et les aînés, tandis qu'on note une augmentation de la violence et des crimes imputés aux adolescents et aux jeunes adultes.

BOURGEAULT • Dans ce contexte prolifèrent les thérapies qui prétendent délivrer de tous les maux. Et des enseignements ésotériques, inspirant et utilisant tout à la fois ces thérapies, proposent des pratiques religieuses qui prétendent, elles aussi, « délivrer du mal ». Globalement d'accord avec vos propos sur la compassion et l'importance de la gratitude, je me permettrai des réserves sur certains courants psychologiques ou religieux qui « désarment » les combattants – si je puis m'exprimer ainsi – qui les « démobilisent » et les incitent finalement à tout supporter passivement, à tolérer l'intolérable.

J'ai évoqué, il y a quelques instants, la dynamique positive du stress comme instrument de mobilisation des énergies pour favoriser l'autodéfense, l'autoprotection, la création, donc aussi l'engagement dans des mouvements et des actions concrètes en vue de redresser des situations d'injustice, par exemple. Faut-il, dans ce cas, que des thérapies libèrent du stress? Et si elles y réussissent, de qui servent-elles les intérêts? Je veux simplement – mais sans donner dans le simplisme – signaler ici l'ambiguïté de pratiques qui, sous prétexte de secourir les personnes et d'améliorer leur qualité de vie et leur santé, risquent de contribuer à leur enfermement dans des situations intolérables, dans des conditions inacceptables. Pour éviter tout malentendu, je reconnaîtrai par ailleurs que des thérapies peuvent aussi aider à contrôler le stress et, surtout, à en réorienter les énergies dans des directions créatrices plutôt que destructrices.

IKEDA • Je suis d'accord. Nous avons besoin de discernement pour séparer ce qui est authentique de ce qui est mensonge, et de pénétration pour ne pas être abusés. Se laisser duper par une publicité habile et un langage persuasif, c'est pactiser avec le malheur. Pourtant, des gens donnent encore dans des panneaux comme ceux-là et, au lieu de refaire leurs forces pour composer avec les contraintes de la vie moderne, s'accrochent éperdument à l'espoir que telle ou telle thérapie douteuse chassera leur angoisse. La souffrance ne fait qu'empirer quand on cherche à y échapper au lieu d'y faire face.

BOURGEAULT • Vous avez pleinement raison. L'une des plus importantes contributions de Selye a été de mettre en lumière les aspects positifs du stress. En soi, le stress n'est pas une maladie, disait-il, et n'y conduit pas nécessairement. Il peut rendre capable d'exercer sa créativité et de rassembler la vitalité ou l'énergie dont on a besoin pour se défendre devant une menace extérieure.

IKEDA • Le même docteur Selye a un jour décrit le stress comme le « piment de la vie ». Il faut vraiment être libéré des préoccupations matérielles pour apprécier à ce point le stress !

Il peut être salutaire, parfois même nécessaire, pour relâcher les tensions de la vie professionnelle, par exemple, de prendre un verre avec les copains, de chanter dans un établissement de « karaoké » ou de décompresser en s'adonnant à d'autres passe-temps. Plus important encore, on a besoin de consolider ses forces intérieures pour transformer le stress en « piment de la vie » et s'en servir de façon créatrice.

BOURGEAULT • Le monde des humains n'est certainement pas une oasis de justice et de paix universelles. Au contraire, le monde regorge d'injustices, de discordes et de conflits. Il faut apprendre à vivre avec ces pénibles réalités.

IKEDA • J'ai eu plusieurs entretiens avec René Dubos, le célèbre biologiste français, au cours desquels il fit cette observation que je cite de mémoire : on peut s'amuser à imaginer un monde libre de tout souci, sans le moindre stress ni la moindre tension, mais ce monde ne serait qu'un fantasme de paresseux. Et il ajoutait que nous grandissons devant le danger. C'est de cette façon que fonctionne l'esprit ; c'est le destin de l'homme. Ce que vous venez de dire m'a rappelé ces remarques de Dubos.

Cultiver son esprit et former son caractère, même au cœur du danger, voilà peut-être le meilleur moyen de venir à bout du stress.

BOURGEAULT • Si absurdes ou irrationnelles que soient les circonstances où l'on est plongé, on peut et on doit persévérer dans ses efforts pour changer la guerre en paix. La justice et la paix, comme la liberté, l'égalité et la fraternité, nous échapperont toujours. Il faut néanmoins consentir des efforts soutenus, progresser pas à pas vers l'inaccessible but et donner ainsi réalité à des parcelles de paix et de justice. À cela, on peut arriver, et c'est assez pour donner un sens à sa vie.

IKEDA • Sur la base de sa propre expérience de lutte contre le cancer, Hans Selye recommandait ce qui suit pour se doter d'un mode de vie constructif : (1) comme le ressentiment et la colère réduisent la résistance au stress, convertir ces sentiments en respect et en sympathie ; (2) se fixer un objectif dans la vie et (3) vivre de manière à agir pour le bien d'autrui et, ce faisant, pour son bien personnel.

Le mode de vie que recommandait M. Selye est exactement ce qu'on appelle dans le bouddhisme la Voie du bodhisattva. Les bodhisattvas vivent pour la paix entre humains et pour l'édification d'une société juste et équitable. Ce faisant, ils transforment leur indignation à l'égard d'autrui en compassion et, avec sagesse, domptent leur cupidité. Ils savourent leur existence en faisant du stress le piment de leur vitalité. Un passage du sûtra du Lotus se lit comme suit : « Des arbres parés de bijoux abondent en fleurs et en fruits dont les êtres vivants font à leur aise leurs délices. »

BOURGEAULT • La vitalité, la maîtrise de soi, la créativité, la sagesse et la persévérance sont des qualités essentielles à la réalisation de la justice et de la paix. Répétons-le encore une fois : il n'est pas possible de conjurer la guerre et d'éliminer l'injustice, mais on peut changer des choses – en fait, on en a même la responsabilité. À tout le moins, on est tenu de rendre ce monde meilleur.

IKEDA • Là-dessus, je vous appuie sans réserve.

BOURGEAULT • Président de la SGI, un mouvement qui travaille depuis plusieurs années en étroite collaboration avec les grandes agences des Nations unies, vous aimez et vous endossez, je le sais, l'orientation maîtresse de l'Acte constitutif de l'UNESCO qu'on peut librement traduire ainsi : la guerre prend naissance dans le cœur et dans l'esprit des hommes ; c'est là qu'il faut construire la paix. Je cite de mémoire ; vous m'excuserez de m'écarter peut-être de la lettre du texte, mais l'esprit y est.

Construire au jour le jour la justice et la paix requiert une mobilisation des énergies d'autodéfense et de création, d'inventivité à la fois lucide et cordiale. Or les thérapies qui prolifèrent aujourd'hui ont souvent pour effet – peu importe ici qu'il soit recherché ou non – de démobiliser et de déresponsabiliser. Sans doute, encore une fois, les injustices et les guerres sont-elles inéluctables ; elles existent néanmoins et nous crèvent les yeux sur les écrans de télévision. Mais on peut changer des choses. On a la responsabilité de le faire. Au moins de travailler en ce sens.

IKEDA • Oui, c'est exact. Pour atteindre à une paix durable, il faudra ériger dans nos esprits une « forteresse de paix » – un monde intime de ferme conviction, invulnérable à toute circonstance extérieure destructrice. Le concept de « sécurité de l'humanité », sujet de tant de débats ces jours-ci relatifs aux Nations unies, ne deviendra réalité que par ce processus.

6. Faire face à la maladie mentale

L'importance d'avoir des amis

IKEDA • Tournons-nous maintenant vers le problème de la maladie mentale, maladie archétype du monde moderne, également associée à la question du stress. Au Japon, la dépression est de plus en plus courante ; il y est même question d'une épidémie de dépressions que certains médecins surnomment le « rhume de l'esprit ». Quant à la schizophrénie, elle aussi à la hausse, on la compare parfois à un miroir de l'environnement social contemporain.

BOURGEAULT • Au Canada, la dépression et la schizophrénie comptent parmi les troubles mentaux les plus communs. Jusqu'à tout récemment, on regroupait indifféremment diverses maladies mentales sous la rubrique « aliénation », ou « démence », mais un diagnostic plus précis a révélé le large éventail et les différents types d'états aujourd'hui observés.

IKEDA • En d'autres mots, les progrès de la science médicale auront permis de classifier différents symptômes, dont ceux de la schizophrénie et de la dépression.

BOURGEAULT • C'est exact. Par ailleurs, s'il y a eu indéniablement progrès en matière de diagnostic, on ne peut en dire autant, en bien des cas, pour ce qui est des traitements. Au Canada, au Québec notamment, une meilleure connaissance des maladies mentales a incité à ne plus garder en institutions psychiatriques spécialisées – qu'on appelait autrefois des «asiles d'aliénés» – des personnes capables de s'insérer dans la société. Mais, en raison de la réduction des sommes allouées à la santé par l'État dans les années quatre-vingt, et plus encore dans les années quatre-vingt-dix, on n'a pas mis en place dans la communauté les services nécessaires. Parmi les «itinérants», les «sans domicile fixe» dont le sort n'est certes pas enviable, on trouve bon nombre d'individus souffrant de problèmes de santé mentale, laissés sans support et souvent sans médication.

IKEDA • Quelle est l'efficacité de la médication pour le traitement des problèmes mentaux?

BOURGEAULT • Le carbonate de lithium s'est avéré jusqu'à un certain point efficace pour contrôler l'état maniaque dépressif. Pour autant que je sache, on ne dispose cependant toujours pas de médicaments réellement efficaces contre la schizophrénie, même si on peut pallier certains de ses effets.

IKEDA • Quelles thérapies, autres que les médicaments, utilise-t-on pour traiter la psychose?

BOURGEAULT • L'expérience des «foyers», ou «maisons de transition», où l'on regroupe sous la supervision d'un intervenant spécialisé quelques personnes ayant des problèmes de santé mentale en vue de leur réinsertion sociale progressive, semble donner d'assez bons résultats. Je pense ici à l'expérience menée, par exemple, avec la collaboration de divers professionnels (médecins, psychologues, travailleurs sociaux – souvent des femmes), à l'Hôpital Douglas, en banlieue de Montréal.

IKEDA • Pourriez-vous expliquer les méthodes qu'on y emploie?

BOURGEAULT • J'ai connu quelques personnes qui avaient fait l'expérience de ces foyers ou maisons de transition. L'une d'elles s'en est assez bien tirée; d'autres, beaucoup moins, mais leur vie aurait peut-être été plus difficile encore sans le soutien qu'on leur y a apporté.

Deux d'entre elles, que j'ai personnellement connues, ont réussi à compléter des études universitaires. L'une, grâce à une médication sur une base permanente et à la patience de son directeur de recherche qui l'aidait à prendre conscience de ses dérapages. L'autre, qui avait écarté tout médicament, s'efforçait de garder contact avec «la réalité» en prenant des notes sur ce qui l'entourait. Elle voulait, m'a-t-il semblé, préserver sa vie rêvée ou « virtuelle », plus effrayante que la vraie peut-être, mais apparemment plus excitante. Reste que ces personnes n'ont pas la vie facile ; elles ont du mal, entre autres choses, à établir avec les autres des rapports qui répondent à leurs efforts de rapprochement et à leurs attentes.

IKEDA • Les hallucinations auditives et les troubles de la pensée sont fréquents dans les cas de schizophrénie. À ce que je comprends, il est important pour ces malades de pouvoir compter sur des amis qui conversent avec eux d'égal à égal, à qui ils confient spontanément et sans détour leurs soucis.

BOURGEAULT • Précisément. Il est important, quand une personne est atteinte d'un trouble mental, que son entourage comprenne bien son état. Quoi qu'on fasse pour elle et quel que soit le traitement auquel elle est soumise, il faut partager avec les autres intervenants la responsabilité des conséquences du traitement administré – à tout le moins de certaines de ses conséquences. Sont cruciaux le support et la compréhension des amis, de la famille, en somme de tous. Mais le succès n'est pas assuré pour autant !

IKEDA • Compréhension et responsabilité : deux qualités essentielles dans toute relation basée sur la confiance. On trouve des enseignements sur le fondement éthique des relations personnelles dans certains sûtras bouddhiques.

BOURGEAULT • De quel genre d'enseignements s'agit-il ?

IKEDA • En voici un exemple qui définit ce qu'est un véritable ami. Premièrement, comme dit l'adage, « c'est dans le besoin qu'on reconnaît ses amis ». Deuxièmement, un véritable ami est à vos côtés dans les moments pénibles aussi bien que dans les moments heureux. Troisièmement, un ami a toujours votre intérêt à cœur quand il cause et interagit avec vous. Et finalement, un bon ami vous témoigne une authentique sympathie. Quiconque est atteint d'une grave maladie chérira précieusement un pareil ami.

Le sûtra qui contient cette description traite aussi des faux amis. Ces gens-là sont voraces : ils vous « empruntent » tout ce qui leur tombe sous la main – cela, bien sûr, sans même s'en rendre compte ! Deuxièmement, ils peuvent avoir pour vous des mots aimables, mais sans penser vraiment ce qu'ils disent. Le genre de personne qui dit une chose et en fait une autre. Troisièmement, il y a ceux qui, à force de flatteries, persuadent leurs amis de faire certaines choses. Quatrièmement viennent les compagnons de débauche, les pires copains de beuveries. Ce ne seront jamais de vrais amis.

Comment entrer en relation avec les autres

IKEDA • À l'automne 1997, j'eus la chance de faire la connaissance de Linus Pauling fils, à Tôkyô. C'est un psychiatre qui exerce à Hawaï. Il m'a affirmé que les cas graves de maladie mentale n'étaient pas nécessairement à la hausse, mais que le nombre de personnes incapables de s'adapter à la vie sociale, professionnelle ou familiale, augmentait indubitablement.

BOURGEAULT • Nos sociétés ne facilitent pas l'insertion des personnes aux prises avec des problèmes de santé mentale. Il faut de nos jours maîtriser des concepts abstraits et des codes complexes pour «bien fonctionner» en société : pour travailler, mais aussi pour participer à la vie sociale. On peut avoir de grandes qualités, avoir développé diverses habiletés, on sera quand même condamné à la marginalité.

IKEDA • Le développement sain et harmonieux de la société requiert l'intégration et la mise à contribution de nombreux et divers types de personnalités, d'habiletés et de qualités.

BOURGEAULT • Tout à fait. Les personnes dont je parlais à l'instant sont bourrées de talents! Par ailleurs, les capacités d'aimer, d'éprouver de la tristesse ou de rire, de compatir, ne sont guère valorisées dans les sociétés contemporaines, pragmatiques et très compétitives.

IKEDA • Oui, je suis d'accord avec vous. M. Pauling fils et moi-même avons abordé ensemble plusieurs aspects des relations humaines, dont les qualités des relations parent/enfant et maître/élève. Dans nos conversations, j'ai fait état du point de vue du bouddhisme sur la manière d'entrer en relation avec les autres. Il s'agit d'un concept à quadruple facette qu'on appelle *shishobo* en japonais.

BOURGEAULT • Pourriez-vous l'expliquer?

IKEDA • *Shishibo* renvoie à quatre moyens de rendre les êtres sensibles capables de faire du bien aux autres, d'éviter le mal et de suivre la Voie. Ce sont : (1) l'aumône, aussi bien matérielle que spirituelle, qui engage à agir de manière à chasser l'anxiété d'autrui et à lui redonner courage ; (2) les bonnes paroles ou les mots aimables, c'est-à-dire s'adresser aux autres dans un langage plein d'égards et de compassion ; (3) faire du bien aux autres par une conduite irréprochable en actes, en paroles et en pensées, ce qui veut dire agir comme si on se trouvait dans la situation de l'autre ; enfin (4) travailler de concert et partager avec les autres. Mettre en pratique ces quatre moyens de faire du bien aux autres est plus que jamais nécessaire dans nos sociétés de plus en plus technologiques et industrielles.

BOURGEAULT • Je le pense aussi.

IKEDA • M. Pauling semblait très intéressé par le concept de *shishobo*. Dans le champ de la psychiatrie, disait-il, un médecin doit entretenir un rapport d'une nature particulière avec chaque patient. L'aumône trouve sa pertinence dans le fait qu'il est absolument essentiel que le médecin, dans sa pratique quotidienne, réussisse à éliminer ou à atténuer l'anxiété du patient. Les trois autres moyens répondent eux aussi à la nécessité d'aider le patient à découvrir de nouvelles valeurs et une nouvelle façon de vivre pour se réaliser pleinement.

Les discussions et les conversations avec le patient, émaillées de bonnes paroles réconfortantes, l'aident à adopter des valeurs plus positives et constructives. Par le dialogue, le psychiatre encourage aussi le patient à s'interroger sur les émotions des autres, à se montrer capable d'empathie. Dans le contexte d'une thérapie de groupe en psychiatrie, explique Linus Pauling, il est impossible d'éviter de travailler de pair et de partager avec d'autres. En réunissant des patients aux problèmes similaires, les médecins les encouragent à échanger leurs vues et à partager leurs expériences. Dans le processus, plusieurs d'entre eux trouvent des solutions à leurs problèmes personnels.

BOURGEAULT • Je le pense aussi. Les personnes « stigmatisées » en raison de problèmes de santé mentale ne sont cependant pas les seules à avoir besoin du support de groupes d'appartenance. Peut-être d'ailleurs leur difficulté de vivre tient-elle en partie à l'absence d'un tel support et à leur marginalité.

Pour ma part, je puis compter depuis plus de vingt-cinq années sur le soutien d'un groupe. Nous nous rencontrons à peu près une fois par mois pour partager un repas, échanger, discuter, en ne nous imposant que deux règles seulement. Règle numéro 1 : les hôtes ne préparent pas le repas, chacun apporte un plat et le tour est joué ; tout le monde se sent ainsi plus libre, plus disponible. Règle numéro 2 : pendant les échanges et les discussions, on se montre critique, mais on ne « juge » pas, on ne décide pas à la place d'autrui, on ne cherche pas à convaincre. Il y a quand même confrontation, mais confrontation stimulante.

IKEDA • Au sein de la Soka Gakkai, nous organisons depuis des années des rencontres semblables que nous appelons des *zadankai*, des rencontres de discussion. Elles se tiennent dans tous les pays, au niveau des collectivités et des quartiers. Les gens d'une localité et leurs amis se rassemblent à la maison de l'un d'entre eux pour échanger leurs vues, discuter d'enjeux particuliers ou étudier des enseignements bouddhiques. Les participants livrent aussi des témoignages ; ils y relatent généralement comment leurs vies ont été transformées depuis qu'ils ont joint les rangs de la Soka Gakkai. Pour bien des gens, ces rencontres ont une profonde valeur thérapeutique ; elles sont un outil pour soulager les blessures du cœur. Mais ces réunions ne remplissent pas leur estomac – personne n'est censé y apporter le moindre aliment !

Droits de la personne atteinte de maladie mentale

BOURGEAULT • Au Canada, plusieurs dénoncent le fait que la maladie mentale et les personnes qui en sont atteintes ne reçoivent pas l'attention qu'elles méritent des gouvernements et des institutions vouées à la santé, non plus que des médecins, praticiens et chercheurs. On investit peu, par exemple, dans la recherche en santé mentale. Comme s'il s'agissait d'une maladie honteuse. En va-t-il de même au Japon ?

IKEDA • Au Japon, aussi, on est encore loin d'accorder aux troubles mentaux la même attention qu'aux maladies physiques.

BOURGEAULT • Le président d'une grande entreprise se vantera de sa crise cardiaque, conséquence présumée de surmenage, ce qui lui vaudra l'admiration de tous.

IKEDA • Le Japonais ne réagit pas différemment. Après tout, n'a-t-il pas la réputation d'être un « animal économique » !

BOURGEAULT • Le même président d'entreprise taira par contre sa dépression, à ses yeux humiliante.

IKEDA • Malheureusement, le Japonais tend aussi à réagir de cette façon.

BOURGEAULT • Peu d'agences ou d'organismes se portent à la défense des droits du malade mental. Les fonds publics alloués à la recherche en ce domaine sont lamentablement insuffisants quand on les compare aux sommes énormes investies dans la recherche de produits ou de technologies susceptibles d'apporter un traitement révolutionnaire aux maladies cardiaques.

IKEDA • Je ne peux m'empêcher de penser que les critères d'après lesquels on déclare « malade mental » un individu sont très ambigus et arbitraires.

BOURGEAULT • D'autant qu'on connaît bien – dans le champ de l'éducation, par exemple – « l'effet caméléon » qui amène l'élève à se conformer aux attentes du professeur et à se montrer, conséquemment, brillant étudiant ou cancre.

IKEDA • C'est un principe très important en psychologie de l'éducation. On ne devrait jamais réduire quelqu'un à ceci ou cela. Le concept bouddhique d'*ichinen sanzen,* que j'ai mentionné plus tôt, ne laisse aucun doute à ce propos : ce qui importe vraiment, c'est ce que manifeste la vie d'un être, à chaque instant, pas ce que les autres en pensent.

BOURGEAULT • L'image que l'on a de soi se construit, pour une part, à partir du regard des autres et surtout des représentations sociales dominantes. Or les représentations de la santé et les critères qui servent à la définir varient d'une société à une autre. Varient aussi ce que j'appellerai les canons de la normalité. On déclare malade, handicapé, quiconque ne répond pas à ces canons.

IKEDA • Exactement. Il existe probablement des critères sur lesquels s'appuie la déclaration de normalité ou d'anormalité, mais ils ne sauraient être définitifs. Qu'en pensez-vous ?

BOURGEAULT • C'est là l'un des enjeux majeurs, guère discuté, du développement des biotechnologies et, plus spécifiquement, de la thérapie génique. Les recherches et les expérimentations en ce domaine renvoient à ce que j'appellerai, avec d'autres, un eugénisme *soft* – c'est-à-dire qui ne conduit pas à la stérilisation des personnes jugées anormales, voire à leur extermination dans les chambres à gaz comme cela s'est pratiqué dans les années trente en maints pays, sous le régime nazi. On entend toutefois redresser les choses, restaurer un ordre soi-disant normal, décrété tel. Et dit souhaitable. Mais qui en décide et sur quelles bases ? En se référant à quel modèle d'humanité ?

IKEDA • Le concept bouddhique de *jikkai gogu* (possession mutuelle des Dix états) nous apprend que la vie manifeste à tout instant l'un ou l'autre des Dix états, depuis l'état d'enfer jusqu'à celui de boddhéité[7]. Sur le plan individuel, une personne bonne peut à tout moment devenir mauvaise et une personne mauvaise faire preuve de bonté.

BOURGEAULT • On est encore loin d'avoir bien compris le fonctionnement du cerveau et de ce qu'on appelle l'esprit humain. Souhaitons tout de même que les progrès de la recherche permettront d'apporter guérison ou soulagement aux personnes touchées par des problèmes de santé mentale.

IKEDA • Voilà qui donnerait de l'espoir à bien des gens.

La discrimination sociale et économique basée sur la nature de la maladie est condamnable et doit être éradiquée. Il faut transformer notre société pour que les droits des malades mentaux, comme ceux des aînés, des infirmes, des minorités, des femmes et des enfants soient reconnus et vigoureusement protégés. Nous devons cheminer vers la création d'une société des droits de la personne.

BOURGEAULT • Je doute tout de même – et je le déplore – que les droits des personnes atteintes de maladie mentale et le traitement que leur réserve la société deviennent un enjeu majeur en bioéthique.

7. Une vie idéale ?

Des réformateurs qui luttent pour le bien des autres

IKEDA • Jusqu'ici, nous avons traité de la santé sous différents angles. À la fin de ce chapitre sur « la santé et l'harmonie », j'aimerais que nous parlions de ce que serait la vie la plus saine, c'est-à-dire la vie idéale. Puis-je vous demander d'abord, M. Bourgeault, qui a mené selon vous une vie idéale ?

7. Ou état de Bouddha (Ndt).

BOURGEAULT • Personne, à mon sens, n'a pu connaître une vie idéale. Nous sommes tous condamnés à vivre ce qui se présente, parfois même ce qui contredit nos aspirations. Et nous tentons de donner sens à notre vie en empruntant d'étranges détours.

Ceci dit, comme individu intéressé à l'éthique et à l'éducation, mes références sont spontanément Socrate et Jésus. Mais aussi Gandhi et Martin Luther King. Toutes personnes qui ont transgressé les règles établies et se sont élevées contre les autorités de leur temps. Non par caprice, mais au nom d'une exigence que je qualifierais de proprement éthique.

IKEDA • C'est vrai. Pour se conformer aux lois de son pays, Socrate avala la ciguë quand on lui communiqua le jugement. Jésus fut crucifié dans le sillage de sa confrontation avec les autorités de son pays. Le Mahatma Ghandi de même que Martin Luther King furent assassinés dans le cours de leur combat non violent contre l'injustice.

BOURGEAULT • Chacun d'eux savait pertinemment ce qui l'attendait s'il critiquait ouvertement les autorités ou persistait dans sa résistance aux pouvoirs établis.

IKEDA • Vous avez énuméré des réformateurs, des gens qui ont lutté contre l'autorité établie pour le salut et l'émancipation du peuple.

BOURGEAULT • À mon tour maintenant de vous demander, M. Ikeda, qui vous respectez le plus parmi les grandes figures de la tradition bouddhique?

IKEDA • Le Mahatma Ghandi incarne mieux que personne l'esprit du bouddhisme. Plusieurs de mes amis indiens voient en Gandhi l'héritier spirituel de Shakyamuni et de son combat, voilà vingt-cinq siècles, contre la classe dirigeante corrompue des brahmanes. Gandhi a mené la résistance non violente (*ahimsa*) contre le plus grand empire de son temps, celui de la Grande-Bretagne. En tant que bouddhiste, je vois moi aussi Gandhi du même œil.

Au Japon, la personne qui incarne l'esprit du bouddhisme dans sa forme la plus pure est Nichiren Daishonin (1222-1282) dont je mets en pratique les enseignements. Sans l'appui d'aucune autorité laïque, ce prêtre du XIIIe siècle adressa une lettre de remontrances au gouvernement de Kamakura, régime qui exerçait un pouvoir absolu sur le pays, en ce temps-là. Il lança cet appel, le *Rissho Ankokuron* (*Traité pour la pacification du pays par l'établissement de la Loi correcte*)[8], en 1260.

BOURGEAULT • Quel genre d'arguments y présentait-il ?

IKEDA • En deux mots, faisait valoir Nichiren, à moins que le pays ne soit gouverné par un souverain qui épouse la Loi établissant le caractère sacré de la vie (conformément aux enseignements légitimes), le peuple continuera de vivre dans la détresse, de terribles catastrophes surviendront et des troubles déchireront la société. Le Daishonin pressait les gouvernants d'empêcher cela et de protéger le pays en faisant du bien-être du peuple le présupposé de base du gouvernement.

BOURGEAULT • Je devine qu'on reçut mal ses propos !

IKEDA • Bien évidemment. Peu après que Nichiren eut présenté son traité, le régime militaire de Kamakura commença à imposer des restrictions à ses activités. Il fut arrêté plusieurs fois, sous de fausses accusations, condamné à mort sans la moindre forme de procès et exilé sur une île septentrionale isolée, au large des côtes. On attenta à sa vie à de nombreuses occasions.

Nichiren fut sans cesse victime de persécutions cruelles et de vexations, mais jamais il ne céda un pouce ni ne baissa les bras. Finalement, en février 1274, le gouvernement le gracia. Ses prédictions de catastrophes, de guerre civile et d'invasion par des armées étrangères s'étaient réalisées ou étaient sur le point de se concrétiser. La première invasion des Mongols survint en octobre de la même année, dans un assaut militaire massif porté contre les îles au large du Kyûshû. Le gouvernement n'avait eu alors d'autre choix que de tenir compte des avertissements de Nichiren.

Rentré d'exil à Kamakura, Nichiren déclara à un personnage de haut rang : « Puisque je suis né sur le domaine d'un gouverneur, je dois lui obéir dans mes actions. Mais je n'ai pas à le suivre en ce qui concerne mes croyances intimes[9]. » Ces mots illustrent la détermination du Daishonin à ne jamais se laisser asservir par les puissants qui pouvaient l'exécuter, l'exiler, mais restaient incapables de lui imposer leurs croyances. Toute sa vie, il resta fidèle à cette conviction.

---

8. *Lettres et traités de Nichiren Daishonin*, vol. 2, ACEP, 1993 (*The Writings of Nichiren Daishonin*, Soka Gakkai, 1999).

9. *Ibid.*

Comment vivre sa vie,
le plus précieux de tous les trésors

BOURGEAULT • Telle est l'irréductible liberté du prisonnier dont l'histoire récente nous fournit tant d'exemples. Reste que l'environnement peut soutenir, menacer ou fragiliser la liberté.

IKEDA • Incidemment, ces mots de Nichiren Daishonin figurent dans un recueil de citations célèbres de l'UNESCO sur les droits de la personne, recueil publié pour commémorer le vingtième anniversaire de fondation de cette organisation internationale.

Si puissant soit-il, le pouvoir séculier ne peut contrôler le cœur et l'esprit d'une personne ni étouffer à jamais la voix de la liberté. J'ai fait connaître à des leaders du monde entier les paroles de Nichiren Daishonin. De plus en plus de gens commencent à reconnaître dans la vie de Nichiren un exemple, pour l'humanité entière, de la lutte en faveur des droits de la personne. Le président fondateur de la Soka Gakkai, Tsunesaburo Makiguchi, de même que son deuxième président, mon mentor Josei Toda, furent les héritiers directs du combat de Nichiren, en notre temps, et ils ont lancé, en s'appuyant sur cette tradition, un mouvement qui n'a jamais cessé de grandir.

BOURGEAULT • J'ai entendu parlé de leur résistance au gouvernement japonais pendant la Deuxième Guerre mondiale.

IKEDA • Ils ont été emprisonnés par le régime militaire sous prétexte d'avoir contrevenu à la Loi sur le maintien de l'ordre public et sous des accusations de lèse-majesté à cause de leur opposition active aux politiques de guerre du régime. Makiguchi mourut en prison en novembre 1944, à l'âge de 73 ans. Dans une lettre à sa famille, il écrivait : « Je me porte très bien dans cet enfer », indiquant ainsi qu'il luttait encore activement contre les autorités. Après sa libération, Toda entreprit de relancer à lui seul cette campagne pour le bien du peuple, dans une ville de Tôkyô réduite en cendres.

BOURGEAULT • On dit souvent que la vie est ce qu'il y a de plus important. Cela semble une évidence. Pourtant, Socrate et Jésus, Ghandi, King et bien d'autres ont estimé plus important de préserver le sens qu'ils avaient choisi de donner à leur vie que de la sauver.

IKEDA · Comment mieux l'exprimer que de la façon dont vous venez de le faire ? L'esprit de martyre est le fondement même de la religion. Nichiren Daishonin déclarait : « La vie est le plus précieux de tous les trésors. » Tous les joyaux de l'univers entier valent moins que la vie, enseignait-il. Le Daishonin affirmait sa foi absolue dans le caractère sacré de la vie, puis il ajoutait : « Les poissons ne veulent rien tant que survivre ; ils se plaignent du peu de profondeur de l'étang et se creusent des trous, au fond, pour s'y cacher. Malgré cela, ils se laissent mystifier par l'appât et mordent à l'hameçon… Les êtres humains sont tout aussi vulnérables. Ils donnent leur vie pour des causes superficielles, matérielles, rarement pour la plus noble d'entre elles : le bouddhisme[10]. »

Préoccupés de leur seul intérêt, trop impatients de protéger leur situation, mus par la cupidité et assoiffés de pouvoir, les gens finissent souvent par perdre leur précieuse vie. Nichiren ne mâchait pas ses mots pour dénoncer la sottise de l'égotisme humain.

BOURGEAULT · La métaphore des poissons est très suggestive.

IKEDA · La question est de savoir, comme vous l'avez dit, comment nous devrions vivre et quel but nous devrions poursuivre si nous voulons faire honneur à la dignité de la vie. Comme le disait Nichiren Daishonin : « Puisque rien n'est plus précieux que la vie même, ceux qui font le présent de leur vie comme une offrande à la pratique bouddhique sont certains d'atteindre la boddhéité. » L'offrande ou l'aumône, au sens bouddhique, signifie se mettre au service des autres. Le Daishonin enseigne que se battre pour protéger la vie d'autrui est le plus sûr moyen de faire resplendir la dignité de sa vie, pour soi-même et pour les autres.

Soustraire les gens à la souffrance, s'employer de son mieux à aider et soutenir les autres, se vouer à rendre meilleures communautés et sociétés, voilà les œuvres humaines les plus nobles. Ce faisant, toutefois, on se heurtera sûrement aux forces assoiffées de pouvoir qui cherchent à opprimer le peuple. Dans le combat contre ce pouvoir satanique, des vies seront peut-être sacrifiées. Tel est le martyre.

Malgré cela, je continue de penser que le seul mode de vie vraiment humain consiste à se battre pour la paix du monde et la protection

10. *Ibid.*

des droits de la personne. Une vie consacrée à des buts aussi nobles rayonne de son propre éclat. Ce mode de vie qu'incarne le bodhisattva Vimalakîrti dont je vous ai entretenu un peu plus tôt dans ce chapitre, on l'appelle la voie du bodhisattva. L'un des sûtras relate l'histoire de ce bodhisattva qui donna sa vie en martyr. C'est l'exemple par excellence de la vie dans son plus pur éclat.

CHAPITRE TROIS

QUESTIONS DE
BIOÉTHIQUE

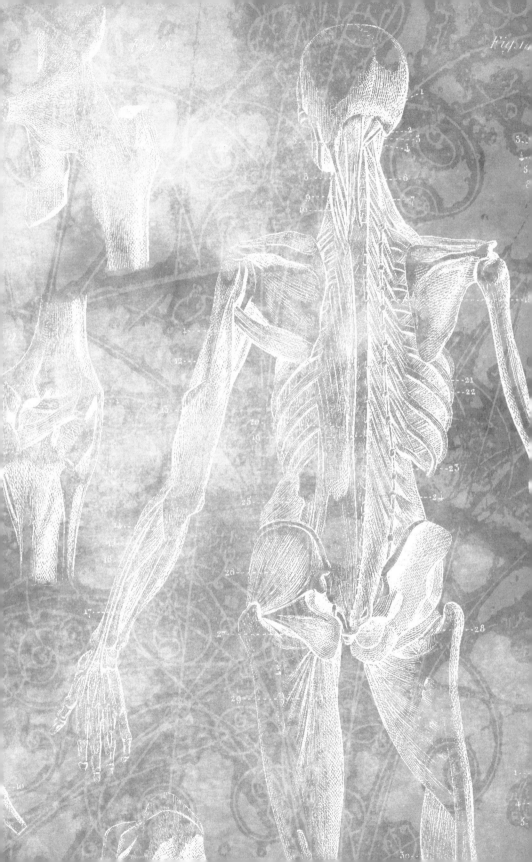

1. Religion et éthique médicale

Valeurs inspiratrices de la médecine occidentale

IKEDA • Le bouddhisme est né du combat de l'humanité pour surmonter les problèmes les plus fondamentaux de l'existence humaine que sont précisément les «quatre souffrances» : naissance, vieillissement, maladie et mort. Une autre formule exprime la confrontation avec ces problèmes : *shimon shutsuyu*, ou *shimon yukan*, signifie les «quatre rencontres» de Shakyamuni qui, témoin de l'effet sur les humains du vieillissement, de la maladie, de la mort et de la foi religieuse, renonça au monde pour chercher la Loi par laquelle l'humanité pourrait surmonter les quatre souffrances.

Les efforts de Shakyamuni pour venir à bout de ces conditions qui maintiennent dans les chaînes l'existence humaine et pour atteindre au bonheur restent pour l'humanité une tâche fondamentale. Même après la mort de Shakyamuni, les enseignements bouddhiques se sont toujours articulés autour des quatre souffrances.

Ainsi, les immenses ouvrages philosophiques connus sous le nom de *Abdhidharma* (études doctrinales et commentaires sur les sûtras) comprennent un livre intitulé *Abidatsuma Kusha Ron* (*Trésor des analyses de la Loi*). S'inspirant largement des connaissances médicales contemporaines (principalement de la sagesse médicale du Yajurveda) concernant la naissance, le vieillissement, la maladie et la mort, le *Kusha Ron* débat de problèmes qui nous tourmentent encore.

Comment voyez-vous, M. Bourgeault, les rapports entre vie, mort et maladie d'une part, et religion d'autre part ?

BOURGEAULT · Il me faut d'abord préciser que je ne suis pas un homme religieux. Certainement pas un représentant de quelque Église chrétienne, ni même un croyant, même si j'ai effectivement étudié la Bible et la théologie chrétienne. Cela dit, les origines judéo-gréco-chrétiennes des conceptions de la vie et de la mort, de la santé et de la maladie qui ont encore cours chez nous, et de façon générale en Amérique du Nord et en Europe, sont à la fois évidentes et pourtant diffuses.

Les politiques de santé, par exemple, renvoient de façon parfois explicite, mais plus souvent implicite, aux grands idéaux de liberté, d'égalité et de fraternité qui furent les étendards des révolutions américaine (1774-1776) et française (1789) dont les déclarations inspirent encore aujourd'hui les démocraties d'Amérique du Nord et d'Europe. Ces idéaux laïques proclament la dignité de chaque personne humaine reconnue comme sujet de droit, contestent les pouvoirs despotiques, tant politiques que religieux, fondent un contrat social qui instaure, entre tous les membres d'une société donnée, une solidarité qui s'exprime dans le respect d'autrui, la prise en charge des plus faibles, et vise à concilier les droits de tous et de chacun.

Ces idéaux s'enracinent très nettement dans la tradition chrétienne, notamment dans les enseignements de Jésus et de Paul, eux-mêmes héritiers de traditions plus anciennes. Jésus conteste les lois établies et les hiérarchies, invite à la solidarité, à la compassion pour les pauvres dans une société utopique où la liberté des enfants de Dieu engendrerait des rapports égalitaires de compréhension mutuelle et d'entraide. Paul reprend à sa façon cette vision en contestant les distinctions factices et les divisions entre hommes et femmes, personnes libres et esclaves, juifs et non juifs.

Les politiques contemporaines en matière de santé et de services de santé s'inscrivent sous le signe de la dignité des personnes, des droits individuels et de la liberté, en offrant des services pour satisfaire au droit de chacun et de chacune à la santé ; sous le signe aussi de l'égalité, en donnant accès à tous et à toutes aux services et aux soins ; sous le signe enfin de la solidarité, sinon de la fraternité, en faisant payer par tous, donc aussi par les personnes en santé, les soins dispensés aux malades.

IKEDA · En d'autres mots, l'éthique médicale est étroitement liée au concept de dignité humaine, n'est-ce pas ?

BOURGEAULT • L'éthique des professionnels de la santé a longtemps été marquée d'une part, en Europe et en Amérique du Nord, par la fondamentale référence aux exigences qu'impose le respect de la dignité des personnes et de la vie – on dira plus tard : à leur droit de s'autodéterminer – et, d'autre part, par ce que l'on nomme communément le « principe de bienfaisance » en vertu duquel une attention privilégiée sera accordée aux pauvres et aux malades, attention souvent présentée comme caractéristique de la solidarité chrétienne.

Selon ce que rapportent les textes évangéliques, Jésus s'est résolument rangé du côté des pauvres, des malades, des marginaux, des exclus de la société ; il a pris fait et cause pour eux, faisant du service rendu au prochain, au pauvre, au malade, le signe d'appartenance à une humanité nouvelle. La « bonne nouvelle », ou « évangile », tient précisément à l'annonce que les pauvres, les malades, les exclus occuperont les premières places dans la communauté chrétienne. Ce qu'illustrent les récits de guérison miraculeuse. Les soins médicaux et de support professionnel aux malades se sont inscrits dans la suite de l'action compatissante, réparatrice et miraculeuse de Jésus.

IKEDA • Il y a eu rencontre de l'esprit judéo-chrétien et de la pensée grecque.

BOURGEAULT • On ne peut comprendre les origines et les développements des éthiques professionnelles des médecins ou des infirmières en Europe, puis en Amérique, sans tenir compte de leurs racines gréco-romaines. Les codes de déontologie médicale s'appuient encore aujourd'hui sur le « serment d'Hippocrate » datant de la Grèce du IVe siècle avant Jésus-Christ.

La rencontre des héritages judéo-chrétien et gréco-romain amena à penser l'action humaine comme une action cocréatrice qui vise à refaire le monde en comblant les lacunes de la création, en corrigeant ses « erreurs », en « guérissant » les personnes et en les libérant de leurs maux. Pas étonnant, dès lors, comme je l'ai dit déjà, que la médecine occidentale se soit progressivement centrée sur le combat pour vaincre le cancer, le SIDA ou quelque autre mal, plutôt que sur l'accueil de la maladie, son acceptation dans ce que le bouddhisme appelle, si je comprends bien, l'harmonie intérieure, la sagesse.

Harmonie de l'esprit et du corps, de la vie et de l'environnement : le point de vue du bouddhisme sur la santé

IKEDA • On peut donc attribuer au christianisme la perception occidentale de la maladie comme ennemi extérieur. Le bouddhisme, ainsi que vous le signalez à juste titre, voit la maladie comme une dissonance entre l'esprit et le corps, entre la vie et son environnement. La démarche bouddhique en matière de santé tend à renforcer le rythme interne de la vie en vue d'une «harmonie dynamique» ; il répond à la poursuite incessante de ce qu'on appelle aujourd'hui la «qualité de vie» au cœur de tous les enjeux de bioéthique.

BOURGEAULT • Quel genre de «qualité de vie» le bouddhisme promeut-il ?

IKEDA • Je relève dans le bouddhisme trois concepts importants qui offrent des moyens d'améliorer la qualité de vie.

L'un d'eux, le *kai*, signifie «préceptes» ou, plus concrètement, autonomie. C'est la capacité de contrôler les désirs insatiables et de s'engager dans la bonne direction.

Le deuxième est l'impératif intérieur de toujours accueillir et défendre la vérité. En langage bouddhique, c'est le *jo* ; il signifie la permanence, ou la régularité, dans un monde où les gens sont bousculés toute leur vie durant par les événements et les objets qui les entourent. *Jo* décrit l'inébranlable détermination de trouver la vérité et de s'y tenir, d'agir toujours en accord avec elle, quelles que soient la forme et la variété des objets rencontrés.

Le troisième concept, *e*, est la sagesse concrète fondée sur la vérité universelle. Cette idée exprime le potentiel illimité de réalisation de soi, présent en tous et chacun ; enracinée dans la foi en ce potentiel, elle reconnaît la dignité intrinsèquement égale de chacun et incite à de sérieux efforts pour actualiser cette dignité personnelle et tendre simultanément vers une illumination partagée. L'enseignement bouddhique nous exhorte à intégrer ces trois concepts – autonomie, permanence et sagesse concrète – dans notre mode de vie et, ce faisant, à rehausser notre qualité de vie.

BOURGEAULT • Aux mots clés d'autonomie, de permanence et de sagesse concrète que vous avez présentés comme caractéristiques de la pensée du bouddhisme, j'ajouterai ceux de dignité et de droits de la personne, de solidarité et de soutien fraternel (ou d'amour du prochain, pour employer le langage chrétien plus traditionnel), d'action ou d'intervention en vue de la transformation, de la réparation, voire de la recréation du monde.

IKEDA • Dans le bouddhisme également, la pratique de *kai*, de *jo* et de *e* se manifeste dans la compassion, quand elle s'exerce dans les rapports avec autrui. La compassion signifie dans ce cas une action visant à surmonter avec les autres les souffrances de la vie, sur la base du respect qu'inspire leur dignité humaine.

Quel genre d'humanité voulons-nous pour demain?

BOURGEAULT • Les développements scientifiques et technologiques des dernières décennies ont rendu possibles, dans tous les champs d'intervention humaine, mais de façon plus éclatante peut-être dans le champ biomédical, des actions de transformation étonnamment audacieuses. C'est pourquoi la bioéthique a dû prendre le relais des morales professionnelles devenues désuètes. Les pratiques professionnelles ont changé bien avant les repères éthiques. Ceci, principalement à cause du recours croissant à des technologies sans cesse plus complexes et plus pointues qui rendent possibles des actions toujours plus hardies.

IKEDA • La transformation de l'éthique médicale s'est laissée distancer par le développement révolutionnaire de la science et de la technologie médicales.

BOURGEAULT • De nouveaux champs d'intervention se trouvaient ouverts. Et de nouveaux champs de questionnement. C'est là précisément qu'intervient la bioéthique, à un moment de rupture, plus que de continuité, avec le passé. Comme on l'a observé, l'insuffisance ou l'inadéquation des morales anciennes et leur incapacité à prendre en compte l'entreprise biomédicale des dernières décennies ont conduit à rompre avec elles pour explorer de nouvelles voies.

IKEDA • Exactement. Il est urgent de penser de nouvelles morales compatibles avec la révolution médicale de notre temps et capables de servir de guides à la science médicale de demain.

BOURGEAULT • La bioéthique apparaît ainsi comme une prise de conscience, comme une volonté de s'attaquer aux problèmes nouveaux liés au développement de technologies et à leur utilisation dans le champ biomédical. Et non pas comme un effort de mise à jour d'une déontologie réservée aux seuls médecins ou professionnels de la santé.

La bioéthique propose d'aborder de manière résolument pluridisciplinaire et systémique ces problèmes nouveaux et complexes dont les éléments constitutifs sont interreliés. De les aborder cas par cas, par le biais de discussions et de débats dans des sociétés désormais pluralistes où n'est plus donnée d'avance une vision de l'être humain sur laquelle il y aurait eu consensus et qui servirait de repère sûr pour décider de ce qu'il convient ou non de faire.

IKEDA • Les sociétés contemporaines, où les valeurs se diversifient, éprouvent toutes les mêmes difficultés.

BOURGEAULT • On ne perçoit plus l'être humain comme « donné », mais comme « à faire », et on le refait constamment au rythme toujours plus rapide d'interventions sans cesse davantage intrépides. C'est pourquoi il faut poursuivre le débat sur la question que je soulevais plus tôt, question qui concerne tout le monde : puisque les consensus d'hier ne tiennent plus, quelle humanité voulons-nous pour demain ?

IKEDA • « Quel genre d'humains voulons-nous être demain ? » Tel est le point cardinal d'une nouvelle éthique de vie. Il faut un « dialogue » pour construire une nouvelle image de l'humanité.

BOURGEAULT • C'est le devoir et la tâche démocratique essentielle de la bioéthique de susciter dans le grand public la discussion sur les enjeux fondamentaux, puisqu'il s'agit finalement de la vie de tous et de toutes.

Un partenariat entre soignants et patients

IKEDA • La bioéthique est devenue un enjeu dans les relations humaines qui se forment là où l'on administre un traitement médical. Il s'est produit un changement particulièrement notable dans la relation entre le personnel médical et le patient, passée d'un modèle traditionnel d'autorité imposée à un modèle plus justement équilibré. C'est un nouveau type de rapport qui a pour objectif de permettre aux deux parties de se partager plus également les responsabilités et de faire du patient un partenaire à part égale avec le médecin. Plus que tout, cela indique à quel point est devenu important le droit du patient à une décision autonome et à un consentement éclairé.

Que pensez-vous, M. Bourgeault, de cette relation du point de vue de l'éthique médicale?

BOURGEAULT · Les rapports des médecins et des autres professionnels de la santé avec les personnes qui recourent à leurs services ont évolué au fil des ans. Dans un ouvrage sur la bioéthique publié il y a quelques années[1], je notais les grands repères et les dates marquantes de cette évolution, depuis le «serment d'Hippocrate» – que j'ai comparé plus tard à des textes de l'Inde et de la Chine anciennes – jusqu'aux grandes déclarations contemporaines : celles, par exemple, de l'Association médicale internationale à Helsinki (1964), puis à Tôkyô (1975), et celle plus récente de l'Organisation mondiale de la santé.

On peut aisément dégager de ces textes quelques grands «modèles» de rapports qui définissent le médecin face au malade comme un père, comme un expert, ou bien comme le partenaire d'une action dont il n'a pas la maîtrise entière et exclusive. Je m'explique.

LE MODÈLE PATERNALISTE. – Dans les sociétés ou les cultures où toute la vie dépend des forces supérieures qui commandent son déroulement, on privilégie, en cas de crise, l'intervention du prêtre ou du sorcier, précisément parce qu'ils sont en contact avec ces forces supérieures. Dans l'imaginaire social, le médecin fut longtemps perçu comme l'héritier des pouvoirs secrets et mystérieux du prêtre ou du sorcier. Le modèle de rapports dit paternaliste prolonge, en le laïcisant, le modèle sacerdotal. Dans les rapports instaurés selon ce modèle, l'un sait et l'autre pas ; ce qui amène le second, le malade en l'occurrence, à reconnaître l'autorité indiscutée et indiscutable du premier, le médecin, et à s'y soumettre.

LE MODÈLE DE L'INGÉNIEUR OU DE L'EXPERT. – Avec le développement des sciences et des technologies, tous les professionnels, y compris les professionnels de la santé, sont devenus des «ingénieurs». On a souvent dénoncé, ces dernières années, les pratiques médicales qui renvoient à une anthropologie mécaniste, réductrice, et qui traitent

---

1. *L'éthique et le droit face aux nouvelles technologies biomédicales*, Bruxelles et Montréal, De Boeck-Wesmael/PUM, 1990.

en conséquence les personnes comme des objets d'interventions iso-
lées, commandées de l'extérieur, et non comme des sujets qui seraient
les premiers agents d'une action à laquelle d'autres participent sur la
base de leurs compétences respectives.

IKEDA • Ces deux premiers modèles postulent des rapports hiérarchisés, alors que le troisième s'annonce comme un rapport d'égalité.

BOURGEAULT • Oui. Je l'appelle LE MODÈLE DE PARTENARIAT. Mes propos antérieurs, en effet, disent en négatif – pour emprunter au langage
des photographes – un modèle parfois appelé «modèle contractuel»,
mais je préfère quant à moi le nommer «modèle de partenariat». Ce
modèle est placé sous le double signe du contrat et de la convivialité.
Le contrat pose l'égalité des parties; la convivialité exprime leur étroite
association dans une action commune et un sort fondamentalement
commun: celui d'une commune humanité dont la responsabilité sera
désormais assumée solidairement. On rejoint sans doute ici, sous
d'autres appellations, la compassion dont vous avez parlé, sans toutefois la dimension religieuse explicite de la tradition bouddhique.

Ce modèle situe le professionnel et son action dans la dynamique
d'un partenariat conscient et délibéré qui tente d'articuler des apports
divers et complémentaires. Selon ce modèle, chacun est et demeure le
premier agent de sa vie. À chacun donc d'en déterminer l'orientation,
à chacun de faire en conséquence les choix requis, à chacun de mettre
en œuvre les moyens utiles. À chacun, surtout, de définir ce qu'il
entend par bien-être et qualité de vie avec le concours des autres,
notamment des spécialistes ou des professionnels, mais en gardant de
bout en bout le contrôle du processus: depuis l'examen et l'analyse
de la situation à l'action réparatrice, ou curative, en passant par le
diagnostic et le choix du traitement.

IKEDA • J'estime moi aussi que le médecin et le patient devraient se
répartir les tâches comme des partenaires, unis dans un même effort
pour vaincre la maladie. Cela me rappelle d'ailleurs les «Trois
admonitions» de la médecine bouddhique, qui traitent de l'éthique
du médecin, de l'infirmière et du patient. Elles les exhortent tous trois
à coopérer et à apprendre les uns des autres dans leur effort commun
pour repousser la maladie et, ce faisant, à s'accomplir dans leur combat. Il est clair que tous trois devraient avoir dans ce contexte une
intuition éthique de leur tâche.

Premièrement, concernant l'éthique que devrait respecter le médecin, le *Daichido Ron* (*Traité sur le sûtra de la Perfection de la sagesse*) de Nâgârjuna expose l'idéal du «Grand Guérisseur» en rappelant qu'un médecin doit avoir des compétences et connaissances médicales supérieures, un cœur plein de compassion, et ne jamais faire de distinction sur la base de la richesse ou du rang du malade dans la société. Deuxièmement, le *Makasogi Ritsu* (*Le Grand Canon des règles monastiques*) incite les infirmières à veiller sur leur patient avec douceur et commisération, sans jamais espérer la moindre récompense. Chercher des bénéfices personnels tue la compassion, prévient-il. Troisièmement, le même canon encourage les patients à «supporter la douleur, à mener une vie rangée, disciplinée, et à acquérir la sagesse nécessaire pour comprendre leur état».

En général, les éthiques médicales bouddhiques suggèrent d'aborder le traitement et les soins réservés au patient comme un effort partagé et réciproque auquel médecin, infirmière et patient contribuent. Cette façon de penser favorise l'harmonie entre chacune des personnes engagées et résume la perspective bouddhique en matière d'éthique des soins médicaux.

2. Définition de la mort

De la volonté divine, de la vie et de la mort humaines

IKEDA • Au Japon, on a pratiqué une première transplantation en 1968, mais ce n'est que trente et un ans plus tard, soit en mars 1999, deux ans après l'adoption d'une législation sur cette question, qu'on y a transplanté des organes vitaux d'un individu dont on avait constaté la mort cérébrale. Discutable de bien des points de vue, la précédente transplantation d'organe, réalisée en 1968, avait soulevé des critiques véhémentes dans la communauté médicale et le grand public. On estime même que le cas de 1968 aurait fait obstacle au développement, au Japon, des transplantations d'organes d'individus dont la mort cérébrale avait été constatée.

La reprise récente des transplantations a suscité un vif intérêt dans le public concernant deux enjeux : la mort cérébrale et la mort dans la dignité. Mais pour en venir aux prémisses de base de la bioéthique, tournons-nous d'abord vers la définition de la nature de la vie humaine et les manières dont les gens conçoivent la mort.

BOURGEAULT · Au cours des vingt dernières années, la bioéthique telle qu'on la pratique aux États-Unis et au Canada, orientée de façon toute pragmatique vers la prise de décision, a réussi à atteindre les consensus jugés requis en évitant toute discussion en profondeur sur la question la plus fondamentale : qu'est-ce que la vie humaine ? Je pense qu'il est à peu près temps de nous y attaquer sérieusement, en nous demandant du même coup : qu'est-ce que la mort humaine ?

IKEDA · Ce que vous venez de dire là a de très profondes incidences. Dans une conférence que je donnais en 1993 à l'Université Harvard, j'affirmais ma conviction que la civilisation moderne avait échoué, entre autres choses, dans sa tentative d'ignorer la mort. Écarter la mort, c'est oublier le sens de la vie.

Comme vous l'avez vous aussi remarqué, nous louvoyons pour ne pas faire face à l'enjeu le plus important pour l'humain : celui de la vie et de la mort. En ignorant la mort, nous frôlons la catastrophe quand elle s'insinue en nous sous les traits de la colère, comme dans les nombreux cas de génocide au XXe siècle. Par ailleurs, lorsque nous oublions le sens de la vie, nous finissons par la déprécier. Tant d'actes de violence inqualifiables et impardonnables sont aujourd'hui posés et chacun d'eux constitue à sa façon une terrible injure à la vie humaine.

BOURGEAULT · Mon intérêt pour les questions d'ordre éthique m'a amené à me montrer particulièrement attentif à cette violence diffuse et constante contre la vie. Et à ce qui me semble être une irresponsabilité étonnamment répandue à cet égard.

IKEDA · Dans la conférence que vous avez donnée au Japon, sous le titre « Science, technologie et responsabilité du genre humain », vous avez avancé plusieurs idées d'importance, pertinentes dans ce cadreci. « Le développement de la science et de la technologie, disiez-vous, a engendré une époque où l'environnement global et la vie humaine sont perturbés » par de nouveaux types de changement. Vous observiez que des manières inédites de manipuler la vie humaine mettent résolument à l'épreuve la frontière entre la vie et la mort telles que nous les comprenions jusqu'à présent.

BOURGEAULT • Assurément. Dès avant la naissance, en effet, nous pouvons désormais déterminer, par des tests prénataux – et même préimplantatoires, en cas de fécondation *in vitro* – la «qualité» à laquelle la vie humaine en gestation est promise si on la laisse se développer. De nouvelles questions se posent depuis que s'offrent de nouveaux choix. Et il en va ainsi jusqu'à la fin de la vie : on peut en partie dissocier la vie, en ses derniers moments, des souffrances de l'agonie ; on peut hâter ou retarder la mort elle-même, dont l'antique pouvoir, s'il n'est pas aboli, peut être ainsi tenu quelque temps en échec. On ne saurait dès lors éviter de soulever la question du sens de la vie, qui se pose avec une particulière acuité devant la mort.

IKEDA • De fait, les progrès de la médecine moderne nous ont remis sous le nez, dans un contexte nouveau, les vieilles questions sur la véritable nature de la vie et de la mort.

BOURGEAULT • Je suis né et j'ai grandi dans une société imprégnée de la tradition chrétienne. Toutes les traditions culturelles – souvent religieuses – sont prégnantes d'idées et d'images, de mythes et de métaphores qui offrent des repères pour la conduite de la vie. Je suis heureux que l'occasion nous soit donnée de mettre en parallèle, et peut-être en interaction, deux de ces grandes traditions : la bouddhique et la chrétienne. À ce propos, j'ai lu avec grand intérêt votre article sur la mort cérébrale qui m'a beaucoup appris sur la conception bouddhique de la mort.

IKEDA • Si vous n'y voyez pas d'objection, nous reparlerons plus tard de la mort cérébrale. J'aimerais plutôt vous demander comment un chrétien envisage la mort. N'a-t-on pas enseigné aux chrétiens que Dieu décide de la mort de chacun ?

BOURGEAULT • À l'époque où on ne pouvait rien changer au cours de la vie, et plus spécialement au cours de la maladie, le prêtre venait vite prendre le relais du médecin. Une prière chrétienne, récitée à l'approche de la mort, disait en effet : «Dieu donne la vie, Dieu la reprend ; loué soit Dieu !»

IKEDA • Mais, de nos jours, la science médicale est étroitement engagée dans la vie et la mort des êtres humains. Songez à toutes ces personnes qui seraient «normalement» décédées et qui se trouvent plutôt dans des unités de soins intensifs où des respirateurs automatiques, ou d'autres sortes d'appareils, les maintiennent en vie – parfois longuement.

Comme le démontrent tant de cas du genre, on ne peut pas nier tout mérite aux thérapies médicales modernes. Ce qui importe, c'est que nous nous servions sagement et intelligemment de la science médicale. Et cela implique, encore une fois, que nous devons nous demander ce que signifie la mort.

Les trois degrés de vie et le principe des neuf consciences

BOURGEAULT · On s'est davantage soucié, me semble-t-il, ces dernières années, de définir de façon pragmatique le moment de la mort que de discuter de son sens, et cela dans le but de se donner les repères requis, aussi bien pour décider de la cessation des traitements que pour procéder à des prélèvements d'organes et à des transplantations.

Nous ne sommes généralement pas conscients de ce qui nous a conduits là. Je pourrais remonter ici à l'anthropologie de l'Antiquité grecque qui distinguait le corps et les sensations, la psyché et les sentiments, l'âme, ou l'esprit, et la raison. Au Moyen Âge, on a âprement discuté du moment de « l'animation » de l'embryon humain. On pourrait aussi rappeler les distinctions sous-jacentes aux catégories dites du règne végétal et du règne animal, présentées comme antérieures à celle de l'humain qui les intègre. Dans la droite ligne de cette tradition, on a distingué plus récemment divers niveaux de « fonctions » chez l'humain : les fonctions biologiques – circulation du sang et respiration, par exemple, qui maintiennent « en vie » l'organisme –; les fonctions de sensation, éventuellement de mouvement, qui permettent la réaction du « vivant » aux stimuli extérieurs; les fonctions de la conscience et de la communication, qui seraient caractéristiques de l'humain. À mesure que s'accusent les ravages d'une maladie, on est amené à se demander s'il y a encore vie humaine lorsque la conscience semble éteinte, en dépit du maintien des fonctions vitales, c'est-à-dire biologiques.

Si je ne m'abuse, il existe dans la tradition bouddhique une échelle de niveaux de vie comparable à celle que j'évoque ici.

IKEDA · Pour répondre à cela, je citerai l'enseignement bouddhique qui, je pense, s'applique le mieux à ce découpage en trois stades. On l'appelle le principe des « neuf consciences » et il représente la vision épistémologique bouddhique de l'essence de la vie.

Les cinq premiers niveaux de conscience correspondent aux cinq sens : vue, ouïe, odorat, goût et toucher. Le sixième niveau est connu comme l'esprit pensant, la « conscience mentale » : elle intègre en images cohérentes les perceptions des cinq sens et porte des jugements sur le monde extérieur. On peut la comparer à la « conscience » telle que l'entend la psychologie moderne.

Le septième niveau, la conscience *mano*, discerne le monde spirituel intérieur. C'est la source de l'identité du moi sans laquelle fait défaut la capacité d'autoprotection et d'autoépanouissement ; à ce titre, elle paraît correspondre à l'ego dans la psychologie occidentale.

Il existe encore un autre niveau dans le système bouddhique, qu'on appelle la conscience *âlaya*. Cette huitième conscience se trouve à un niveau plus profond ; en elle est emmagasinée toute l'énergie nécessaire pour entretenir les sept autres. (Le mot sanscrit « *âlaya* » signifie « magasin, entrepôt ».) « L'inconscient collectif » de Jung est une composante de la conscience *âlaya*, parfois dite « héréditaire ».

Certaines écoles du bouddhisme postulent une neuvième conscience – la conscience *amala* – qui se situerait en deçà de la conscience *âlaya*. La conscience *amala* se définit comme la base de toutes les fonctions et correspond à la véritable entité de la vie. Les trois degrés de vie que vous avez identifiés semblent correspondre aux sept premiers niveaux bouddhiques.

BOURGEAULT • Comment y correspondent-ils plus spécifiquement ?

IKEDA • Vous avez décrit le premier degré comme celui de l'absence de conscience. Dans le langage bouddhique, c'est le cas lorsque l'activité de la vie s'est repliée sur le septième niveau, celui de la conscience *mano*, ou même au delà.

Au deuxième degré, une personne réagit à la douleur et à d'autres stimuli, mais ne peut communiquer. Ici, la septième conscience entre en action pour assurer l'autopréservation, permettant même une certaine activité des cinq sens et de la sixième conscience, mais cette activité reste néanmoins « passive ».

Puis vient le troisième degré où une personne est capable d'interagir avec le monde extérieur de manière positive et active. Les cinq sens et la sixième conscience sont alors tous fonctionnels.

BOURGEAULT • En Occident, on a toujours tendance à définir l'humain par sa capacité de connaître et de juger, de communiquer.

IKEDA • En d'autres mots, au troisième degré on est pleinement humain ; aux premier et deuxième degrés, si je vous comprends bien, le niveau de vie atteint serait en quelque sorte moins qu'humain.

BOURGEAULT • Les distinctions sont plus nuancées et les problèmes plus complexes. La perte de conscience n'entraîne pas la perte du droit à la vie. Mais, l'incertitude n'étant pas levée quant à la détermination du « moment » où survient la mort, on a tenté de se donner des balises pour encadrer les pratiques de prélèvement d'organes en vue de transplantations. Et on a alors fait appel à la notion de mort cérébrale.

Les degrés de vie comme continuum

IKEDA • Le concept bouddhique des neuf consciences ne fait aucune distinction entre les êtres humains et les autres animaux.

Les bouddhistes voient la mort d'un individu comme un processus continu, comme le passage graduel depuis le « troisième » degré de la pleine conscience intégrale au « deuxième » degré de l'inconscience – caractérisé par une certaine sensibilité résiduelle aux stimuli extérieurs – et finalement au « premier » degré du coma où la personne devient totalement insensible à tout phénomène extérieur. On ne considérera donc pas comme moins qu'humaine une personne parce qu'elle passe du troisième au deuxième degré. Peut-être est-ce sur ce point que la pensée bouddhique et la pensée occidentale divergent le plus notablement.

BOURGEAULT • Se développe aussi en Occident, notamment devant les grands défis écologiques de notre temps, la conscience d'une sorte de continuité de la vie qui invite à protéger toute forme de vie.

IKEDA • Cette vue est plus proche de la philosophie bouddhique. Quand une personne atteint la conscience *mano*, ou le subconscient, on la considère comme des plus vivante et, même si cela échappe à l'observateur, cette personne est encore réceptive aux informations et stimuli provenant de l'extérieur, elle éprouve intérieurement des réactions émotives.

Des infirmières m'ont fait des récits très émouvants en ce sens. L'une d'elles, par exemple, s'est adressée doucement à un patient comateux et a fait jouer sa musique préférée. Quand le patient a repris conscience, il l'a remerciée pour sa gentillesse et ses attentions. Elle en fut ravie, bien sûr, mais aussi franchement surprise qu'il ait non seulement eu connaissance de ce qui se passait autour de lui pendant son coma, mais ait pu se le rappeler.

Inversement, les membres d'une équipe médicale traitant une personne comateuse dont ils savent la mort imminente et qui se montreraient peu empressés, voire cruels à son égard, pourraient essuyer d'acrimonieuses récriminations de sa part si elle reprenait conscience. Comme ils se sentiraient honteux et mortifiés ! Je ne voudrais pas être à leur place.

Les enseignements bouddhiques présupposent que les degrés de vie sont en continuité et non pas segmentés.

BOURGEAULT · La perception de la vie comme continuum pourrait nous donner une nouvelle perspective sur les points de convergence des pensées traditionnelles de l'Orient et de l'Occident.

IKEDA · Une perspective plus généreuse, embrassant tous les êtres vivants sur Terre, semble avoir ouvert la voie à une conception de la vie beaucoup plus profonde que les vues traditionnelles jusque-là prévalantes. Dans la vision bouddhique de la mort, suivant une progression semblable aux trois degrés que vous avez décrits, la vie passe ensuite au niveau de la conscience *âlaya*, strate la plus secrète de l'existence individuelle, pour se fondre finalement dans la vie cosmique elle-même. Quelque part dans ce processus survient la mort cérébrale.

3. Mort cérébrale

Être responsable de soi et solidaire des autres

BOURGEAULT · Les humains, individus et collectivités, se sont longtemps perçus comme appartenant à un univers plus vaste qu'eux, dépendants de son ordre, et donc soumis aux lois et règles « naturelles » qui le régissent. Le développement scientifique et technologique des dernières décennies, orienté vers la transformation du monde, de son ordre « naturel », et vers la modification de la vie humaine elle-même, nous a introduits dans un univers culturel nouveau. Après l'engouement pour les grandes entreprises de déconstruction et de reconstruction du monde, de transformation de la vie, surgit une inquiétude qui se meut en appel pressant à la responsabilité.

IKEDA • Feriez-vous ici allusion à la responsabilité de chacun à l'égard de sa vie ? Shakyamuni a expliqué l'esprit fondamental du bouddhisme en se référant à l'autoresponsabilité : « Tu es ton propre maître. Comment un autre pourrait-il être ton maître ? Une fois que tu te seras bien discipliné, tu auras gagné un maître inestimable. » En d'autres mots, chacun doit prendre la responsabilité de se discipliner et de cultiver soi-même une vie qui soit significative.

Shakyamuni traite de la mort sur le même ton : « Aucun enfant ni aucun parent ne peut sauver un proche que la mort étreint. Rappelez-vous ceci, et suivez sans délai le chemin qui mène au nirvana. » Voilà qui résume le postulat bouddhique de l'autoresponsabilité. Nul autre que toi ne peut te sauver. Chacun est responsable de sa vie. Nous avons la faculté d'exercer notre libre arbitre pour mettre fin à notre vie, ou pour la prolonger, pour vivre comme nous le jugeons convenable. Bien entendu, la compréhension, la collaboration des membres de la famille et l'aide des amis et des intervenants médicaux sont cruciales. Toutefois, chaque individu est à la fin seul responsable de sa vie. C'est ainsi que les bouddhistes voient la mort depuis l'époque de Shakyamuni.

BOURGEAULT • Selon que l'on perçoit et conçoit la vie humaine comme un *don*, comme un *projet*, ou comme une *responsabilité* individuelle et collective, on n'envisagera pas de la même façon les enjeux éthiques en cause. Si la vie humaine est un *don*, et de surcroît un don divin, on la considérera comme intangible et on lui vouera un absolu respect, depuis le début de la vie embryonnaire jusqu'au dernier soupir ; on ne cherchera pas à la « produire » artificiellement ni à en abréger le cours si on estimait qu'elle n'a plus de sens : le sens de la vie comme don, avec ses potentialités imprévues, est lui-même donné. Mais si la vie humaine est un *projet* personnel, il n'est alors plus évident qu'on ne puisse y mettre fin lorsque le sens qu'on a cherché à lui imprimer s'avère inaccessible. Enfin, si la vie humaine est placée sous le double sceau de la *responsabilité* et de la *solidarité*, on devra tenir compte aussi, par delà son désir personnel, des dimensions sociales et politiques de ses décisions.

IKEDA • La première « conception » que vous mentionnez, celle du don, abandonne totalement aux mains divines la question de la vie et de la mort et n'est plus praticable dans le monde de science et de technologie qui est le nôtre. La deuxième, celle du projet personnel, consiste à vivre selon les caprices des désirs terrestres ; elle peut donner l'illusion de la liberté ; elle conduit en fait à l'autosatisfaction et à l'égoïsme et porte à la fin préjudice non seulement à la vie de celui qui l'adopte, mais à la vie de tout son entourage. Reste la troisième, celle de l'autoresponsabilité, unique mode de vie acceptable qui fait honneur à l'inviolabilité de la vie.

BOURGEAULT • Mais le passage d'une morale du devoir ou des droits et libertés à une éthique de responsabilité solidaire ne va pas de soi !

IKEDA • Responsabilité et solidarité doivent constituer le noyau des principes éthiques pour l'humanité de demain. Un passage d'un sûtra bouddhique dit : « Ceux qui se protègent eux-mêmes protègent du coup les autres. En conséquence, protégez-vous et vous serez toujours sage et jamais les autres ne vous feront de tort. » « Autoresponsabilité » et « solidarité » trouvent dans ce passage le pivot de leur compatibilité.

Dans la pensée bouddhique, « soi-même » et « autrui » sont inséparables, un et identiques. Tous les êtres n'existent que par leur relation avec les autres. Selon le principe de l'« origine interdépendante », nous sommes tous reliés les uns aux autres. Nul ne peut exister dans une totale indépendance des autres. C'est pourquoi nous devons nous aider mutuellement à parvenir ensemble au bonheur. La recherche du bonheur uniquement pour soi-même est condamnée à l'échec. La seule solution de remplacement raisonnable consiste à joindre ses efforts à ceux d'autrui pour le bien-être de tous. Dans ce processus, ceux qui sont responsables d'eux-mêmes ont le devoir de se sentir responsables des autres et de tendre à se solidariser avec eux.

BOURGEAULT • Une éthique de responsabilité appelle, selon moi, non pas à refuser l'innovation, mais à en circonscrire les risques et à en limiter au mieux, si possible à l'avance, les effets néfastes.

IKEDA • Voilà une définition qui m'apparaît des plus appropriée. La reconnaissance de la mort cérébrale nécessite probablement l'adoption d'une nouvelle définition de la mort ; il ne faudra cependant rien négliger pour minimiser toute conséquence négative susceptible d'en

résulter. Chaque personne engagée dans ce débat a la responsabilité
d'en examiner minutieusement toutes les ramifications.

Une batterie de critères plus précis
pour constater la mort cérébrale

BOURGEAULT • Dans les pratiques médicales autorisées au Canada, comme
aux États-Unis et en Europe, on considère le coma irréversible comme
un signe de mort cérébrale – *donc* de la fin de la vie humaine – et un
signe suffisant pour que soient dès lors permis non seulement l'arrêt
des traitements, mais le prélèvement d'organes en vue de transplantations.

IKEDA • À ma connaissance, cela traduit très fidèlement le point de vue
médical qui prévaut aujourd'hui.

BOURGEAULT • Mais peut-on légitimement et en toute logique associer
ainsi, voire assimiler une manifestation, ou un signe, à une réalité qui
échappe à notre perception et à notre contrôle, et déterminer de la
sorte le moment où cesse une vie humaine – une vie ayant «qualité
humaine» – même si continuent de s'exercer des fonctions dites vitales? Le problème, si vous me permettez de m'exprimer de la sorte, est
qu'on ne meurt plus «naturellement», aujourd'hui, dans les hôpitaux.
Chacun mourra bientôt «pour avoir été débranché»! Les hôpitaux ne
pourront quand même pas devenir des entrepôts pour «morts en
sursis».

Quand convient-il de «débrancher» un patient, ou d'interrompre
des soins qu'on juge désormais inutiles? Qui doit prendre cette décision? Quand donc une personne est-elle morte et peut-elle être décla-
rée telle? Sur la base de quels critères ou de quels indices? Et avec quel
degré de certitude? Quels risques d'erreur sont «tolérables»? Car
erreur, sans doute, il y aura, dont on ne pourra pas d'ailleurs se rendre
compte, et pour cause!

IKEDA • C'est justement ce qui suscite l'appréhension de tant de gens.

BOURGEAULT • Il faut pourtant proposer un cadre général acceptable et
établir des règles. Il peut paraître cynique de parler ici de risques
d'erreur tolérables. Et pourtant, on ne peut éviter d'en parler. Il faut
surtout reconnaître que ces risques existent et voir à quelles condi-

tions ils seraient moralement acceptables. Je me contenterai de renvoyer à ce sujet à la notion de «certitude morale» communément utilisée, depuis le XVIᵉ siècle, par les philosophes européens d'abord, puis américains. La «certitude morale» se définit comme la certitude requise et suffisante pour que la décision prise et l'action qui s'ensuit soient elles-mêmes morales. Il y a là apparence, à tout le moins, de tautologie. Mais l'intuition de base me paraît juste et importante : à savoir que la «certitude» requise et suffisante est celle à laquelle on arrive après un effort loyal de compréhension et de prise en compte de tous les éléments connus du problème, de la situation, même sachant pertinemment qu'on ne peut tous les connaître et les maîtriser – en dépit donc de la conscience qu'on peut avoir d'une part irréductible d'incertitude.

La question de la définition de la mort et celle de la détermination du moment où elle survient sont d'autant plus importantes qu'on prend tous les jours la décision d'interrompre la lutte contre la mort, ou de prélever des organes sur ce qu'on considère comme un cadavre. C'est sans pouvoir répondre avec une totale certitude à la première question, qui renvoie d'ailleurs à une définition de la vie sur laquelle il n'y a pas non plus unanimité, qu'on s'est néanmoins donné, par rapport à la deuxième, les paramètres utiles pour les pratiques médicales.

IKEDA • Chacun devrait assumer pour lui-même la décision d'accepter ou non le verdict médical de mort cérébrale et de donner ses organes, une fois confirmée sa mort cérébrale. Au Japon, nous utilisons ce que nous appelons une carte de donneur pour signifier notre consentement préalable en cette matière. Mais le rôle que devrait être appelée à jouer la famille d'une personne dont on a constaté la mort cérébrale reste imprécis. Le débat sur ce point continue.

Je vous concède que la «certitude morale» est ici pertinente. Pareille certitude est nécessaire pour que le patient et sa famille acceptent le verdict médical de mort cérébrale et consentent au don d'organes. C'est un moyen de minimiser les effets négatifs de la décision.

BOURGEAULT • Au Canada, la définition de la «mort cérébrale», reconnue tant sur le plan médical que légal, suppose l'arrêt de toutes les fonctions cérébrales, y compris celles du tronc cérébral (qui commande la respiration spontanée, par exemple). Une fois confirmée la mort cérébrale, on peut, avec le consentement des proches, mettre fin au traitement et procéder au prélèvement d'organes.

Se fondant sur les propos de philosophes américains ou européens, certains voudraient que l'on considère comme mortes les personnes dont ont cessé les fonctions cérébrales supérieures (qui rendent possibles la conscience et la communication), ce qui faciliterait l'approvisionnement en organes aux fins des greffes. Jusqu'à maintenant, toutefois, leur requête n'a pas reçu de réponse favorable.

IKEDA • Dans certains cas, les critères japonais pour la confirmation de la mort cérébrale sont à peine différents de ceux en vigueur au Canada, mais nous tenons nous aussi l'interruption des fonctions cérébrales, y compris celles du tronc cérébral, pour un signe formel de mort cérébrale.

BOURGEAULT • On a contesté la validité de toute définition de la mort humaine fondée sur la « mort cérébrale », en dénonçant le vice de forme en quelque sorte originel qui découlerait de son objectif : ce serait pour cesser le traitement, plus spécifiquement pour prélever des organes en vue de greffes, a-t-on fait observer, qu'on aurait « inventé » ou « ajusté » une définition qui, bien évidemment, autorise cette pratique. Je ne puis, pour ma part, faire mienne cette contestation. Si je reconnais l'ambiguïté de la définition et la part d'incertitude qu'elle recèle, je l'estime néanmoins légitime et utile pour les raisons évoquées déjà, à savoir : la nécessité d'agir et l'absence de certitude malgré cette nécessité.

IKEDA • Dans mon article sur la mort cérébrale, j'écrivais qu'il fallait arrêter un ensemble de critères plus précis pour confirmer le verdict. Sur cette base, je faisais valoir que la mort cérébrale pourrait être socialement recevable lorsqu'on juge que le cerveau a cessé de fonctionner en totalité et que cette situation est irréversible.

Si l'on se reporte aux « trois degrés de vie », les gens qui se retrouvent au premier stade seraient parvenus à un point irréversible selon les canons de la science médicale telle que nous la connaissons. Et par rapport aux neuf consciences bouddhiques, ces personnes auraient irrémédiablement perdu non seulement leurs cinq sens, mais les sixième et septième consciences (conscience mentale et conscience *mano*).

Je suis persuadé qu'en se référant au bouddhisme et à de nombreuses autres sources, nous pourrons un jour en arriver à des certitudes morales en matière de mort cérébrale. Les décisions individuelles relatives à la mort cérébrale doivent s'appuyer sur les critères éthiques d'auto-responsabilité et de solidarité avec ses semblables. Ce qui devrait aussi s'appliquer aux transplantations d'organes prélevés sur des personnes dont on a constaté la mort cérébrale.

La transplantation d'organe est-elle pratique courante au Canada?

BOURGEAULT • Dans les faits, la pratique de greffe d'organe y est assez répandue. Selon les statistiques, on aurait procédé en 1991 à plus de huit cents greffes du rein et cinq greffes rein-pancréas ; à 144 transplantations cardiaques, trente-huit greffes de poumons et dix transplantations cœur-poumon ; enfin, à 174 greffes du foie. Pour qu'il y ait transplantation, le donneur doit avoir clairement manifesté sa volonté, soit par écrit (sur une carte à cet effet que les citoyens sont invités à toujours conserver sur eux pour permettre, en cas d'accident, une action rapide), soit verbalement ; dans ce dernier cas, les proches devront également consentir au prélèvement.

IKEDA • Pratiquée depuis plus de vingt ans en Europe et en Amérique du Nord, la greffe d'organe est techniquement très avancée. La réaction du système immunitaire du receveur à l'organe étranger a jadis posé un sérieux obstacle à la transplantation d'organe, mais on a résolu le problème grâce à la mise au point de nouveaux médicaments. Un très grand nombre de receveurs ont aujourd'hui retrouvé la santé et s'adonnent à leurs activités quotidiennes comme n'importe qui d'autre.

Au contraire, on n'a procédé à aucune greffe d'organe au Japon pendant presque l'année et demie qui a suivi l'entrée en vigueur de la Loi l'autorisant. Cela en partie parce que ne s'est pas encore dégagé un consensus social sur la mort cérébrale et en partie à cause de l'idée typiquement japonaise que le corps, vivant ou mort, est l'hôte permanent de l'âme. Dans un cas, même si fut confirmé le consentement préalable du donneur potentiel, sa famille s'opposa à la transplantation et il fallut annuler l'intervention chirurgicale prévue.

BOURGEAULT • De façon générale, les autorités religieuses ont donné leur aval à ces pratiques, estimant qu'elles respectent la dignité des personnes et qu'elles peuvent même s'inscrire, pour le donneur, dans une dynamique chrétienne de fraternité ou de solidarité – vous diriez sans doute de compassion. J'ajouterai que les proches se sentent souvent réconfortés, dans leur deuil, par la pensée que la mort de la personne aimée « aura servi » à quelqu'un d'autre et que la vie « triomphera » ainsi de la mort.

IKEDA • Chacun devrait traiter comme un problème personnel les questions de mort cérébrale et de greffe d'organe, et les membres de chaque famille discuter longtemps d'avance de la manière de s'y prendre pour respecter la volonté de l'aspirant donneur.

Les sociétés occidentales sont parvenues à un consensus sur la greffe d'organe après bien des années de débat public et grâce aux apports de nombreux champs d'activités et d'études humaines. Le Japon a encore une longue route à parcourir avant que les discussions sur cet enjeu n'y atteignent un niveau aussi évolué.

BOURGEAULT • Cela dit, il y a sans doute des risques de dérive : par exemple, le prélèvement et le commerce d'organes aux dépens des pauvres (peuples ou individus). Rien ne donne à penser, toutefois, que pareilles dérives aient eu cours ou aient cours présentement au Canada. Les lois en vigueur interdisent clairement le commerce d'organe ou de tissu humain et toute atteinte à l'intégrité du corps de quiconque. D'autre part, les pratiques de prélèvement et de transplantation d'organes sont complexes et requièrent le concours orchestré d'acteurs multiples. Par nécessité, elles sont institutionnelles et donc soumises au jeu des échanges, des confrontations et des contrôles.

4. Mort et dignité : comment surmonter la souffrance de la mort

Le bouddhisme réprouve l'euthanasie volontaire et active

IKEDA • Que dire de l'euthanasie et de la mort dans la dignité ?

BOURGEAULT • Les médias aidant, l'actualité relance périodiquement chez nous le débat sur l'euthanasie. « On achève bien les chevaux ! », alors pourquoi faudrait-il abandonner les humains aux souffrances d'une longue agonie ?

IKEDA • La signification du mot « euthanasie » varie selon les régions et, dans les diverses cultures, recouvre un large éventail d'expériences historiques. J'emploie ici le mot dans son sens le plus commun : celui d'une assistance, volontaire et active, apportée à la demande expresse du patient et de sa famille, pour provoquer la mort. Je parle donc de ce qu'on qualifie parfois de « meurtre par compassion » – une intervention délibérée, conforme aux souhaits exprimés par la personne concernée, pour hâter sa mort et mettre ainsi fin à d'intolérables souffrances causées par un mal incurable.

BOURGEAULT • Pour trancher la question, on distingue encore parfois euthanasie directe et indirecte, passive et active. Le développement de la panoplie technomédicale a rendu caducs ces distinctions traditionnelles et les repères éthiques qui les avaient longtemps encadrées. Sommes-nous dès lors abandonnés, pieds et poings liés, aux acharnements dits thérapeutiques d'un pouvoir technomédical sans cesse grandissant ? À l'encontre de ce pouvoir monte la revendication du « droit de mourir » et de le faire « dans la dignité ».

Voilà ainsi relancée l'interrogation sur le sens de la vie et sa maîtrise. Qui est maître de ma vie ? Qui peut décider, sinon moi seul, de son sens ? Qu'est-ce qui fait pour moi et pour les autres, finalement pour l'humanité, la qualité de cette vie et de la mort qui y met un terme ?

IKEDA • En 1991, un médecin japonais donna la mort à un patient en phase terminale par une injection de chlorure de potassium et on l'inculpa de meurtre. Dans ce cas, le patient n'avait pas signifié sa volonté et le médecin avait agi sur la seule requête de la famille du malade. En conséquence, il ne s'agissait pas exactement d'euthanasie, mais il est fort vraisemblable qu'on posera dans l'avenir, à la demande des patients, des gestes semblables. Pareille éventualité poserait un grave problème social.

BOURGEAULT • La pluralité des visions et des opinions touchant la vie et sa qualité humaine marque le débat sur l'euthanasie. Les uns prônent le respect intégral ou absolu de la vie humaine, sur la foi de son caractère sacré ; les autres réclament qu'il soit tenu compte des décisions personnelles de chacun et du jugement qu'il porte sur la qualité de sa vie. Parmi ces derniers, d'aucuns estiment que, si on ne peut effectivement assurer le maintien et l'amélioration de la qualité de la vie, elle ne vaut pas ou ne vaut plus d'être vécue ; si on ne peut l'enlever à un autre (surtout contre son gré ou sans qu'il ait signifié sa volonté en ce sens), on peut du moins y renoncer pour soi-même. Le respect de la vie pourrait alors légitimer une intervention délibérée pour y mettre un terme, et c'est ici qu'intervient l'euthanasie.

Si le principe du caractère sacré de la vie est contesté, pouvons-nous définir des règles de conduite sinon pour éliminer tout risque de dérive, du moins pour éviter les abus ? En fait, on a proposé des repères éthiques en matière de respect de la vie et de sa qualité humaine dans le contexte pluraliste forcément relativisant que j'ai déjà évoqué. Je pense, par exemple, à ceux avancés il y a dix ans par la Commission canadienne de réforme du droit qui définissaient des aménagements juridiques appropriés pour l'interruption de traitement et l'euthanasie : préjugé favorable à la vie, respect de l'autonomie personnelle et du droit individuel à l'autodétermination, prise en compte de la qualité de vie, protection des plus faibles.

IKEDA · En 1991, dans la cause d'homicide mentionnée plus tôt, le tribunal décréta admissible l'euthanasie active dans les circonstances suivantes : « la présence de douleur physique insupportable ; l'inéluctabilité de la mort et l'approche de la dernière heure ; l'épuisement des méthodes d'élimination ou d'allégement de la douleur physique et l'absence de solutions de remplacement ; une claire indication du patient qu'il consent à ce qu'on abrège ses jours ».

En Occident, le Parlement néerlandais a adopté des directives en matière d'euthanasie après plusieurs années de débats.

BOURGEAULT · L'adoption récente, le 28 novembre 2000, par le Parlement des Pays-Bas d'une législation sur l'euthanasie n'a certes pas clos la discussion. Mais les polémiques qui ont précédé, et que vous venez de rappeler, sont riches d'enseignements. Tout comme l'encadrement des pratiques pendant la dernière décennie. Ce que l'on appelle parfois le « modèle » néerlandais n'est pas sans intérêt. Le code de déontologie qui régit aux Pays-Bas la pratique médicale en matière d'euthanasie se résume aux trois grandes obligations suivantes : le médecin doit (1) établir, en ayant obligatoirement recours à l'avis d'autres médecins, que la gravité de l'état de la personne confiée à ses soins est telle qu'aucun espoir n'est en pratique permis et saisir de cette conclusion la direction de l'institution hospitalière ; (2) informer le malade de la gravité de son état et de l'évolution prévisible de sa condition selon que s'orienteront dans telle ou telle direction les soins ultérieurs ; (3) recevoir une demande formelle d'euthanasie, demande expresse et répétée, de la part de la personne concernée. Pour l'information adéquate de la personne traitée comme des collègues consultés, le médecin doit tenir un « journal de bord » où il consigne de façon détaillée ses interventions et les réactions consécutives du malade.

Ces règles paraissent satisfaire de façon générale aux exigences de prudence et de vigilance qui s'imposent. Elles font appel à la circonspection du médecin, à la « supervision » des interventions médicales par la personne soignée elle-même, par les collègues, par la direction de l'institution, et à la vigilance de tous. Les exigences de tenue d'un journal ou d'un dossier médical, d'information et de consultation, interdisent toute précipitation. La personne soignée doit en outre faire une demande explicite, « actuelle » (qui exprime une décision prise dans la situation présentement vécue) et répétée. Comme on ne reconnaît pas la validité d'un « testament de vie » rédigé antérieurement, semble exclus le recours à l'euthanasie à la demande de quelque autre personne dans le cas où le malade ne pourrait exprimer sa volonté.

En réalité, les choses sont moins limpides, comme l'a montré le débat entourant l'adoption de la Loi en novembre 2000. Si bon nombre de citoyens néerlandais possèdent maintenant un *euthanasie-paspoort*, on assiste aux Pays-Bas à une montée d'un mouvement anti-euthanasie : plus de 20 000 personnes détiendraient un « passeport de vie ». Par conviction ou par principe dans certains cas, mais aussi par crainte des dérives – crainte qui ne semble pas irrationnelle : selon les résultats d'études réalisées avant et après les « nouvelles pratiques » évoquées plus haut, on aurait recensé ces dernières années, malgré l'encadrement des pratiques en cause, plus de mille cas d'euthanasie non volontaire annuellement.

IKEDA • Des développements récents, en Europe et en Amérique du Nord, indiquent un changement de tendance qui favorise les droits du patient, dont le droit de contrôle sur sa mort. Les pressions pour l'acceptation de l'euthanasie volontaire et active semblent s'y accentuer.

Les bouddhistes sont pour leur part fondamentalement opposés à quelque exercice d'aide active à la mort. Les progrès des thérapies médicales, y compris les méthodes employées dans les unités de soins palliatifs, offrent de l'espoir, même si elles n'éliminent pas toutes les formes de douleur. Plutôt qu'accepter l'euthanasie, nous devrions chercher à améliorer les moyens d'alléger la douleur atroce du patient par l'avancement de la science médicale et la coopération de la famille, des amis et de l'équipe soignante.

Dans la conception bouddhique de la vie, la vie humaine est irremplaçable parce qu'est présente en chaque personne la «nature de Bouddha». L'aide active à la mort pourrait très bien priver une personne de la possibilité de manifester sa boddhéité. C'est pourquoi il faut s'opposer à l'euthanasie.

BOURGEAULT · Je peux très bien comprendre ce point de vue du bouddhisme.

Règles de conduite et repères éthiques
en matière d'euthanasie

IKEDA · Depuis les années soixante-dix, des développements aux États-Unis ont entraîné un renversement majeur dans la réflexion sur l'euthanasie. L'accent mis plus tôt sur le soulagement de la douleur a récemment cédé le pas au souci de «mourir dans la dignité». Ce concept veut donner l'assurance au patient en phase terminale qu'il conservera sa fierté, le respect de lui-même, un certain contrôle sur ses facultés et sa dignité personnelle au moment de mourir. On impute souvent ce renversement à une conscience plus aiguë des droits du patient, dont le droit de contrôler sa propre mort; sans les possibilités médicales aujourd'hui disponibles, ce droit serait dans les faits purement théorique.

La science médicale a fait des pas de géant dans le développement de thérapies pour soulager la douleur et éliminer l'angoisse de la maladie. Les appareils d'assistance artificielle permettent aussi de maintenir beaucoup plus longtemps en vie les patients; ils sont cependant aussi responsables du maintien à l'état végétatif de personnes dont la vie est ainsi fatalement prolongée par la technologie. D'où découle la question morale suivante: la personne presque comateuse, ou franchement comateuse, et cela de façon irréversible, que l'on garde en vie à l'aide de respirateurs, de sondes, etc., conserve-t-elle la moindre dignité humaine ?

BOURGEAULT • Les médecins du Québec – comme aussi ceux de France et de Suisse, et sans doute d'ailleurs – discutent ferme sur la distinction entre la sédation, disons «définitive» d'un malade pour supprimer sa douleur, et l'euthanasie, une distinction ou une frontière ténue, pratiquement insaisissable, voire inexistante selon certains puisque l'une et l'autre entraînent la perte irréversible de la conscience.

Sédation ou euthanasie ? Il importe dans un cas comme dans l'autre que soient proposés des repères éthiques et mises en vigueur des règles de conduite pour contrer les possibles abus de personnes qu'on pourrait maintenir presque indéfiniment dans un état de dégénérescence.

IKEDA • Vous avez raison. Mourir dans la dignité relève de la responsabilité de chaque individu en tant qu'humain. Toute vie humaine est digne en soi, comme l'est chaque patient et, tout autant, sa famille, sans oublier le rapport patient/médecin qui a pour fondement le respect mutuel. Il est toutefois extrêmement difficile de définir la dignité dans le contexte réel de ces rapports où les technologies médicales devancent tellement les repères éthiques. Quoi qu'il en soit, il est vital d'examiner soigneusement tous les enjeux liés à la mort dans la dignité d'un patient qui a sombré dans un état végétatif.

Conserver jusqu'à sa dernière heure sa capacité créatrice de rendre service à la société

IKEDA • Cela me fait penser aux dernières heures de Shakyamuni qui avait anticipé sa mort. Trois mois avant son décès, il annonçait effectivement à ses disciples qu'il mourrait bientôt. Un jour, tout juste avant la fin, un moine du nom de Subhadda vint le voir et Ânanda, l'un des disciples de Shakyamuni, répondit au visiteur que le maître était trop épuisé pour recevoir quiconque. Quand le moine se présenta une troisième fois, Shakyamuni causa volontiers avec lui et lui expliqua comment il s'était tenu sur le sentier de la justice et de la Loi depuis le moment où il avait renoncé au monde. Ce visiteur, qui devint le dernier disciple de Shakyamuni, confia plus tard : «Le grand maître révélait la vérité de myriades de manières, chaque fois comme s'il allumait des flambeaux dans la nuit. » Shakyamuni enseigna donc la Loi jusqu'à son tout dernier instant, habité par l'ardent désir d'assurer le salut des gens. C'est ainsi qu'il montra à ses disciples comment mourir dans la dignité.

Mon mentor, Josei Toda, est mort avec dignité. Même malade et alité, il prodiguait des encouragements à tous ceux qui venaient le visiter. Il répondait à leurs questions avec sollicitude. Presque jusqu'à son dernier souffle, il conseilla des gens dans l'affliction. Toute sa vie, il rayonna de santé au vrai sens du mot, même après qu'il fut devenu très malade. La santé au sens vrai du mot ne signifie pas l'absence de maladie, mais renvoie à un état de vie, à une capacité d'ouvrir son cœur et son esprit aux autres et à son environnement. C'est un constant empressement à exercer ses capacités créatrices pour servir la société.

5. Comment affronter la mort

La qualité de la vie importe plus que sa durée

IKEDA • De nos jours, en usant de moyens médicaux raffinés, les médecins peuvent souvent prolonger sensiblement la « dernière heure », donnant ainsi au patient en phase terminale beaucoup plus de temps pour vivre face à la mort. Conséquemment, l'un des soucis premiers de la médecine contemporaine est de trouver le moyen d'aider les gens sur leur lit de mort à vaincre la peur et l'anxiété. L'attention de tous se porte sur les soins palliatifs, ultime thérapie qu'on administre à une personne.

BOURGEAULT • Quelques centres institutionnels de soins palliatifs ont vu le jour au Canada, ces vingt dernières années. Je ne connais toutefois que ceux de Montréal et de Québec ; il s'agit de services de bonne qualité, mais trop peu nombreux, de telle sorte qu'on peut considérer ceux et celles qui y sont admis comme des privilégiés. D'autres écoles de pensée, plutôt que de compter sur des institutions spécialisées, préfèrent garder le patient à domicile le plus longtemps possible, éventuellement jusqu'à sa mort, en lui apportant chez lui le support médical et paramédical requis, notamment pour atténuer ses souffrances.

IKEDA • L'hospice n'est pas l'unique solution pour les soins en phase terminale, bien entendu. Les soins palliatifs à la maison sont également important. On escompte de ces soins qu'ils favorisent une attitude religieuse, spirituelle, devant la mort, qu'ils rendent le patient capable d'affronter carrément la fin de sa vie et de dépasser ainsi la civilisation moderne qui se représente la mort sous des aspects négatifs seulement. Bien évidemment, les questions existentielles du genre : «Comment une personne devrait-elle mourir?» et «Comment une personne devrait-elle occuper le dernier chapitre de sa vie?» sont précisément celles auxquelles les religions cherchent à répondre.

BOURGEAULT • J'estime qu'il faut encourager et soutenir concrètement les efforts déployés pour que la vie soit effectivement «vivante» et digne jusqu'à la fin. J'ai déjà cité, je crois, le mot de Trémolières selon lequel il vaut mieux ajouter de la vie aux années que simplement des années à la vie. Compte tenu de l'accroissement de l'espérance de vie, il importe d'entendre cet «accroissement» d'un point de vue qualitatif plutôt que seulement quantitatif!

IKEDA • Précisément. Des préoccupations spirituelles ont incité les gens à se pencher de plus en plus sur les soins en institution. Les institutions sont conçues pour fournir le personnel nécessaire : médecins, infirmières, travailleurs sociaux, bénévoles et, dans bien des cas, conseillers religieux ou membres du clergé. Leur objectif est de permettre au patient de vivre le plus pleinement possible jusqu'à la fin en lui apportant aussi, ainsi qu'à sa famille, un soutien spirituel. L'hospice est un lieu où l'on peut se préparer à rencontrer la mort et réfléchir de manière holistique sur la vie qu'on a menée.

En ce domaine, la réputation d'Elizabeth Kübler-Ross n'est plus à faire. Sa théorie des cinq étapes explique les changements d'état mental expérimentés par les patients conscients de l'imminence de leur mort. La première étape est la négation; lui succède celle de la colère contre le destin, quand il devient impossible de nier la mort. À la troisième étape, le patient tente parfois de marchander avec Dieu, Bouddha ou quelque autre déité et, si cela ne produit pas de résultat, il sombre dans une profonde dépression. La dernière étape est l'acceptation de la mort.

L'agonisant a le cœur lourd de colère, de dépression et de chagrin à l'idée de son ultime séparation d'avec le monde. La qualité des soins en phase terminale prendra une importance grandissante, de pair avec la nécessité de plus en plus pressante d'aider le patient à surmonter la douleur physique et spirituelle pendant l'agonie et à vivre pleinement le temps qu'il lui reste.

BOURGEAULT • Ceci dit, je me méfie d'une tendance actuelle, dont j'ai pris note après bien d'autres, à édulcorer la mort. Vous avez évoqué les réflexions et les pratiques d'Elizabeth Kübler-Ross. Sur la base d'une riche expérience de dialogue avec des mourants hospitalisés, elle présente la mort comme une réalité susceptible d'être acceptée et vécue, après une phase de dénégation parfois agressive, comme la «dernière étape de la croissance[2]».

On est souvent touché par les témoignages qu'elle rapporte. Ils viennent de personnes malades qui, informées de la gravité de leur maladie et de ce qu'elles vont mourir bientôt, se voient dans l'obligation de «se faire» à l'idée de la mort et de s'y préparer. Il s'agit de témoignages de personnes lucides, mais dont les forces défaillantes facilitent vraisemblablement l'abandon ou, pour reprendre l'expression d'Elizabeth Kübler-Ross elle-même, la «décontraction» de nature biologique ou physiologique tout autant que psychologique ou spirituelle. Il s'agit enfin de personnes «accompagnées» dans leur maladie par des parents et parfois par des amis, par les membres de l'équipe de soins et par Kübler-Ross elle-même ou par des personnes partageant sa philosophie, voire sa spiritualité.

IKEDA • L'une des façons de concevoir la douleur, dans la pensée bouddhique, divise la souffrance en catégories – appelées respectivement *kuku, eku* et *gyoku* – et considère la mort comme leur conjonction. *Kuku* est la douleur physique; *eku*, la douleur mentale ou psychologique causée par la perte; et *gyoku*, la douleur existentielle à dimension religieuse provoquée par la prise de conscience de la nature transitoire du monde phénoménal.

On peut atténuer le premier type de douleur par la mise en place de cliniques spécialisées et le deuxième, par un soutien à la famille et l'amélioration des programmes de soins médicaux et d'assistance sociale. C'est une autre histoire d'alléger la souffrance existentielle. Il

2. *Les derniers instants de la vie*, Genève, Labor et Fides, (1969) 1975 ; *La mort, étape de croissance*, Genève, Labor et Fides, 1977.

s'agit de l'angoisse en face de sa propre disparition. Je suis convaincu que la croyance en une vie éternelle fournit une manière d'envisager sa vie et sa mort avec assurance et de triompher de la peur et de l'appréhension de la mort. Les gens peuvent changer leur façon de voir et intérioriser une vision religieuse de la vie et de la mort, ce qui leur permet de dominer le désespoir de ces trois types de douleur et de ressentir, à la fin, plénitude et sérénité.

BOURGEAULT • Cependant, bien des personnes meurent abandonnées, ou victimes d'épidémies et de famines, d'accidents, de catastrophes, de la guerre, parfois avant que la conscience ne leur vienne ou ne leur revienne. Toutes ces morts violentes et dans la solitude, celles probablement du plus grand nombre, échappent aux perspectives ci-devant évoquées, sans doute pas pour autant invalidées, mais dont la pertinence apparaît dès lors limitée.

Le sens de l'expérience d'états proches de la mort

IKEDA • C'est très vrai. Par ailleurs, des gens ont relaté leur expérience d'états proches de la mort. Ces récits sont le fait de personnes qui « revivent » et décrivent ce qu'elles ont éprouvé quand un accident, une chirurgie radicale, une maladie ou quelque autre événement les ont laissées à peine conscientes pendant un moment et conduites littéralement aux frontières de la mort.

Depuis la parution en 1975 de *A Life After Life: The Investigation of a Phenomenon, Survival of Bodily Death* du spécialiste américain en médecine interne, Raymond A. Moody fils, qui étudie des expériences d'états voisins de la mort, des médecins, psychologues, psychiatres et autres spécialistes ont accumulé des données sur des expériences similaires.

Moody relève quelques motifs récurrents dans les comptes rendus qu'il a recueillis. Les phénomènes communément expérimentés incluent, par exemple, la sensation de passer par ce qui ressemble à un long tunnel au moment où le sujet entend le médecin le déclarer mort; une soudaine conscience de détachement physique en quittant son corps; la rencontre d'autres personnes; des réminiscences des événements les plus importants de sa vie; ou encore le surgissement de la vie perçue comme pure lumière. Des études ultérieures ont repéré des motifs semblables dans les récits d'états proches de la mort.

BOURGEAULT • Le livre de Moody a aussi été chez nous un best-seller. Il me semble toutefois qu'on pourrait expliquer les phénomènes recensés autrement et de façon plus simple qu'il ne le suggère. Rationalisme abusif de ma part ? Déformation professionnelle ? Vous renvoyez vous-même à la psychologie. La connaissance que nous avons des mécanismes physiologiques et psychologiques de la perception apporte aux phénomènes dont il est question des explications nuancées et fragiles, peut-être, mais qui me satisfont davantage que celles proposées par Moody et ses collègues, ou ses disciples.

Il y a plusieurs années déjà, le théologien et psychanalyste Louis Beirnaert comparait les visions mystiques d'Ignace de Loyola, déclaré saint par l'Église catholique, à celles de prisonniers du camp de concentration de Dachau ; il expliquait par le jeûne rigoureux pratiqué volontairement dans un cas, durement imposé dans l'autre, les similitudes observées. Il ajoutait toutefois ceci : le mystique expérimente sans doute, dans la chimie de son corps, des changements identiques à ceux qui s'opèrent dans le corps des prisonniers affamés, d'où la similarité de leurs « visions » ; le mystique donne toutefois à ses visions – ou hallucinations ? – une signification autre. Il me semble que l'épuisement des ressources vitales pourrait rendre compte des observations faites par Moody.

IKEDA • On analyse et interprète fréquemment les expériences de la mort imminente comme un phénomène psychologique, de la même manière que les hallucinations induites par des drogues, par le paroxysme du lobe temporal ou des troubles cérébraux résultant d'un manque d'oxygène. En tant que bouddhiste, j'espère qu'on recueillera plus de données sur les expériences d'états proches de la mort et qu'on les analysera en se référant à la psychologie, à la physiologie, à la psychopathologie, à l'ethnologie, à l'anthropologie, etc.

BOURGEAULT • Néanmoins, j'éprouve une sorte de malaise, je l'avoue, chaque fois que le non-sens de la mort – et la rupture radicale qu'elle introduit – me paraît nié par l'affirmation d'une continuité de la vie, ou de son renouvellement qui assurerait une forme de « survie ». Il y a là, me semble-t-il, recherche de consolation dont je reconnais, malgré tout, la légitimité.

Quoi qu'on dise, la mort marque une rupture radicale, une brisure. La personne vivante, qui a donné sens et trouvé saveur à la vie, est placée, par la perspective de la mort, devant une alternative absurde : ou une survie qui ne réussit pas, malgré l'intensité du désir, à sauver vraiment la vie et ce qui en fait concrètement la richesse, la saveur, le prix ; ou une « annihilation » qui réduit tout à un inconcevable néant.

Affronter hardiment la mort

IKEDA • « Philosopher c'est apprendre à mourir » disait Montaigne[3]. Semblablement, le bouddhisme enseigne à étudier d'abord la mort et à n'étudier qu'ensuite les autres sujets. Il est par conséquent essentiel que nous nous familiarisions avec la mort pour rendre riches et pleines nos vies.

Au delà des interprétations que nous faisons des expériences d'états proches de la mort, je trouve particulièrement intéressantes leurs répercussions sur les personnes directement touchées. On a remarqué que ces personnes, littéralement revenues des portes de la mort, réfléchissent sur leur mode de vie antérieur et s'efforcent de vivre aussi pleinement que possible comme pour être prêtes, en tout temps, à faire face à leur dernière heure.

Vous serez peut-être d'accord avec moi pour résumer ainsi les répercussions de l'expérience d'états voisins de la mort : (1) les personnes concernées n'ont plus peur de la mort ; (2) elles s'efforcent d'acquérir le plus de connaissances possible tandis qu'elles sont encore vivantes ; (3) elles sont déterminées à aider les autres en adoptant une attitude nouvelle, plus attentionnée et plus affectueuse à leur égard, à se montrer compatissantes au lieu d'être égoïstement préoccupées des honneurs, du pouvoir, de la richesse. Si on peut revenir des frontières de la mort avec cette sorte d'attitude et changer de conduite, alors j'estime que pareille expérience est d'une grande valeur pour qui la vit.

Dans la conférence que je donnais à Harvard en 1993, sous le titre

3. Montaigne, *Les Essais*, édition Pierre Volley, Paris, PUF, collection « Quadrige », 1992, p. 81.

«Bouddhisme mahâyâna et civilisation du XXIᵉ siècle», je signalais que la société moderne a détourné son attention du problème de la mort et lui a imprimé une image négative diamétralement opposée à l'image positive de la vie. J'insistais pour que nous fassions hardiment face à la mort au lieu de l'ignorer.

BOURGEAULT · Au Canada et plus généralement en Amérique du Nord ou en Europe, il est devenu extrêmement difficile d'accepter tels quels les aspects négatifs de l'évolution de la vie. On peut attribuer cela à la conception selon laquelle la vie, lorsqu'elle rencontre la mort, ne peut plus croître, mais est condamnée à l'étape ultime, celle de la disparition.

IKEDA · La doctrine bouddhique a recours au principe du «*hosshô no kimetsu*» (manifestation et latence de la vérité éternelle et immuable, inhérente à toutes choses). *Hosshô*, qu'on appelle également nature du dharma[4], se manifeste à répétition puis redevient latente selon les rapports karmiques qu'elle entretient avec tous les phénomènes, y compris la vie et la mort, qui obéissent au processus créatif d'évolution.

BOURGEAULT · Vécue sous le signe et sous la constante impulsion de la liberté créatrice de la personne, la vie peut-elle échapper à la mort? La pensée d'un Jean-Paul Sartre ou d'une Simone de Beauvoir, tous deux incroyants et athées, s'inscrit dans une perspective et une dynamique qui défient la mort et son non-sens, qui cherchent à l'empêcher d'avoir prise sur la vie. Par l'élan de la pensée qui fait son humanité et donne sens à sa vie, par les liens de ses amours ou de ses amitiés, par sa descendance et par les œuvres qu'il laisse en héritage, chacun transcende en un sens la mort à laquelle il est quand même voué et qui finira par l'engloutir. Car la mort est la plus forte et son non-sens accule, en la vie même, à l'absurde. Mais tout est-il vraiment englouti dans la mort? Reste, par delà la mort, ce que Jean-Paul Sartre appelle «l'être-pour-autrui». Restent, dira le philosophe Vladimir Jankélévitch, «l'avoir été», «l'avoir vécu» et «l'avoir aimé».

4. L'un des termes bouddhiques fondamentaux. Il possède quantité de sens. Il est le plus souvent utilisé dans le sens: (1) la Loi, ou la vérité ultime; (2) l'enseignement du Bouddha qui révèle la Loi, ou les sûtras; (3) les manifestations de la Loi, c'est-à-dire les phénomènes, les choses, les faits, les existences, etc.; (4) les éléments de l'existence qui, selon les écoles du Theravâda, sont les composantes les plus fondamentales de l'individu et de sa réalité; (5) les normes de conduite qui mènent à l'accumulation d'un bon karma.

IKEDA • Je suis d'accord avec Sartre et Jankélévitch sur ce point. La vie est courte et ce dont nous sommes capables dans ce laps de temps est naturellement limité. Mais d'autres, qui nous succéderont ou auront été marqués par notre influence, suivront nos traces et poursuivront notre œuvre. En ce sens, notre vie se continue éternellement.

Les diverses activités que la Soka Gakkai mène contre la guerre, pour la paix et le bien-être du genre humain, se fondent en fait sur ce que nous a légué Josei Toda, ses idées et sa philosophie – par exemple, son appel à la prohibition de la bombe atomique et de la bombe à hydrogène, et son concept de globalisme. Et à mesure que se diffusent dans le monde entier nos activités, nous avons la ferme conviction que Tsunesaburo Makiguchi et Josei Toda « vivent » dans les membres de la SGI et dans leurs actions.

6. Apparition de la vie

IKEDA • Comme l'indique le mot bouddhique « *shôji* » (naissance et mort), naissance et mort sont pareillement importantes pour les êtres humains.

BOURGEAULT • Avec la mort, la naissance est en effet un des moments décisifs pour les humains. Il n'est cependant pas plus facile de déterminer le moment où commence la vie humaine que celui où elle prend fin.

IKEDA • Quels ont été, en cette matière, les points de vue chrétiens ?

BOURGEAULT • Dans la tradition judéo-chrétienne, on a décrit la vie en recourant aux concepts de *psukhè* (âme ; littéralement, souffle) et de *pneuma* (esprit vital ; littéralement, vent) ; on se rattachait ainsi à l'antique croyance selon laquelle la vie serait animée par quelque forme de substance circulant à l'intérieur du corps. On croyait aussi que la vie venait de l'Esprit de Dieu et que, de ce fait, il fallait la traiter avec le plus grand soin et le plus grand respect.

Plus tard, après que le christianisme se fut établi et eut imposé la civilisation chrétienne en assumant l'héritage gréco-romain, les discussions sur la vie prirent un autre tour. L'attention se porta, par exemple, sur la détermination du moment où la vie devient humaine, du moment où, dans son développement, le fœtus devient une entité humaine.

IKEDA • L'attention s'était déplacée : elle se portait sur la naissance de l'être humain plutôt que sur l'apparition de la vie.

BOURGEAULT • Oui. En d'autres mots, on tentait ainsi de distinguer l'embryon de l'être humain achevé. Si paradoxal que cela fût, certains accouchèrent d'une thèse discriminatoire voulant que le fœtus masculin devenait humain après trois mois de grossesse, mais que cela ne se faisait qu'après six mois dans le cas du fœtus féminin. L'emporta dans le débat la vue traditionnelle selon laquelle le fœtus devient humain quand il commence à respirer par lui-même, à la naissance.

Tout récemment, on a parlé de pré-embryons, utilisant un terme qui n'a rien de scientifique pour désigner des « jeunes » embryons congelés en attente d'implantation ou de servir à la recherche. En réalité, je ne pense pas qu'il soit possible de cerner avec certitude le moment précis où la vie humaine commence, ou celui où la vie devient humaine. Le processus est peut-être graduel en ce que l'entité humaine croît en complexité, au fil du temps, jusqu'à devenir enfin humaine.

IKEDA • Selon les sûtras bouddhiques, la vie commence au moment de la conception. Bien entendu, dans les temps anciens, les gens savaient peu de chose des conditions anténatales de vie, conditions qui nous sont aujourd'hui connues grâce à la physiologie prénatale. Pour convenablement faire face aux problèmes que soulèvent l'insémination artificielle et la fécondation *in vitro*, nous devons repenser toute la question de la nature de la vie et du moment où elle commence, en nous appuyant sur le savoir scientifique et médical.

Le bouddhisme envisage la naissance, tout comme la mort, comme un processus. Dans certains sûtras, on décrit la conception en ces mots : « *chûushin* (entité d'existence intermédiaire) se fixe » ou « *shiki* (conscience) s'introduit ». La conscience en cause est ici celle du huitième niveau, dite *âlaya* (qui signifie « réservoir » en sanscrit), le subconscient collectif dont nous avons parlé en relation avec la mort. Dans le contexte de la réincarnation, la vie est une existence intermédiaire entre le moment de la mort et celui de la prochaine naissance ; conséquemment, la fécondation représente les noces de cette existence avec un corps humain. À mesure que se développe le fœtus, il s'enrichit d'autres niveaux de conscience – le septième (*manas*) et le sixième (esprit pensant) – et finalement des cinq sens.

En physiologie du cerveau, le processus de développement fœtal se fait en deux étapes : celle de la division, de la prolifération et du mouvement cellulaires pendant les cinq ou six premiers mois de grossesse, puis celle de la formation de réseaux (croissance des neurites – axones et dendrites – et des synapses). On peut interpréter la dernière étape comme un processus dans lequel les diverses fonctions du corps humain commencent à se manifester. Les découvertes scientifiques semblent donc confirmer la validité de l'interprétation bouddhique voulant que le subconscient, la conscience et les cinq sens émergent graduellement par interactions.

Cette perception de la naissance comme processus s'aligne sur ce que vous disiez plus tôt à propos de l'entité humaine dont la complexité s'accroît avec le temps.

Perspective éthique sur le diagnostic prénatal

IKEDA • Les percées techniques et scientifiques des récentes années ont fait progresser la technologie médicale à un rythme affolant. Pas étonnant que la technologie, qui rend aujourd'hui possible la manipulation artificielle de la vie humaine, soit en train d'engendrer un nouvelle série de délicats problèmes éthiques.

Prenons, par exemple, la capacité de procéder à des examens prénataux. Cette capacité technique a radicalement avivé l'épineuse question de l'avortement artificiellement provoqué. Les tests prénataux comme l'amniocentèse, les ultrasons et les PVC (prélèvements de villosités choriales) nous permettent de surveiller les tout premiers stades du développement fœtal et d'identifier une variété de plus en plus grande d'affections congénitales et héréditaires.

BOURGEAULT • Dès avant la naissance, en effet, nous pouvons désormais savoir, par des tests prénataux – et même préimplantatoires, en cas de fécondation *in vitro* –, la « qualité » à laquelle la vie humaine en gestation est promise, si on la laisse se développer. De nouvelles questions se posent depuis que s'offrent d'autres options. Et il en va ainsi jusqu'à la fin de la vie : on peut en partie dissocier la vie, en ses derniers moments, des souffrances de l'agonie ; on est en mesure de hâter ou de retarder la mort elle-même dont l'antique pouvoir, s'il n'est pas aboli, peut être tenu temporairement en échec.

IKEDA • On dit, par exemple, que le test du marqueur du sérum maternel (on dit aussi : dépistage sérologique chez la mère) est on ne peut plus simple. On pourrait aisément l'inclure parmi les examens prénataux usuels, sans toutefois mesurer vraiment les implications éthiques d'un test pareil. Pour examiner ce problème et d'autres du genre, on a réuni au Japon, en octobre 1998, une équipe de spécialistes au sein de la Commission ministérielle de la santé et du bien-être publics sur les sciences de la santé. Le groupe est appelé à se pencher sur la sécurité et la moralité des diagnostics prénataux, y compris ceux auxquels on procède à un stade préimplantatoire. Quelle est la situation au Canada en ce domaine ?

BOURGEAULT • Il ressort d'une enquête, réalisée en 1990 dans les vingt-deux centres spécialisés du Canada, que le recours fréquent aux techniques et aux tests de diagnostic prénatal tend à devenir en pratique une démarche quasi routinière ; il ferait partie de « protocoles » usuels de prévention ou de « suivi » des femmes enceintes de 35 ans ou plus, par exemple, ou de celles qui ont quelque motif de craindre de donner naissance à un enfant atteint de malformation ou d'une grave maladie héréditaire[5]. En 1990, au moins 22 000 femmes se sont présentées à l'un ou l'autre de ces vingt-deux centres : en raison de leur âge (35 et plus) au moment de leur grossesse, dans 78 % des cas ; pour diverses autres raisons, dans les autres cas (expériences personnelles antérieures, ou histoire familiale ; résultats jugés anormaux à des examens ou à des tests de routine, etc.).

De façon générale, les femmes interrogées jugeaient utile, quoique pénible, le recours aux tests de diagnostic prénatal ; elles étaient globalement satisfaites des services offerts ou effectivement rendus, mais

5. Les propos de cette intervention s'inspirent de rapports de recherche commandités par la Commission royale sur les nouvelles techniques de reproduction présidée par le docteur Patricia A. Baird, plus précisément des volumes 12 et 13, portant sur le diagnostic prénatal au Canada, annexés au rapport officiel intitulé *Un virage à prendre en douceur*.

souhaitaient – avant, pendant et après les tests et les interventions qui peuvent en découler – le support d'un accompagnement qui tienne réellement compte de leur expérience. De leur côté, les médecins et les « conseillers génétiques » étaient globalement favorables à la généralisation de l'usage de ces tests pour les femmes de 35 ans ou plus, ou lorsqu'on a quelque motif de craindre la naissance d'un enfant souffrant d'une anomalie ou d'une affection grave. Il existait par ailleurs un large consensus sur la nécessité de communiquer à la femme enceinte les résultats des tests, pour qu'elle puisse, en toute liberté et bien informée, arrêter la décision de poursuivre ou d'interrompre sa grossesse.

IKEDA • Dans le cas où l'on détecterait une anomalie congénitale chez un fœtus à la suite de ces tests, la décision de mettre fin ou non à la grossesse serait laissée à la femme. Cela pourrait, bien sûr, reporter sur la femme le fardeau de l'anomalie de l'enfant, fardeau que la société dans son ensemble devrait plutôt partager avec elle.

BOURGEAULT • Peut-on réellement parler ici de liberté ? Dans le cadre d'une autre enquête canadienne également menée en 1990, les femmes consultées ont généralement affirmé que leur liberté avait été respectée ; plusieurs signalaient cependant qu'on avait exercé sur elles de subtiles pressions, tenant davantage à un certain climat et à l'influence d'une idéologie dominante qu'à la volonté de tel ou tel professionnel d'imposer son point de vue.

L'ambivalence ressentie et vécue par les femmes aux prises avec deux « construits sociaux », ou deux images de la grossesse – une riche expérience « naturelle » touchant tout leur être, le sentiment d'être un objet de tests pratiqués à l'aide de techniques et d'analyses diverses – était bien mise en lumière dans une autre étude réalisée à la même époque : *Women's Experience with Technology in Pregnancy* de Sari Tidiver. Cette étude mettait bien en relief les limites qu'imposent à la liberté des femmes des pressions d'ordres divers. Y étaient en outre exprimées des insatisfactions liées au sentiment que l'expérience vécue n'était pas prise en compte dans des démarches médicales et techniques toujours partielles ou fragmentaires.

Plusieurs femmes qui avaient eu recours au diagnostic prénatal exprimaient des sentiments ambigus ou ambivalents (et parfois du ressentiment!) : elles avaient conscience que la technologie les avait aidées et envahies à la fois, puis qu'on les avait laissées à elles-mêmes pour prendre, en certains cas, de difficiles décisions. C'est qu'il y a ici un double paradoxe. D'une part, comme l'enfant à venir est «désiré», la grossesse est en bien des cas elle-même «voulue» et vécue comme un événement heureux, comme une expérience riche et épanouissante soudain troublée et «tourmentée» par la possibilité d'une naissance «anormale» que fait nécessairement apparaître la suggestion du recours au diagnostic prénatal – suggestion perçue comme raisonnable et pratiquement exigée par la responsabilité de la mère à l'égard de l'enfant à naître. D'autre part, en cas de «mauvais résultats», l'appareillage technologique déployé, dont on croyait qu'il permettrait de mettre au monde «l'enfant parfait», faisait défaut et abandonnait la femme à sa tristesse, voire à sa détresse.

IKEDA · Si on impose à la femme enceinte le genre de responsabilité que vous venez de décrire, le diagnostic prénatal est plus susceptible de restreindre que de consolider ses droits. Quoi qu'on dise, les femmes sont soumises à diverses formes de pression sociale, tant implicites que manifestes, spécialement en matière d'accouchement et d'éducation des enfants. En plus de prendre les dispositions appropriées quant au diagnostic prénatal, il est nécessaire et urgent de créer une structure capable de soutenir et de conseiller les femmes piégées dans une situation intenable.

BOURGEAULT · Le diagnostic prénatal permet de déceler en certains cas une anomalie ou une affection, mais les thérapies génétiques susceptibles d'apporter un jour les correctifs nécessaires ne sont pas encore au point, du moins dans la plupart des cas. Le diagnostic prénatal constitue donc en pratique, le plus souvent, une intervention qui a un objectif d'information ou de prévision – ou, comme on dit parfois, de prédiction – et de «prévention» par l'interruption de la grossesse.

IKEDA · Au Japon, on semble trouver normal d'envisager l'avortement quand on repère des anomalies par des tests du liquide amniotique, ou d'autres tests semblables. C'est là l'un des problèmes que soulève le diagnostic prénatal.

Définition de la qualité de vie

BOURGEAULT • Se posent ici de façon cruciale des questions fondamentales de bioéthique : qu'entend-on par anomalie génétique ? par « susceptibilité » ou prédisposition à développer telle ou telle maladie ? par anormalité ? par handicap ? quand peut-on juger ces « maux » assez graves ou sérieux pour justifier le recours à l'avortement ?

Deux questions parmi bien d'autres retiendront notre attention : la première concerne la définition de la frontière entre normal et anormal, ou pathologique, la définition de ce qui fait en somme la qualité d'une vie humaine ; la deuxième, sous-jacente à la première, a trait à l'eugénisme *soft*.

IKEDA • Il s'agit effectivement de deux questions fondamentales.

BOURGEAULT • La définition de la « qualité de vie » renvoie aux concepts de « normalité » et de « morbidité ». Certaines personnes qui souffrent de tares ou de maladies communément considérées comme graves et transmissibles génétiquement estiment que leur vie est heureuse, qu'elle vaut toujours d'être vécue, qu'elle a vraiment qualité humaine – ce qui contredit nos jugements spontanés et les évaluations des spécialistes.

Essentiellement, le handicap est un problème social, c'est une question d'acceptation sociale. Il ne s'agit pas tant d'un problème médical. Qui pourrait, de toute manière, juger de la qualité de vie d'un être non encore né ? Pas facile de tracer nettement les frontières entre le normal et le morbide.

IKEDA • Je suis sincèrement d'accord avec vous.

En mars et en juin 1998, des rencontres et des débats publics se sont tenus sous le parrainage de la Société japonaise d'obstétrique et de gynécologie sur la question du diagnostic préimplantatoire. Des représentants de personnes atteintes d'incapacité y ont exposé leurs opinions. Le point sur lequel ces gens ont le plus insisté est que la présence d'infirmes devait être considérée comme allant de soi, qu'on devait se débarrasser de toute forme de discrimination à leur égard et leur apporter toute l'aide possible pour subvenir à leurs besoins en tant que membres de la société.

Quand il est question de qualité de vie, nous ne devrions pas tracer de frontières et reléguer certains états au domaine de l'anormalité.

Nous devrions plutôt faire tout en notre pouvoir pour édifier une société où les personnes affectées d'une infirmité n'auront pas à se considérer comme des handicapés, mais pourront pleinement s'épanouir.

BOURGEAULT • Il y a, parmi les témoignages recueillis dans le cadre de nombreuses enquêtes, une remarquable unanimité à rejeter toute utilisation du diagnostic prénatal à des fins eugéniques. Malgré quoi toute l'entreprise de la recherche, de l'intervention et de la médecine génétiques me paraît s'inscrire sous une forme d'eugénisme que je qualifierai d'eugénisme *soft*. Nous tentons d'améliorer avant même leur naissance, puis tout au long de leur vie, l'état de santé des individus et des populations. Non par la suppression des handicapés comme on l'a fait en maints pays, et pas seulement dans l'Allemagne nazie des années trente (eugénisme *hard*), mais en intervenant avant même leur naissance : dans l'œuf, si je peux m'exprimer ainsi.

IKEDA • Derrière la critique de l'eugénisme, pointent inévitablement des soupçons d'apparentement des politiques eugéniques avec le nazisme et le racisme (purification ethnique).

BOURGEAULT • Il faudrait, à mon sens, aborder sur de nouvelles bases le débat éthique sur l'eugénisme ; nous ne pouvons condamner d'emblée, ou à priori, toute forme d'eugénisme si nous estimons que la vie ne nous est pas simplement remise comme un don sacré, mais qu'elle est livrée à notre responsabilité.

IKEDA • Chacun souhaite naturellement donner naissance à des enfants en santé. Si les technologies de reproduction peuvent aider en ce sens, il faudrait pourtant soupeser leur utilisation avec toutes les précautions requises. Néanmoins, j'appréhende la possibilité que cela conduise à des interventions sur la vie humaine pour des motifs d'intolérance. On ne fait appel à la technologie procréatrice que dans le champ de la vie fœtale, mais elle pourrait donner à la société, ou à des individus, le moyen de contrôler la vie d'autrui, à tout le moins de lui imposer certaines contraintes. En nous inspirant du concept bouddhique du caractère sacré de la vie, nous devons nous montrer extrêmement prudents quant à l'application de techniques susceptibles finalement de servir à manipuler la vie elle-même.

Reste une autre considération : le risque potentiel couru par la mère si on permet au fœtus de se développer. Il est dans tous les cas impératif que les parents prennent le temps de réfléchir, de concert avec le personnel médical, pour trouver la solution la plus bénéfique à l'enfant à naître.

Avortement et philosophie féminine de la vie

IKEDA · Je crois comprendre que vous vous êtes personnellement engagé dans des discussions sur l'avortement au Canada.

BOURGEAULT · Pendant les débats tumultueux qui se sont déroulés au Québec, au début des années soixante-dix, sur la « décriminalisation » de l'avortement, j'ai participé à la rédaction d'un rapport de la Ligue des droits de l'Homme (plus tard rebaptisée Ligue des droits et libertés) dont le titre annonçait discrètement l'orientation fondamentale : *La société québécoise face à l'avortement*[6].

Les discours et les législations contre l'avortement sont souvent hypocrites. Comme on le voit très nettement aux États-Unis, ceux qui condamnent l'avortement – plus souvent des hommes que des femmes – réclament aussi le maintien ou le rétablissement de la peine de mort, se portent à la défense du droit de posséder et d'utiliser des armes, favorisent la répression des criminels et de tous les déviants plutôt que des mesures d'aide et des réformes sociales. Il y a là contradiction : on défend aveuglément le droit à la vie dans un cas et on le nie dans d'autres. En outre, on se décharge sur les femmes d'une responsabilité qui devrait être partagée.

Le recours à l'avortement est relié à des enjeux de société. La possibilité même de mener à terme une grossesse est souvent contrecarrée par la pauvreté et ses conséquences (les mères célibataires ou séparées comptent parmi les personnes les plus pauvres, au Canada et au Québec) : précarité de l'emploi (les droits qu'on croyait acquis, eu égard aux congés de maternité, sont menacés par le libre jeu d'une concurrence elle-même cause de chômage) ; manque de soutien adéquat de la part de la communauté (les gouvernements aussi bien que les Églises font montre d'une insouciance qui contredit leurs discours).

Dans notre rapport, nous rappelions la responsabilité de la société, c'est-à-dire de chacun de ses membres. Par ailleurs, les participants au

6. Montréal, Leméac, 1974.

groupe de travail de la Ligue convenaient unanimement qu'il est absurde d'opposer droit à la vie et droit à la liberté. Respect de la vie et respect des droits et libertés sont indissociables : le respect de la vie est vide de sens si la vie dont il s'agit n'est pas libre ; en retour, il n'est pas de droits et de libertés possibles sans respect de la vie.

IKEDA • Cette assertion est d'une profonde sagesse. J'ai moi aussi le sentiment que le concept de respect de la vie et l'insistance sur la liberté et les droits ne sont pas incompatibles. Malheureusement, sans discussion sérieuse ni débat public, on a « libéralisé » l'avortement au Japon comme moyen de contrer une croissance explosive de la population. Conséquemment, on tend à ne voir dans les technologies de procréation qu'un outil, parmi d'autres, d'intervention médicale. Aucune discussion sur leurs conséquences éthiques n'a eu lieu et nulle restriction légale n'a été imposée à leur utilisation. Et, on le sait parfaitement, c'est la femme qui est directement touchée par l'avortement : les hommes, eux, cherchent trop souvent à fuir leur responsabilité de géniteur.

BOURGEAULT • Les femmes que j'ai rencontrées au fil des ans m'ont toujours paru des plus soucieuses de la vie et des plus empressées à son égard ; elles se refusaient à l'intransigeance des grands principes et des règles, aussi bien que des jugements et des condamnations. Ces femmes m'ont forcé à m'interroger sur mon rapport personnel à la vie, à ma vie et à la vie d'autrui.

Il faut néanmoins reconnaître que l'interruption de grossesse n'est pas la seule « solution » au « problème » occasionnellement révélé par un diagnostic prénatal. La thérapie génique a commencé à donner, en certains cas, de bons résultats ; des traitements encore à l'étape des balbutiements suscitent des espoirs qui ne seront certainement pas tous déçus[7].

IKEDA • L'avortement est un problème intimement lié au mode de vie de la femme concernée. Il est aussi inséparable de la manière dont les gens – la mère, les parents, la famille, la société dans son ensemble –

---

7. Cette intervention s'inspire du rapport de la Commission royale sur les nouvelles techniques de reproduction présidée par le docteur Patricia A. Baird, rapport publié en 1993 sous le titre *Un virage à prendre en douceur*.

considèrent le fœtus. Cet enjeu exige dès maintenant une discussion sérieuse et minutieuse.

Les préceptes bouddhiques sur le meurtre traitent, du point de vue de l'éthique traditionnelle, des cas de fausse couche provoquée. On peut lire dans un sûtra : « L'un des plus graves péchés que puisse commettre une nonne est de provoquer la mort en son sein, en recourant à une méthode d'interruption de grossesse avec l'intention arrêtée de tuer le fœtus. » Si une nonne bouddhiste use délibérément d'une méthode visant à provoquer un avortement et que le fœtus meurt, elle a commis un des pires péchés qui soient. Quiconque adhère aux prémisses de la compassion bouddhique doit radicalement réprouver l'interruption artificielle de grossesse. À mon avis, il vaut beaucoup mieux employer des moyens préventifs de contraception.

Bien sûr, d'autres considérations peuvent jouer : pensons au cas où la mère court un risque potentiel si on laisse le fœtus se développer, aux grossesses résultant d'un viol ou de relations sexuelles s'accompagnant d'autres formes de violence. Dans de tels cas, la décision finale devrait être arrêtée en respectant intégralement la volonté des parents, spécialement de la mère.

Si la thérapie génique progresse suffisamment dans l'avenir et permet d'apporter une solution à certains problèmes, il faudra la considérer sérieusement comme une option, mais on devra d'abord l'examiner soigneusement et minutieusement pour déterminer la meilleure manière de l'employer. Bien entendu, on veillera à prendre toutes les précautions possibles pour s'assurer que, dans le cours de leur application, les techniques de thérapie génique ne tournent pas à la pure manipulation de gènes à des fins autres que thérapeutiques.

Chez les chrétiens, spécialement chez les catholiques, on a traditionnellement proscrit l'avortement par respect pour le don divin de la vie, n'est-ce pas ?

BOURGEAULT • À cet égard, j'aurais deux commentaires. D'abord, il n'existe aucune référence claire à l'avortement dans la Bible. Ensuite, il y a contradiction des plus évidentes entre la logique des Croisades et des guerres « justes », de l'Inquisition et du supplice religieux, du châtiment par la mort, etc. – logique d'exclusion de tous les contradicteurs et de négation de leur droit à la vie qui a longtemps prévalu dans le christianisme – et l'interdiction permanente de l'avortement sur la base du respect de la dignité de la vie humaine.

IKEDA • Le bouddhisme se caractérise par sa logique de tolérance. De la même façon que les préceptes bouddhiques sur le meurtre s'appliquent à la vie du fœtus, l'esprit de tolérance reconnaît l'inviolabilité de tous les êtres vivants. De fait, la logique bouddhique de tolérance pourrait servir de fondement à une société où resplendirait l'individualité de chacun et où chacun pourrait vivre dans le respect de soi, confiant en l'avenir. Notre société moderne doit aspirer au renversement de la logique d'exclusion par une logique de tolérance qui rende possible la coexistence de tous les êtres vivants.

7. Technologies d'aide à la procréation et vie humaine

Abus de la technologie de procréation

IKEDA • L'application des méthodes biotechnologiques développées à partir de découvertes récentes en sciences de la vie a permis de reproduire en laboratoire certaines fonctions naturelles. L'insémination artificielle, la fertilisation hors du corps (fécondation *in vitro*) et l'implantation d'embryons n'en sont que quelques-unes.

BOURGEAULT • Grâce au développement scientifique et technologique, nous pouvons désormais donner corps à nos rêves. Comme le fait remarquer Jean-François Malherbe, en traitant des «enjeux éthiques de l'aide médicale à la procréation[8]», trois rêves anciens trouvent maintenant leur réalisation: (1) grâce aux diverses techniques de contraception, on peut depuis quelques décennies déjà «ne pas avoir d'enfants quand on n'en veut pas»; (2) même stérile, on peut maintenant «avoir des enfants quand on en veut» en recourant à l'insémination artificielle, à la fécondation *in vitro*, à la gestation substitutive;

8. *Engendrés par la science. Enjeux éthiques des manipulations de la procréation* d'Édouard Boné et J.-F. Malherbe, Paris, Éditions du Cerf, 1985.

(3) on peut déjà par le diagnostic prénatal et l'avortement – bientôt, par des interventions sur les gènes – «avoir les enfants qu'on veut» et n'avoir qu'eux.

IKEDA • Comment juge-t-on, au Canada, une manipulation aussi cruciale de la vie humaine par le moyen des technologies de reproduction? Et quel est, selon le sentiment général des Canadiens, la meilleure façon d'utiliser ces technologies pour contribuer au bien-être de l'humanité?

BOURGEAULT • Au Canada, le débat sur ces enjeux a été alimenté, entre les années 1990 et 1993, par les travaux et les discussions franches d'une Commission royale sur les nouvelles techniques de reproduction. Outre son rapport, ladite Commission a publié en 1993 quinze volumineux cahiers contenant les comptes rendus d'enquêtes et de recherches.

Dans le sillage des consultations menées, le Parlement canadien a été saisi d'un projet de loi visant à réglementer les nouvelles technologies de reproduction, à écarter toute forme de commercialisation et d'éventuelles aberrations. Des dispositions du projet de loi soumis au Parlement canadien visaient à interdire certaines pratiques qui avaient cours aux États-Unis d'Amérique et ailleurs, parfois même au Canada : recours à la gestation substitutive («mère porteuse»); sélection du sexe de l'enfant pour des motifs non médicaux; achat et vente d'ovules et de sperme (seuls seraient autorisés les dons sans rémunération ni compensation); achat et vente d'embryons; développement d'embryons dans des utérus artificiels; clonage d'embryons humains; création d'hybrides (homme/animal); transfert d'embryons humains dans un animal; développement et conservation d'embryons humains à des fins de recherche; prélèvement d'échantillons de sperme ou d'ovule sur des cadavres.

Certaines des mesures envisagées furent bien accueillies; d'autres suscitèrent des réserves ou de l'opposition, d'aucuns estimant qu'elles ne feraient qu'alimenter des appréhensions sans fondements. Le projet, selon l'expression consacrée, est «mort au feuilleton». Un deuxième projet de loi devait connaître le même sort.

Comme le déplore Louise Vandelac, une sociologue qui s'intéresse vivement à toutes ces questions, après une commission qui a coûté près de 30 millions de dollars, après deux projets de loi «morts au feuilleton», le Canada n'a toujours pas défini de cadre légal spécifique en ces matières. L'industrie des technologies y prospère, sans réglementation ou presque. Mais le débat se poursuit.

IKEDA • À l'heure actuelle, on pratique l'insémination artificielle dans un très grand nombre de pays. L'insémination homologue, c'est-à-dire l'insémination artificielle par le mari, s'avère une procédure efficace dans les cas d'infertilité et ne devrait pas poser de difficulté dans la mesure où l'enfant est alors génétiquement la progéniture du couple, en dépit de la contribution de la technologie médicale à sa naissance. Par opposition, l'insémination artificielle par un donneur, plus proprement appelée insémination hétérologue, soulève quelques très graves questions de bioéthique, même si elle ne diffère pas techniquement de l'insémination homologue.

On exploite déjà commercialement l'exécution artificielle des fonctions reproductrices ; elle est d'ailleurs le cœur même d'une nouvelle industrie de services aux États-Unis. Certaines de ces entreprises sont des banques de sperme, dont plusieurs se spécialisent dans l'entreposage du sperme de catégories particulières de gens : des prix Nobel, des athlètes olympiques, etc. D'autres s'emploient à trouver des parents par subrogation, supervisent la naissance et le placement de l'enfant. Il aurait même été question de commercialiser des ovules fertilisés. Je m'oppose à l'idée de sélectionner certains types de sperme et de les utiliser pour insémination artificielle. Le caractère sacré de la vie humaine n'est aucunement lié au quotient intellectuel, aux aptitudes ou aux dons particuliers d'une personne, mais bien à la manière dont elle vit.

L'utilisation de cette technologie a donné lieu à plusieurs incidents de violation des droits de la personne. Un procès largement médiatisé concernait une lutte acerbe que se livraient d'ex-conjoints pour la propriété d'ovules fertilisés et conservés par congélation avant leur séparation. Dans un autre cas, une mère par substitution qui s'était graduellement attachée à l'enfant qu'elle portait intenta un procès pour le garder, provoquant un litige déchirant avec la femme envers laquelle elle s'était engagée par contrat. Dans une autre cause encore plus tragique, le bébé né par gestation substitutive était atteint d'une anomalie congénitale et la partie contractante refusa de «prendre livraison» de l'enfant. Ce genre de situations se multiplient à droite et à gauche, laissant libre champ à une multitude de violations flagrantes des droits de la personne.

Désagrégation ou transformation de la famille

BOURGEAULT • On dissocie aujourd'hui la procréation, au moins virtuellement, de la relation sexuelle jusque-là indispensable, de même que des formes usuelles de paternité et de maternité. Vous l'avez noté, cette dissociation n'est pas sans risques. En ouvrant la porte à de nouvelles associations, elle force à réviser les liens entre vie affective, rapports sexuels et engagement – et cela, dans la vie des personnes et dans l'aménagement des rapports en société, dans la reconstitution de ce que l'on appelle la famille, par exemple, qui a déjà pris tant de formes au fil des siècles et des civilisations. Il en résulte des risques d'abus que vous avez soulignés : commercialisation de la vie humaine ; eugénisme avoué ou caché ; espoirs déçus et désillusions ; batailles juridiques dont les personnes, les enfants surtout, font les frais puisque leurs droits sont bafoués ; sans oublier d'éventuelles pratiques d'apprentis sorciers.

IKEDA • Avant de faire usage des nouvelles technologies de reproduction, les aspirants pères et mères doivent se poser des questions fondamentales : pourquoi désirons-nous un enfant ? que sommes-nous prêts à faire pour cet enfant ? S'ils arrivent effectivement à triompher de l'égotisme parental et à éprouver joie et gratitude en aidant l'enfant en gestation à mener une existence humaine en ce monde, ils éviteront la désagrégation de la famille. Peut-être même leur sera-t-il possible de fonder une famille sur la base de ce que vous appelez de «nouvelles associations».

Quant à la fécondation *in vitro*, on l'a largement pratiquée dans le monde entier depuis le succès obtenu en 1978 en Grande-Bretagne. Cette technologie semble être devenue une pratique très courante aujourd'hui.

BOURGEAULT • Les recherches et les pratiques expérimentales ou novatrices en matière de procréation assistée ont généralement cours dans des centres universitaires ou péri-universitaires au sein desquels et entre lesquels des échanges réguliers entre chercheurs et praticiens d'une part, et divers mécanismes de surveillance, d'évaluation et de contrôle d'autre part, limitent les risques qu'on ne saurait cependant éliminer totalement. On peut donc se sentir globalement en confiance, mais sans se départir de son sens critique d'autant que se multiplient les centres privés de recherche et d'intervention. Une éthique de responsabilité appelle, selon moi, non pas à refuser l'innovation, mais à en circonscrire les risques, à en contenir du mieux qu'on peut, et si possible à l'avance, les effets néfastes.

IKEDA • Aucun traitement médical, aucune thérapie n'est sans risques. Les technologies de reproduction ne font pas exception. Il faut donner priorité absolue non seulement aux considérations éthiques, mais à la sécurité des personnes. Cela relève de la responsabilité des professionnels engagés dans ce champ qui évolue très rapidement.

En dernière analyse, le sens des responsabilités des parents à l'égard de l'enfant à naître grâce à l'assistance médicale dictera l'utilisation la plus sensée de ces technologies. Les parents doivent se doter, pour eux-mêmes, d'une solide philosophie de la vie et, pour l'enfant, d'une pénétrante clairvoyance. Alors seulement, ils s'avéreront de sages et circonspects utilisateurs des plus récentes technologies de reproduction.

CHAPITRE QUATRE

ÉVOLUTION DE LA VIE
ET NAISSANCE
DE L'HUMANITÉ

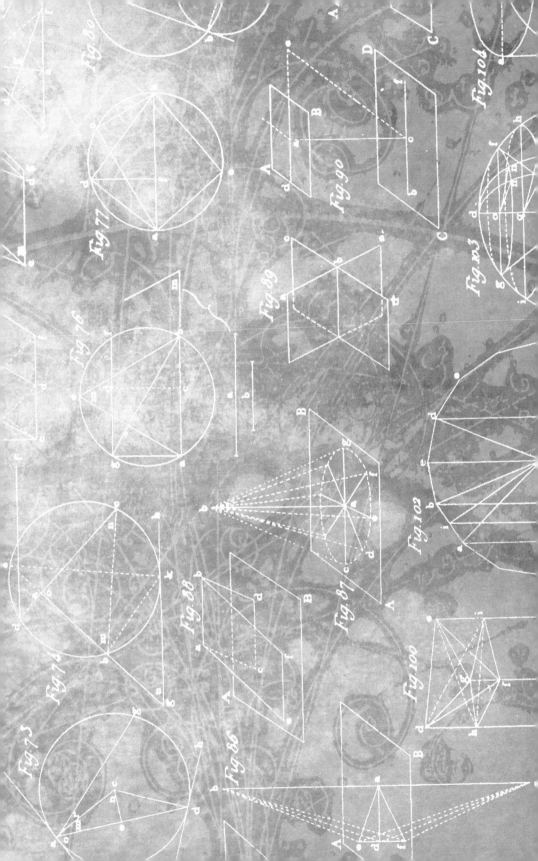

1. Origine de la vie

Pan-vitalisme : le cosmos imprégné d'anima

BOURGEAULT • L'origine de la vie, son évolution, l'avènement de l'être humain ou ce que d'aucuns ont appelé l'hominisation de la vie, tous ces thèmes ont fait l'objet, au cours des siècles, plus spécialement peut-être ces dernières décennies, d'interrogations, de discussions et de débats.

IKEDA • Ce sont là des questions importantes, et complexes. Le débat sur certaines d'entre elles se poursuit encore. Depuis des temps immémoriaux, les humains ont été fascinés par le mystère de l'origine de la vie. Dans cette quête, ils sont allés aux limites de l'esprit, ils ont sondé les profondeurs de la pensée et multiplié les recherches empiriques et les expériences en laboratoire. Comme résultat de ce travail, nous ne disposons aujourd'hui d'aucune réponse définitive, mais plutôt d'un assortiment d'hypothèses variées, tant religieuses que philosophiques.

BOURGEAULT • D'un point de vue philosophique, la question de l'origine de la vie est liée à celle de sa nature : qu'est-ce, en effet, que la vie et qu'est-ce qui différencie le vivant du non-vivant ? Selon qu'elles font intervenir ou non une rupture radicale entre le vivant et le non-vivant, les théories relatives à l'origine de la vie s'inscrivent le plus souvent soit dans une perspective créationniste, soit dans une perspective pan-vitaliste.

IKEDA • Sous l'appellation de créationnisme, je suppose que vous regroupez les conceptions de la vie comme création, comme œuvre de Dieu, d'un Être unique, absolu.

BOURGEAULT • Oui. Les récits bibliques, par exemple, font appel à une intervention créatrice directe : l'origine de la vie tiendrait à une décision divine, voire au caprice d'un dieu qui aurait tout aussi bien pu ne pas créer d'êtres vivants.

IKEDA • Exact. La décision de créer ou non le vivant relèverait alors de la volonté de Dieu.

BOURGEAULT • Dans cette tradition, une décision divine explique la hiérarchie observable des vivants : végétaux, animaux, humains. Un principe de cohésion interne – une âme – confère d'entrée de jeu la vie au vivant et détermine, si je puis m'exprimer ainsi, son degré de vie – mais mieux vaudrait dire la nature et la qualité propres de sa vie.

IKEDA • Maintenant, qu'entend-on par pan-vitalisme ?

BOURGEAULT • Le pan-vitalisme présente plutôt l'univers comme contenant en toutes ses parties des germes de vie appelés à se développer. L'animisme, qui s'inscrit dans ce cadre, renvoie à la conception suivante : il y a partout dans la nature et dans le cosmos des forces vitales et/ou spirituelles, des forces extra ou supra-naturelles non perceptibles, qui échappent à nos efforts d'observation, restent hors d'atteinte des sens.

IKEDA • Le bouddhisme n'endosse pas l'idée de création par un Dieu unique, absolu, et parce qu'il se représente l'univers comme une entité vivante, il s'apparenterait davantage au pan-vitalisme.

Nous reviendrons plus tard aux considérations philosophiques sur la vie. Pour l'instant, j'aimerais que nous discutions des hypothèses scientifiques sur l'origine de la vie. En gros, elles se ramènent à deux grandes théories : celle des origines terrestres et celle des origines extra-terrestres.

L'hypothèse de l'origine cosmique

IKEDA • En 1908, Svante A. Arrhenius (1859-1927), prix Nobel de chimie, publiait un traité sur la « panspermie ». Il y avançait l'hypothèse que des spores (ou germes) viables, venues de planètes de la Voie lactée, auraient dérivé dans l'espace et que certaines d'entre elles auraient « ensemencé » la Terre. Pour cette publication, Arrhenius fut la cible d'une critique cinglante de la part du biochimiste russe Alexandre Oparine. Comme Louis Pasteur (1822-1895) avait réfuté l'origine naturelle de la vie, au milieu du XIXᵉ siècle, il n'existait pas de théories solides, sur l'origine de la vie, capables de lui faire concurrence ; aussi la communauté scientifique accueillit-elle l'ouvrage avec grand intérêt.

BOURGEAULT • Mais la pensée scientifique dominante aujourd'hui n'appuie pas la thèse de la panspermie.

IKEDA • C'est vrai. Les scientifiques affirment que des corpuscules comme les spores viables n'auraient pu se libérer de la gravité des planètes ni survivre aux rayonnements radioactifs et aux températures extrêmement basses de l'espace extra-atmosphérique. En dépit de ces critiques, l'hypothèse d'Arrhenius a fasciné certains spécialistes qui l'ont développée et transformée. L'un d'eux, le biophysicien britannique Francis Crick, a reçu conjointement avec James Watson, le prix Nobel de biologie et de médecine pour ses travaux sur l'ADN. Partant de l'idée que tous les êtres vivants sur Terre ont leur origine génétique dans une source unique, Crick postula la provenance extraterrestre de cette source et la dissémination de spores viables dans l'espace extra-atmosphérique. Du reste, la théorie avancée par l'astronome britannique sir Fred Hoyle et l'astronome sri-lankais N.C. Wickramasinghe, qui cherche à établir les origines de la vie dans les comètes, reflète les mêmes vues.

M. Wickramasinghe, avec qui j'ai publié un livre de dialogues intitulé *Space and Eternal Life* (1998)[1], croit que l'ADN provient de l'espace extra-atmosphérique.

BOURGEAULT • Mais une autre théorie me paraît à la fois plus simple et mieux étayée. Grâce aux travaux des scientifiques, nous connaissons aujourd'hui les circonstances qui ont permis la constitution de notre planète Terre, puis – par le jeu complexe du hasard et de la nécessité, dirait Jacques Monod – l'apparition de la vie sur cette planète. Une origine « terrestre » de la vie sur la planète Terre me paraît dès lors plus vraisemblable qu'une origine extraterrestre. Ce qui n'exclut pas,

---

1. *Space and Eternal Life. A Dialogue between Chandra Wickramasinghe and Daisaku Ikeda*, London, Journeyman Press, 1998.

bien évidemment, que la vie ait aussi pu surgir ailleurs, dans des conditions également propices et grâce toujours au jeu du hasard et de la nécessité dont certaines règles nous échappent encore.

IKEDA • Ainsi que le montrent les plus récentes découvertes en biologie moléculaire, la vie se compose manifestement de substances comme l'ADN et les protéines. Il n'est donc pas exagéré de dire que le non-vivant et le vivant sont presque indémêlables. Et, si tel est le cas, il pourrait ne pas être nécessaire de chercher hors de la planète Terre l'origine de la vie. Quoi qu'il en soit, la quête d'origines extraterrestres soulèverait d'autres questions comme : où et comment la vie a-t-elle commencé dans l'espace extra-atmosphérique ? Dans la mesure où nous pouvons certifier la continuité entre entités vivantes et non vivantes, nous pouvons sans risque présumer que la vie a de fait son origine sur notre planète.

BOURGEAULT • Cela semble le courant de pensée prédominant dans le monde scientifique. L'astrophysicien canadien Hubert Reeves présente les choses un peu autrement ; il fait état, non d'une rupture radicale entre le vivant et le non-vivant, non plus que d'une continuité sans faille, mais d'une dynamique composée à la fois de ruptures et de continuité, une dynamique d'évolution en vertu de laquelle la complexité croissante de l'organisation des êtres ferait apparaître le vivant, lui-même de plus en plus complexe puisque l'apparition de la vie n'entrave pas la marche d'une évolution qui se poursuit selon sa dynamique propre de ruptures et de continuité. Comme tous les autres vivants et en dépit de toutes les ruptures, les humains sont faits des mêmes matériaux que les pierres et les étoiles.

IKEDA • Ce point de vue, d'allure simpliste, est en fait très profond. Il me semble proche de la vision bouddhique selon laquelle l'univers lui-même est imprégné de vie et les « tendances de vie » sont inhérentes à l'apparition de la planète Terre.

Pour les bouddhistes, toute existence se range parmi les êtres sensibles ou les êtres insensibles. Les premiers sont des entités vivantes douées de sentiments, d'émotions et de conscience, dont sont typiques les êtres humains, mais ils englobent aussi les animaux. Les êtres insensibles, qui ne sont pas doués de telles caractéristiques psychologiques, comprennent les plantes et les minéraux. Les opinions varient, cependant, quant à l'à-propos d'inclure les plantes dans la classe des insensibles. On peut se représenter ces deux types d'êtres dans un continuum : à une extrémité se trouverait l'être humain et, à l'autre, les minéraux ; au milieu se tiendraient les animaux et les plantes.

Ainsi que je l'ai mentionné plus tôt, le bouddhisme considère la planète Terre comme une sorte d'entité vivante ; pour lui, la Terre des premiers âges, entité non vivante, avait néanmoins une prédisposition innée à la vie. En conséquence, l'émergence d'êtres sensibles, à partir de l'être insensible qu'était la Terre des premiers âges, et la naissance de l'humanité seraient toutes deux parties d'un processus continu.

BOURGEAULT • Il y a quelques années, j'ai eu l'occasion d'assister, à l'Université de Montréal, à une conférence dialoguée de deux scientifiques de renom : le généticien Albert Jacquard et l'astrophysicien Hubert Reeves[2]. La rencontre de la génétique et de l'astrophysique, par delà ces deux individus et à travers eux, me paraît encore aujourd'hui riche de signification, prégnante de sens. À mesure que s'élargit et s'approfondit tout à la fois notre connaissance de nous-mêmes et de notre milieu jusqu'à l'échelle cosmique, s'impose, me semble-t-il, la reconnaissance d'une commune appartenance.

IKEDA • Une commune appartenance fondée sur une commune origine... Je discerne une subtile intuition scientifique dans leur observation.

De la simplicité à la complexité : le processus d'évolution moléculaire

IKEDA • La théorie de l'évolution communément acceptée aujourd'hui est née de l'idée d'évolution moléculaire soutenue par Alexandre Oparine. En 1924, à l'Université de Moscou, Oparine présenta son hypothèse selon laquelle la vie serait apparue sur Terre après être passée par un processus d'évolution moléculaire ; il démontra concrètement la progression depuis les molécules organiques primitives jusqu'au

2. Pour le texte de cette conférence dialoguée, voir « Le temps du monde fini commence. Dialogue entre Albert Jacquart et Hubert Reeves », dans *L'avenir d'un monde fini. Jalons pour une éthique du développement durable*, présentation de Guy Bourgeault, Coll. « Cahiers de recherche éthique », n° 15, Montréal, Fides, 1991, p. 123-140.

protoplasme coacervé, en passant par les substances colloïdales. Des expériences subséquentes attestèrent la validité du scénario d'évolution moléculaire postulé par Oparine.

BOURGEAULT · Les chimistes américains Miller et Urey ont tenté de reproduire en laboratoire des conditions semblables à celles retenues dans les hypothèses ou théories les plus communément admises par les scientifiques relativement à l'origine de la vie, sur la planète Terre à tout le moins, et selon lesquelles vents et orages auraient brassé furieusement la soupe primitive des océans.

IKEDA · Oui. Urey (1893-1981) avait reçu le prix Nobel de chimie (1934). Miller était diplômé de l'Université de Chicago et c'est lui, si j'ai bien compris, qui eut l'idée de mener ces expériences. Leur collaboration témoigne de l'inventivité et de la flexibilité d'un jeune homme comme de la largeur de vues et de l'extraordinaire leadership d'un professeur qui lança sur la bonne voie son collaborateur.

BOURGEAULT · L'expérience qu'ils tentèrent en 1954 fut couronnée de succès. D'autres scientifiques la répétèrent, avec des résultats semblables. En soumettant à de vigoureuses décharges électriques un mélange d'eau liquide et de gaz simples que l'on présume avoir été présents dans l'atmosphère initiale, on obtient des alcools, des sucres, des graisses, des acides aminés.

IKEDA · Et en 1960, le professeur Cyril Ponanperma de l'Université du Maryland réussissait à synthétiser une base et un acide nucléiques.

BOURGEAULT · Jusque-là, on avait cru que ces substances étaient organiques, c'est-à-dire produites uniquement par des êtres vivants. Ainsi, estime-t-on, seraient apparues sur Terre les premières molécules qui, dans un ballet étonnant de combinaisons entre elles et de dissociations – ce que l'on appellera l'activité moléculaire – auraient fait émerger des formes de vie qui se seraient complexifiées progressivement, par sauts, dans une sorte d'aller retour incessant entre *le hasard et la nécessité*.

IKEDA · La traduction en japonais de *Le hasard et la nécessité* de Jacques Monod a fait sensation au début des années soixante-dix. Il était assez inusité qu'un livre d'une teneur aussi sérieuse rejoigne un si large auditoire. Je me rappelle l'avoir lu avec ferveur et, en tant que bouddhiste, avoir médité son message.

BOURGEAULT • Des progrès ont été réalisés depuis la publication du livre de Jacques Monod. On connaît mieux aujourd'hui ce que j'appellerais les règles du jeu qu'on désignait traditionnellement par l'expression « lois de la nature ». Mais bien des choses échappent encore à l'analyse scientifique, et les chercheurs le reconnaissent, ma foi, plus volontiers que les profanes.

La théorie du chaos et le principe bouddhique d'origine interdépendante

BOURGEAULT • Ce que nous savons aujourd'hui du vivant – et de la vie du vivant – ne peut s'intégrer, disons, à la vision mécaniste d'un Descartes. Le vivant est lui-même un système instable à certains égards. Échappe-t-il pour autant à la science ?

IKEDA • La recherche récente en biologie moléculaire nous apprend que toute matière vivante sur Terre est à base de carbone et que l'ADN contient le matériel génétique ; cela vaut pour tout, depuis les bactéries jusqu'aux animaux, en passant par les plantes. Ce pourrait être une pure coïncidence, mais le carbone est un élément de base si universellement commun qu'on serait aussi tenté d'en conclure qu'un certain degré de nécessité est ici à l'œuvre.

BOURGEAULT • Peut-être. Il est à tout le moins plus facile de se représenter ainsi les choses. Mais, voilà une vingtaine d'années, des scientifiques américains et européens, surtout français, ont entrepris d'étudier ce qui, dans des domaines divers, s'était vu affubler de l'appellation de *chaos* et se trouvait par là exclu de toute considération scientifique. James Gleick, journaliste scientifique au *New York Times*, a rendu compte de cette fascinante aventure dans un ouvrage intitulé précisément *Chaos*, publié en 1987[3]. Vite devenu un best-seller, cet ouvrage était déjà traduit en dix-sept langues dès 1997. Comme le note James Gleick en conclusion de son ouvrage, les travaux menés dans les années soixante-dix et quatre-vingt sur les réalités « chaotiques » ont conduit à remettre en cause de pseudo-évidences.

---

3. La traduction française a paru sous le titre *La théorie du chaos. Vers une nouvelle science*, Paris, Albin Michel, 1989.

IKEDA • Que voilà une curieuse conclusion. Explicitez-en le sens.

BOURGEAULT • Prenons, par exemple, cette « évidence », cette conviction largement répandue que les systèmes simples auraient un comportement simple, seraient soumis à des lois claires et détermineraient un comportement stable ou constant, donc prévisible, tandis que les systèmes complexes, instables et imprévisibles, seraient placés sous le signe de l'aléatoire – retour, ici encore, du hasard après la nécessité. En somme, des systèmes différents auraient fatalement des comportements différents. Or il est apparu à l'analyse que les systèmes simples donnaient lieu à des comportements complexes et qu'il y avait par ailleurs d'étranges similitudes, presque des parentés, dans les comportements de systèmes différents. Les lois de la complexité sembleraient donc universelles.

IKEDA • Cela me paraît parfaitement sensé.

Il y a dans la littérature chinoise classique, une fable fascinante, intitulée *Chuang-tzu* (IVᵉ siècle avant Jésus-Christ). Elle se résume comme suit : Il y avait une fois un homme si reconnaissant au « chaos » qu'il donna à un visage plat et lisse un nez et des yeux. Du coup, chaos mourut. La morale de cette histoire est que si on remanie inconsidérément la Nature, on finit par la tuer. La Nature est si complexe et délicate que, si on tentait de la contrôler dans la seule perspective de la nécessité, on pourrait à long terme la détruire.

Le bouddhisme se représente toute l'existence à la lumière du principe d'origine interdépendante. Tout surgit et/ou disparaît à travers les interactions de causes variées et de mutuelle dépendance. Certaines des plus importantes relations causales se démarquent comme des exemples de « nécessité », mais la doctrine bouddhique tient compte de l'interaction du hasard et de la nécessité dans les rapports qu'entretiennent tous les êtres et phénomènes avec d'autres êtres et phénomènes. Conséquemment, et étant donnée cette perspective bouddhique sur l'émergence interdépendante (ou simultanée), on ne devrait pas tomber dans le piège d'une pensée dichotomique ; il faut au contraire reconnaître la complexité du comportement de tout système, simple ou complexe, comme vous l'avez observé.

BOURGEAULT • Il y a là quelque chose de proprement révolutionnaire ou, pour reprendre les mots de Thomas Kuhn étudiant la dynamique de la «structure des révolutions scientifiques[4]», un changement de paradigme. Ça n'est pas par hasard, mais par nécessité et pour mieux rendre compte de l'objet de leurs travaux, que des scientifiques de divers horizons ont été amenés, au cours des deux dernières décennies, à faire sauter les frontières des disciplines et à multiplier les rencontres et les interactions interdisciplinaires et «transdisciplinaires».

IKEDA · Le dialogue entre le généticien Albert Jacquard et l'astrophysicien Hubert Reeves, dont vous faisiez état plus tôt, en est un bon exemple.

BOURGEAULT · Précisément. On pourrait citer bien d'autres noms, bien d'autres rencontres. La complexité du réel, enfin perçue, commande ces transgressions des frontières entre disciplines : on ne peut rien appréhender vraiment, dans sa réalité, si l'on ne tient pas compte du jeu des interactions qui inscrivent tout dans une dynamique et des réseaux étonnamment complexes d'interdépendances multiples et, plus on les observe, apparemment proliférantes. Des lois, des règles «nouvelles» – et «universelles», c'est-à-dire à l'œuvre et observables dans divers ordres et à divers niveaux de complexité – paraissent régir ce jeu.

Joël de Rosnay s'est intéressé, dans les années soixante, à la question des *Origines de la vie*[5]. Il fut peu à peu amené à la prise de conscience que l'avancement des connaissances touchant ces origines tenait largement aux découvertes rendues possibles par le recours à deux instruments d'importance capitale : le télescope et le microscope. Pour aller plus loin, faisait alors observer le scientifique rattaché à la fois à l'Institut Pasteur de Paris et au M.I.T. de Boston, il faudrait un troisième instrument, qu'il appela le *Macroscope*[6] (d'après le titre d'un livre qui connut une large diffusion), permettant d'appréhender précisément les interactions et les interdépendances dans les réseaux systémiques complexes qui relient les uns aux autres tous les êtres.

Dans une autre publication plus récente, *L'homme symbiotique*[7], de Rosnay pousse plus avant la réflexion, l'effort de prospective, et

4. Thomas S. Kuhn, *La structure des révolutions scientifiques*, traduit de l'américain par Laure Meyer, Paris, Flammarion, 1983. Cette traduction, à partir de la nouvelle édition augmentée de 1970, a été revue par l'auteur.
5. Paris, Éditions du Seuil, 1966.
6. Paris, Éditions du Seuil, 1975.
7. Paris, Éditions du Seuil, 1995.

propose quelques *Regards sur le troisième millénaire,* pour reprendre son sous-titre. L'homme de demain, selon Joël de Rosnay, sera en étroite symbiose avec un organisme planétaire qu'il est dès aujourd'hui en train de construire par l'édification de réseaux complexes de communication qui constituent le « système nerveux » d'un être planétaire nouveau.

IKEDA • Le macroscope semble être une idée fascinante. J'espère que la recherche scientifique parviendra à tirer au clair la multiplicité des interactions et des interdépendances de toute existence.

2. Théories de l'évolution organique

La sélection naturelle
dans la théorie darwinienne de l'évolution

IKEDA • Plus de cent quarante ans se sont écoulés depuis que Charles Darwin (1809-1882) a publié son ouvrage : *De l'origine des espèces au moyen de la sélection naturelle ou La lutte pour l'existence dans la nature* (1859). La thèse qui y est présentée, selon laquelle la vie a évolué par un processus de « sélection naturelle », eut un formidable retentissement comme nous le savons tous, non seulement dans le champ de la biologie, mais dans la société elle-même.

BOURGEAULT • La théorie darwinienne nous apparaît aujourd'hui trop simpliste.

IKEDA • C'est une évidence. La théorie de Darwin a été saluée dans l'histoire de l'étude de l'évolution organique comme la première à postuler un mécanisme par lequel l'évolution se serait effectivement produite ; cependant, les percées récentes en biologie moléculaire et en génétique moléculaire ont commencé à semer le doute sur la théorie darwinienne à partir d'une multitude d'angles.

BOURGEAULT • L'intérêt de cette théorie fut de donner lieu, en son temps, à des recherches et à de vigoureuses discussions, moins pour défendre l'évolutionnisme contre les tenants d'un créationnisme fixiste, comme on donne parfois à entendre, que pour mieux comprendre les modalités d'une évolution dont tant d'indices avaient été déjà relevés.

IKEDA • Avant de débattre plus avant de la théorie de l'évolution organique, rappelons les principaux éléments de la théorie darwinienne qui est le point de départ de notre discussion : (1) les choses vivantes se reproduisent généralement en grand nombre ; (2) comme leur nombre est élevé, elles se livrent un combat féroce pour survivre ; (3) parmi la nombreuse progéniture des choses vivantes, certains individus présentent des variantes qui leur donnent parfois de meilleures chances de survie que les autres ; (4) les espèces les mieux adaptées ont une meilleur chance de survie, même s'il ne s'agit que d'une différence minimale ; (5) par ce processus qui s'est répété sur des centaines et des milliers de générations successives, l'espèce la mieux adaptée a fini par constituer une proportion dominante de la population jusqu'à ce qu'elle se fixe sous la forme d'une nouvelle « espèce ».

BOURGEAULT • C'est exact. Cependant, certaines des assertions de Darwin sont loin d'être aussi limpides.

IKEDA • C'est vrai. Si nous simplifions son idée sous la forme schématique suivante : « reproduction prolifique – lutte pour la survie – sélection naturelle – évolution », nous pouvons constater que persistent des zones indécises dans le mécanisme qu'il propose. Il n'y a aucune explication scientifique à la forme que prit dans les faits la lutte pour la survie, ni à la fréquence à laquelle se produisit l'adaptation, non plus qu'aux applications spécifiques des traits hérités.

BOURGEAULT • De fait, le darwinisme et le néodarwinisme se sont avérés plus intéressants, à maints égards, que les positions mêmes de Darwin.

IKEDA • La théorie darwinienne de l'évolution, raffinée par les découvertes découlant de l'étude de la génétique qui se développa rapidement après le tournant du XXe siècle, conduisit au développement d'une théorie générale de l'évolution, ou au néodarwinisme. Il est difficile de déterminer avec certitude qui énonça cette théorie, mais en se basant sur la découverte de la mutation par De Vries (1848-1935) et la redécouverte des lois de la génétique par Mendel (1822-1884), on commença néanmoins à répondre à bien des questions que la théorie darwinienne avait laissées sans réponses satisfaisantes. Comme la théorie générale de l'évolution sortait des cadres de la position darwinienne, suivant laquelle l'évolution est fondamentalement le résultat de la sélection naturelle, on finit par la qualifier de néodarwinisme.

BOURGEAULT · Je peux bien faire abstraction, tout comme vous, des utilisations qu'on a faites de la pensée de Darwin et de ses propos sur la survie des plus forts par sélection naturelle, dans d'abusifs transferts sociopolitiques pour légitimer les pratiques du nazisme ou, plus récemment, d'un néolibéralisme partisan à tout crin d'une libre concurrence menant à la victoire du plus fort. Mais pas avant d'avoir expliqué pourquoi ces utilisations ne sont pas du tout étonnantes.

C'est que la fortune des théories de Darwin et du darwinisme tient pour une bonne part à ce qu'elles ont été développées dans le contexte d'une société industrielle en plein essor et d'une idéologie libérale valorisant la compétition et la concurrence. On sait aujourd'hui l'influence du contexte sur les travaux scientifiques de toute nature et sur la façon de poser les problèmes. On peut dès lors interpréter comme un effet boomerang l'usage fait du darwinisme, sur les plans social et politique.

IKEDA · Il est scandaleux d'appliquer directement à la société humaine une hypothèse relevant des sciences naturelles. Et impardonnable de chercher à éliminer le faible en interprétant arbitrairement les idées de « sélection naturelle » et de « survie du mieux adapté ». Les gens ont souvent l'illusion que le malheur peut frapper n'importe qui, sauf eux. Mais comme l'observait très à propos le psychiatre américain Carl R. Rogers (1902-1987), personne n'est à l'abri du danger tant qu'il est vivant. Malgré cela, bien des gens assument, pour une raison ou une autre, qu'un incident malheureux laissant une profonde cicatrice dans le cœur ne peut frapper que les autres. Ce que la psychologue Linda S. Perloff appelle « l'illusion d'immortalité ».

Le jeune prince Shakyamuni lui-même, abandonnant pareille illusion, étudia objectivement l'ordre des choses autour de lui et d'autrui et s'efforça de surmonter les angoisses de l'existence de la façon la plus radicale qui soit. Avant de renoncer au monde profane à l'âge de 19 ans, Shakyamuni était conscient qu'il ne devait pas se montrer arrogant envers le faible, même si lui-même se trouvait du côté du fort (de la majorité sociale), parce qu'il pouvait à tout moment être refoulé du côté du faible (de la minorité sociale).

Le célèbre épisode des «quatre rencontres» de Shakyamuni témoigne symboliquement de l'incapacité des humains à échapper aux quatre souffrances. Après cette prise de conscience, Shakyamuni s'engagea dans une quête religieuse, faisant de la «compassion» le principe de base de toute sa vie et insistant sur le droit des minorités à vivre dignement.

BOURGEAULT • On n'appuiera jamais trop sur l'importance de la compassion pour le faible.

IKEDA • Dans la réalité, cependant, des individus et des groupes agressifs sont prêts à porter des assauts aveugles et impulsifs contre le faible, en se réclamant des principes de survie du mieux adapté et de sélection naturelle. Le faible est alors réduit à vivre en marge de la société aussi longtemps qu'il reste faible. Il lui faut donc devenir plus fort et plus rusé. Par l'expérience et l'effort les gens peuvent grandir; les habiletés acquises importent bien plus que les habiletés naturelles.

Pour aider le faible à renforcer ses défenses contre le fort, je crois en la nécessité de «politiques de discrimination positive» dans tous les secteurs de la société.

Dynamique interne, dynamique interactive

BOURGEAULT • Pour revenir à Darwin, disons que les avis des scientifiques, quant à l'importance de ses travaux et de ses écrits sur l'évolution des êtres vivants, sont partagés. Comme l'observe André Pichot dans *L'histoire de la notion de vie*, le succès du darwinisme ne tient pas à l'explication de l'évolution qu'il propose, «mais à ce que, justement, il n'explique pas l'évolution et se contente d'en rendre compte, et cela de manière assez peu contraignante[8]». Grâce à cela, la biologie moléculaire a pu se développer librement, sans entraves.

Vous avez tout à fait raison : les percées ultérieures de la génétique moléculaire et de la génétique des populations, en les confirmant et les corrigeant, ont parachevé les théories de Darwin et, plus largement, du darwinisme et du néodarwinisme, et assuré leur fortune.

IKEDA • Je partage votre avis. Si je comprends bien, la théorie de l'évolution neutre, selon laquelle la plupart des cas de mutation n'auraient

8. Paris, Éditions Gallimard, 1993, p. 936.

aucun effet sur l'espèce concernée, et la théorie de l'équilibre intermittent, qui réfute le concept darwinien d'évolution continue et soutenue, seraient représentatives des plus récentes critiques adressées à
la théorie de Darwin. Bien que ces nouvelles théories proposent des
hypothèses indéniablement différentes de celles du darwinisme et du
néodarwinisme, elles n'en demeurent pas moins imparfaites. Des
éléments de ces théories nécessitent encore un complément de justi-
fication et de démonstration.

Si nous nous arrêtions maintenant à certaines des questions au
centre du débat sur l'évolution organique : (1) Les traits acquis se
transmettent-ils de génération en génération ? (2) Qui, de l'environnement ou du vivant, tient le premier rôle dans le théâtre de l'évolution ? (3) L'évolution est-elle un aboutissement inévitable, nettement
orchestré ou purement accidentel ? (4) L'évolution est-elle un phénomène continu ou intermittent ? (5) Y a-t-il accommodation ou compétition pour la survie ?

BOURGEAULT • Les questions que vous avez rappelées et formulées
succinctement, questions en quelque sorte obligées, du moins constamment posées quand on discute de l'évolution des êtres vivants, ne
sauraient recevoir une réponse définitive que si l'on pouvait trancher
par un oui catégorique dans le premier volet de l'alternative, et par un
non tout aussi catégorique dans le second : traits ou caractères transmissibles contre traits non transmissibles ; téléologie contre déterminisme matérialiste et mécaniste ; hasard contre nécessité ; compétition
contre adaptation, etc. Or cela, à mon sens, n'est pas possible, ou en
tout cas ne l'est plus. Ou n'est que peu fécond, faiblement heuristique.

Ainsi que j'ai tenté de l'exposer précédemment, de la complexité
des êtres et de leur organisation tout autant que de leur situation,
spécialement quand il s'agit d'êtres vivants, découle l'impossibilité de
les appréhender en eux-mêmes ou dans leur nature, comme disaient
les philosophes anciens, ou dans leur dynamique interne – et, en
conséquence, dans leur dynamique interactive avec d'autres êtres –
sans tenir compte de cette complexité.

IKEDA • Je vois ce que vous voulez dire. Ce que vous nommez dynamique interne et dynamique interactive des êtres vivants est crucial. Sur
la base de cet accord essentiel, permettez-moi de repasser rapidement
certains des principaux points litigieux.

La première question relative à la transmissibilité des caractères acquis était, de conserve avec sa théorie d'usage ou de défaut d'exercice, au cœur de la théorie de l'évolution de Lamarck (1744-1829). Le lamarckisme a été généralement discrédité par la plupart des scientifiques, mais Howard M. Temin, prix Nobel de médecine et de physiologie en 1975, a émis une nouvelle hypothèse selon laquelle le rétrovirus pourrait être devenu un mécanisme de transmission de caractères acquis ; il a toutefois été incapable d'en fournir la moindre preuve.

BOURGEAULT • On a longtemps cru que seul pouvait être transmis ce qui avait été reçu en héritage, que seul l'inné – non l'acquis – était transmissible de génération en génération. Peut-être même cela parut-il aller de soi à l'époque où la terre héritée du père, indivisible, devait être plus tard transmise au petit-fils.

En biologie et en génétique, il fallut bien prendre acte des changements observés d'une génération à l'autre, des mutations, et tenter d'en rendre compte : expliquer, par exemple, pourquoi les jeunes Nord-Américains sont aujourd'hui plus grands que leurs parents. Les échanges des vivants avec leur environnement s'avèrent ici déterminants : des changements dans l'alimentation et les modes de vie expliquent en partie la transformation observée. Dans la réalité, le jeu est certainement plus complexe que ne le laissent entrevoir les règles établies, toujours à réexaminer.

Des résultats accidentels ou inévitables ?

IKEDA • Les scientifiques se débattent aussi avec notre prochain sujet : l'opposition de la « téléologie » et du « déterminisme mécaniste ». L'évolution des êtres vivants vise-t-elle un objectif ou est-elle mécaniquement accordée aux changements observés dans l'environnement ? Quelle est votre opinion là-dessus ?

BOURGEAULT • Téléologie ou déterminisme mécaniste ? La notion de « programme » – ou peut-être plus justement : l'image ou l'allégorie du « programme » dont je dirai dans un instant les limites – amène à poser différemment la question du rapport, dans l'avènement de la vie et dans son développement, dans son évolution, entre d'une part ce qui est donné d'entrée de jeu, reçu dès le départ – qui serait à la fois prédéterminé et proprement déterminant – et ce qui est à faire, à construire, à mener à terme d'autre part. Téléologie et déterminisme de type mécaniste renvoient tous deux implicitement à un «programme» qui renvoie à son tour à une intention. Dans la vision déterministe, rien ne peut apparaître qui n'était déjà là de quelque façon, écrit à l'avance, inscrit dans l'être vivant, inéluctable. Le «programme» interne est en quelque sorte clos.

IKEDA • Cela s'apparente au concept philosophique de fatalisme, n'est-ce pas? Chaque être vivant serait prédestiné à être un type particulier d'organisme. Il n'y aurait aucune marge de «liberté».

BOURGEAULT • Dans la vision téléologique, le «programme» est extérieur au vivant et commande comme à distance ou télécommande, pourrait-on dire, le développement, l'évolution. Le «programme» semble alors ouvert, non plus clos, parce que, même non apparent, le dessein – et nous sommes ici renvoyés de façon plus nette à une intentionnalité – trace inexorablement, mais discrètement, la route qui sera suivie.

IKEDA • Le point de vue téléologique a quelque chose en commun avec l'idée de contrôle de la destinée par Dieu, par le Créateur, avec la notion que l'univers subirait tout changement conformément à sa providence. Certaines sectes bouddhistes et de nouvelles religions au Japon soutiennent cette assertion. Selon elles, nous devrions reconnaître qu'un Être transcendantal, Dieu ou Bouddha, entretient l'existence humaine. Comme tous les autres vivants, les êtres humains seraient eux aussi «faits pour vivre» par la volonté de quelque déité absolue, disent-elles. Leur point de vue ne fait aucune place à «l'autonomie» de l'existence humaine, c'est-à-dire à la notion que nous vivons aussi de notre propre chef.

Bien évidemment, nul humain ne peut vivre seul: nous dépendons de la nature et de la société pour nos besoins de base. En ce sens, nous avons été «faits pour vivre» par quelque chose d'autre que nous-mêmes et nous devrions être dûment reconnaissants envers celui qui ou ce qui entretient notre existence. Raison de plus pour que nous préservions notre autonomie et contribuions à notre environnement social et naturel par la création de valeurs plus élevées. Les postulats implicites de la vision téléologique laissent peu de place à la «liberté» de l'entité vivante individuelle; ils minent ses activités créatrices, autonomes.

BOURGEAULT • Vous avez sans doute raison. Dans la vision téléologique, tout est placé sous le signe de la nécessité, malgré les apparences. Rien n'est laissé au hasard dont le rôle paraît pourtant avoir été décisif jusqu'à maintenant dans la dynamique de l'évolution.

IKEDA • C'est le hasard qui nous donne la « liberté » et rend possible notre créativité. Ce qui nous amène à la question suivante : l'évolution est-elle un résultat inévitable ou fortuit ?

BOURGEAULT • À ce propos, je m'inspirerai librement d'une communication présentée dans la capitale française, le 31 mai 1994, dans le cadre du congrès « Médecine et Philosophie », par le biophysicien Henri Atlan de l'Hôtel-Dieu de Paris. Le professeur Atlan a bien montré comment, tentant d'articuler ce que l'on peut observer de stable et de changeant chez tous les vivants, la métaphore informatique a pu servir de référence pour comprendre et développer la génétique. Et ce, en fonction de deux axes principaux, selon que l'on met l'accent sur le programme ou sur les données. D'un côté, le fixe, le prédéterminé : le *programme*. De l'autre, le changeant, l'imprévu, l'imprévisible même : les *données* éparses. Ordre et désordre. On retrouve là, mais le rapport semble inversé, le jeu d'interactions dynamiques, constitutif du vivant, du hasard et de la nécessité dont a parlé Jacques Monod, et on voit alors clairement l'insuffisance de l'image ou de l'allégorie du « programme ». Se trouvent relancés du même coup de séculaires débats philosophiques sur les rapports entre l'être et le mouvement, l'essence et l'existence, la nature et la culture.

Compétition ou accommodation ?

IKEDA • En tant que bouddhiste, j'accepte la thèse selon laquelle l'évolution est un processus dynamique d'interactions et de changements continus, un processus qui constitue à la fois la nécessité et le hasard. Sur cette quatrième et dernière question de la compétition ou de l'accommodation, je suppose que vous vous objecteriez à une proposition qui exclurait l'une ou l'autre des hypothèses. Permettez-moi cependant d'exposer ici la théorie de l'évolution de Kinji Imanishi qui s'oppose à la théorie darwinienne fondée sur le principe de compétition. Cet anthropologue japonais soutient que, parmi les vivants appartenant à la même espèce, la compétition est faible parce qu'ils ne présentent pas de différences essentielles et que prime alors l'accommodation, ou ce qu'il appelle la «répartition du biotope» ou de l'habitat.

Quand l'article d'Imanishi parut dans le périodique *Nature*, en 1986, il attira l'attention des spécialistes du monde entier. Sa théorie de l'évolution se fonde sur la répartition de l'habitat et la «société selon l'espèce», des concepts qui découlent de l'observation d'une certaine espèce d'*ephemerae* vivant dans la rivière Kamo, à Kyôto. Imanishi retient l'espèce, non l'individu, comme unité de base de l'évolution et, rejetant la sélection naturelle qui repose sur la compétition et la survie du mieux outillé, il insiste sur l'accommodation et la répartition du biotope. Les détracteurs d'Imanishi disent que sa théorie ne parvient pas à élucider le mécanisme du changement évolutif.

BOURGEAULT · La concurrence et la guerre d'un côté; l'ajustement ou l'adaptation à une «niche écologique» de l'autre... Je constate que, dans l'histoire des hommes, ces deux dynamiques opposées ont été à l'œuvre tour à tour, parfois même de façon concomitante.

IKEDA · Très juste. Compétition et accommodation sont apparues sous une grande variété de formes dans l'histoire humaine.

BOURGEAULT · On a fait la guerre pour agrandir son territoire en annexant des terres dont on chassait les habitants; on a conquis des terres dites neuves et on en a exploité les ressources sans se préoccuper de la volonté des anciens résidents ni du sort qui les attendait. Mais pourquoi parler de cela au passé? Les luttes tribales, les guerres civiles qui déchirent encore aujourd'hui tant de pays, la concurrence entre grandes entreprises transnationales qui tourne aux guerres commerciales, à l'élimination des plus faibles, s'inscrivent dans ces dynamiques séculaires.

IKEDA · Votre explication est très éclairante. Il est vrai que guerre et accommodation ont tissé l'histoire de l'humanité, mais nous faisons face aujourd'hui à de si nombreux enjeux planétaires qu'il nous faut radicalement changer les rouages de l'histoire, passer de la guerre à la coexistence et à la coopération.

Autonomie des organismes vivants

BOURGEAULT • Tantôt, j'ai délibérément mis l'accent sur les rapports de continuité entre matière et vie. Les développements récents de la biologie, notamment ceux de la biologie moléculaire et de la génétique, ont bien montré comment les vivants sont soumis aux mêmes lois physico-chimiques que les non-vivants. Mais à trop mettre l'accent sur la continuité, remarque André Pichot, on risque de priver la biologie de son objet : la vie (sous ses formes diverses), les êtres vivants. Il faut donc prendre aussi en compte les ruptures.

Soumis aux mêmes lois physico-chimiques que le non-vivant, l'être vivant les «vit» précisément, les intègre, les gère à sa manière. Il faut reconnaître, pour y faire place dans une théorie consistante, la non-continuité de l'évolution, au moins sous certains aspects, entre le vivant et le non-vivant, peut-être aussi entre les divers ordres de vivants, pour rendre compte à la fois de l'autonomie du vivant et de ses échanges nécessaires avec un environnement devenu milieu.

Pour qu'il y ait échanges, est requise une communauté d'appartenance, une commune soumission aux lois physico-chimiques. Une rupture, une discontinuité est simultanément nécessaire pour qu'il y ait intégration spécifique des apports extérieurs dans une dynamique neuve d'évolution autonome. Quand s'efface cette rupture, le vivant n'est plus ; subsiste seulement un cadavre.

IKEDA • Le bouddhisme, lui, considère que les êtres sensibles émergent des êtres insensibles et explique la continuité et la rupture entre eux par la notion des «cinq agrégats». Ces cinq composantes de la vie – forme, perception, conception, volition et conscience – s'unissent temporairement pour constituer les êtres individuels, aussi bien les sensibles que les insensibles.

Selon la manière dont ils s'unissent, la forme (c'est-à-dire l'aspect physique de la vie) peut être manifeste, alors que les quatre autres composantes restent latentes ; auquel cas on est en présence d'un être insensible. Par interaction continue avec l'environnement dans le processus d'évolution, les quatre autres composantes latentes dans la «forme» se sont graduellement manifestées.

La perception est la fonction qui consiste à recevoir l'information extérieure par les six organes sensitifs (les cinq sens plus «l'intellect» coordinateur). Quant à la conception, c'est la fonction qui crée les idées ou représentations mentales à partir de ce qui a été perçu. Enfin, la volition est la volonté qui agit sur la conception et motive une action en réponse à ce qui a été perçu.

En plus de la forme, les animaux sont doués de perception, de conception et de volition. De nos jours, on croit que les plantes possèdent aussi la perception, c'est-à-dire la sensibilité et l'émotion. Ce n'est qu'avec l'avènement du genre humain que la cinquième composante, la conscience, serait devenue manifeste. L'autonomie ou l'identité humaine s'enracine précisément dans cette fonction de discernement dont nous traiterons dans le prochain paragraphe.

Pour l'essentiel, je suis en accord avec vos vues sur l'autonomie des êtres vivants et les échanges entre vie et environnement.

3. Naissance de l'humanité

L'analyse des gènes éclaire l'évolution humaine

IKEDA • Nous voici enfin parvenus à la « naissance de l'humanité » après une discussion complexe de l'importante question de l'évolution de la vie que nos lecteurs ont peut-être trouvée difficile à suivre. Mais l'apparition du genre humain est également un sujet compliqué. La prétention de Darwin selon laquelle « l'homme descend du singe » a provoqué, en son temps, une vive controverse, comme on le sait bien.

BOURGEAULT • Pas facile d'apporter une réponse à la question : quand et comment la complexité grandissante de la vie a-t-elle introduit des ruptures dans la continuité de la dynamique évolutive ?

IKEDA • Jusqu'à tout récemment, les fossiles constituaient la première source documentaire dans la recherche sur l'apparition de l'humanité. Grâce aux rapides progrès de la biologie moléculaire, les scientifiques peuvent aujourd'hui dater les phases de l'évolution par l'analyse des gènes.

D'innombrables données relatives à la mutation se sont accumulées dans les gènes au fil des centaines de millions d'années qu'a duré le processus évolutif. En comparant les séquences d'acides aminés de protéines (lesquelles sont génétiquement déterminées par l'ADN) chez différentes espèces, on peut calculer depuis combien de temps elles se sont séparées d'un ancêtre commun.

Les séquences de protéines et d'ADN constituent donc une « horloge moléculaire » de l'évolution. Elles peuvent nous apprendre (1) comment s'est produite la ramification évolutive (à savoir : quoi se sépara de quoi) et (2) le moment de cette séparation. Plus on relève de différences dans les séquences d'acides aminés des protéines, plus les espèces en cause sont de parenté éloignée.

BOURGEAULT • Remontons un instant beaucoup plus loin dans le temps en nous appuyant sur les résultats des recherches les plus récentes.

Le Big Bang originel aurait eu lieu, estime-t-on, il y a environ quinze milliards d'années, voire davantage, si on en croit les résultats de nouvelles recherches. La vie aurait « émergé » de la matière il y a quelque trois milliards d'années. Quant aux hominidés, ils auraient fait leur apparition voilà peu de temps : 3,5 millions d'années seulement, ou un peu plus, selon une découverte récente en Afrique. Avec les Australopithèques, notamment la petite Lucy de l'Afar, nos ancêtres devinrent bipèdes, étape qui fut apparemment importante dans l'avènement de l'humain tel qu'on le connaît.

IKEDA • V.M. Sarich et A.C. Wilson de l'Université de Californie ont mené des recherches sur l'évolution des primates en recourant aux horloges génétiques et ils en sont venus à la conclusion que la ramification évolutive des hominiens de la famille des chimpanzés et des gorilles aurait eu lieu il y a huit ou neuf millions d'années. Compte tenu du temps qu'il a fallu par la suite pour que l'évolution conduise à la station debout, le stade bipède, je pense que vous avez raison en ce qui regarde l'apparition des hominidés.

BOURGEAULT • Plus près de nous encore, il y a environ deux millions d'années, apparaissent le Pithécanthrope de Java et le Sinanthrope de Pékin, deux représentants de l'*Homo erectus*, puis l'*Homo habilis*. Comme si, note le paléontologue Yvon Pageau[9], il avait d'abord fallu faire un « premier pas » pour pouvoir ensuite tendre la main et prendre la parole. Ce qui caractérise les premiers humains, c'est à la fois

---

9. *Le phénomène humain et l'évolution*, Montréal, Éditions du Méridien, 1990.

leur adresse manuelle, qui se manifestera dans la création d'outils de pierre taillée, et le développement du crâne en volume et en complexité. Viennent ensuite l'usage de la parole et la découverte du feu. L'aventure qu'est l'histoire de l'humanité est dès ce moment lancée.

IKEDA • Il y a fondamentalement deux théories en ce qui a trait à l'origine des humains : l'une soutient que l'évolution à partir des primates se serait produite dans différentes régions du monde ; l'autre prétend qu'elle serait survenue dans une région déterminée. Je suppose que vous défendez la seconde hypothèse, à savoir l'origine africaine de notre espèce. Si l'on en croit la fossilologie, la science des fossiles, on n'aurait découvert des fossiles d'*Homo sapiens* qu'en Afrique, et les données génétiques moléculaires sur les gènes des Caucasoïdes, des Mongoloïdes et des Négroïdes, n'auraient pas révélé la moindre différence significative. Pour cette raison, la thèse de l'origine unique semble obtenir la faveur de la plupart des spécialistes.

Donner sens à la vie et à la conscience humaines

IKEDA • Nous avons abordé la naissance de l'espèce humaine d'un point de vue biologique, mais quand il s'agit de traiter des commencements de l'humanité, et pas seulement de l'*Homo sapiens*, la seule perspective de l'évolution organique ne saurait suffire. Il est vrai que l'humanité est une espèce animale, mais elle est bien davantage qu'un simple organisme vivant. Les êtres humains sont capables de créer des cultures, de constituer des sociétés et de se policer eux-mêmes par la volonté et l'intellect ; nous sommes des animaux introspectifs, autocritiques.

BOURGEAULT • La préparation a été longue, mais vous avez raison : avec l'humain, quelque chose de neuf a pris forme.

IKEDA • J'aimerais mentionner un fait qui me fascine depuis quelque temps déjà. À partir de restes néandertaliens découverts en Iraq, T.S. Solecki a conclu que les gens du méso-paléolithique pratiquaient des rites d'inhumation au cours desquels on disposait des fleurs autour du défunt. Si tel fut le cas, même le Néandertalien s'était donc dégagé de l'animalité et avait acquis des traits humains, puisqu'il faisait face à la mort en s'adonnant à l'introspection et à la réflexion. Or l'opinion dominante de nos jours veut que les Néandertaliens se soient éteints et que les humains d'aujourd'hui ne leur soient pas apparentés.

BOURGEAULT • C'est un fait très important. Cette nouveauté qui nous est en quelque sorte manifestée ou révélée dans les rituels des Néandertaliens et les dessins de l'Homme de Cromagnon, remontant à dix ou douze mille ans dans les grottes d'Altamira (Espagne) et de Lascaux (France), et à peut-être vingt-cinq ou même trente mille ans dans celles de Chauvet, en Ardèche (France), c'est la capacité de donner sens à la vie. Donner sens à sa vie, mais aussi à celle des autres humains, des autres êtres vivants et, finalement, à l'aventure cosmique elle-même dont nous avons retracé, plus tôt, quelques dynamiques et quelques moments clés. Ce qui vous amène à parler de culture.

IKEDA • Dans *La maladie mortelle ou Le concept du désespoir* (1849), Kierkegaard affirme que l'homme est esprit, que l'esprit est le soi, et que le soi est le rapport que chacun entretient avec lui-même. Le deuxième terme de la dernière proposition pourrait être remplacée par « conscience de soi ». Le bouddhisme analyse en détail la structure de la conscience de soi. L'école Yogâchâra (Vijñânanda en sanscrit), par exemple, définit le concept de *shibun*, c'est-à-dire « quatre dimensions » : il s'agit de *sobun* (l'objet de connaissance), de *kembun* (la connaissance directe que l'on a de cet objet), de *jishobun* (le soi conscient de ce *kembun*) et *shojishobun* (le conscient de *jishobun*). On pourrait définir *shojishobun* comme le soi qui se parle à lui-même au cœur de chacun.

Marcher sur deux jambes, se servir d'outils et du feu, s'exprimer par les arts et communiquer par le langage, etc., sont des caractéristiques propres au genre humain, cela va de soi. Tout cela n'a été rendu possible que par la manifestation même de la conscience de soi, un trait inhérent à la vie humaine. Henri Bergson disait que les outils, au sens étroit du mot, sont un produit de l'intellect. En d'autres mots, la structure mentale de la conscience de soi est une caractéristique propre aux humains, le cœur même de ce qui constitue l'humanité, distincte en cela de la bête.

BOURGEAULT • La capacité de donner sens à la vie tient sans doute à la conscience, c'est-à-dire à cette capacité de se sentir et de se savoir en vie – je serais tenté de dire, évoquant l'effet de miroir qui est effet de réflexion : de se voir vivre. Et de choisir ensuite, selon ses désirs et ses rêves, mais en tenant compte des contraintes, l'orientation qu'on donnera à sa vie.

Comme il y a eu rupture, en dépit des continuités, entre le non-vivant et le vivant, de même en est-il sans doute entre le vivant non humain, l'animal, et l'homme. Sans doute trouve-t-on dans plusieurs espèces non humaines une capacité de réaction et d'adaptation à l'environnement : en témoignent les complexes organisations sociales et les comportements que l'on peut observer chez les fourmis, les oiseaux, les baleines, les dauphins. Ces observations donnent du poids aux théories qui mettent l'accent sur la continuité et les parentés.

Continuité et rupture

IKEDA • En regard de la conception bouddhique qui divise les êtres en sensibles et insensibles, les animaux non humains seraient dotés de perception, de conception et de volition, comme je l'ai exposé plus tôt. Même l'« esprit » qui intègre les quatre composantes de la vie, y compris la forme, se manifesterait chez l'animal, du moins partiellement. Dans la perspective bouddhique, on peut même être induit à croire à des continuités entre humains et autres animaux.

BOURGEAULT • Des continuités, certes, mais comment expliquez-vous les ruptures ?

IKEDA • Même si les activités vitales des êtres vivants sont conditionnées par des mécanismes physiques, il faut admettre, je pense, qu'elles ne sont pas déterminées par eux. Le physiologiste australien sir John Carew Eccles a dit à peu de choses près que même le processus créateur de l'évolution ne saurait combler la brèche entre les processus physiochimiques du cortex cérébral et les processus psychologiques de la conscience.

Dans la même ligne de pensée, W.G. Penfield, spécialiste canadien du cerveau, a expliqué que, par un processus quelconque, une stimulation externe exercée sur les nerfs se traduit en pensée et que la pensée peut devenir à son tour un stimulateur pour les nerfs. Voilà tout ce dont nous sommes sûrs. Cela n'explique toutefois aucunement le changement stupéfiant qui survient alors, ni la nature de la psyché humaine.

BOURGEAULT • D'aucuns, se référant au langage et à la pensée, situent dans l'âme ou dans l'esprit la spécificité humaine. Pour d'autres, point n'est besoin de recourir à l'esprit pour rendre compte de ce qui tient aux possibilités nouvelles d'une organisation plus complexe du vivant. Penfield n'est pas le seul à avoir fait ce constat, je dirais à avoir pris la mesure physico-chimique de la pensée humaine, du sentiment, de l'émotion. La pensée – ou la conscience, pour revenir plus précisément à notre propos – n'est possible que grâce au fonctionnement de cette organisation complexe qu'est l'être humain, et plus spécifiquement le cerveau humain.

Or on peut étudier et mesurer, selon les règles communes de la physique et de la chimie, le fonctionnement du cerveau, son «activité». Et on traite aujourd'hui au lithium la maniaco-dépression (ou psychose maniaque dépressive), en réduisant et en contrôlant ainsi les écarts trop grands d'enthousiasme et d'anxiété.

Et nous voici revenus, malgré les ruptures observées, à la manifeste continuité de la matière et de la vie, de la matière et de la conscience.

IKEDA • Dans un chapitre antérieur, j'ai expliqué le principe bouddhique de «l'inséparabilité du corps et de l'esprit» (*shiki shin funi*). Le mot japonais *funi* est dérivé de l'expression *nini funi* (deux mais non-deux) ; *nini* (deux) désigne les fonctions séparées du corps et de l'esprit, signalant la discontinuité ou la rupture. Par opposition, *funi* (non-deux) désigne l'unicité et l'indivisibilité ; il signale la continuité entre la matière et l'esprit.

Dans le traitement de la psychose maniaque dépressive que vous venez tout juste de mentionner, on considère l'esprit affecté comme un système psychologique unifié. Le lithium exerce un effet physico-chimique sur le cerveau, le système nerveux et les autres organes corporels qui ensemble composent un système physiologique unifié. Dans le même temps, des changements physico-chimiques influent également sur l'état d'esprit. Inversement, l'anxiété et l'inquiétude ont un effet sur la sécrétion hormonale, sur la température corporelle, et causent des changements physico-chimiques. Les deux systèmes – le psychologique et le physiologique – s'influencent l'un l'autre, et le concept bouddhique de *nini funi* (deux mais non-deux) s'applique ici en les considérant comme à la fois indépendants et reliés. Le même principe s'applique au rapport qu'entretiennent l'individu et l'environnement.

Prendre conscience de soi et de l'éternel

BOURGEAULT • Qu'est-ce que la matière ? Qu'est-ce que l'esprit ? Ne devons-nous pas reconnaître que ce que nous nommons parfois esprit n'est perceptible et n'existe même que dans la matière, laquelle ne serait pas alors que le substrat ou le support de l'esprit, comme on le donne parfois à entendre, mais son « siège » ou son « lieu » nécessaire et unique ? Ceci pour dire que nous avons, me semble-t-il, une conception réductrice de la matière comme du vivant et de l'homme, de la conscience, de ce que nous nommons l'esprit. La pensée dichotomique force toujours à choisir entre des réalités qu'il importerait plutôt de concilier et d'articuler entre elles.

Ce qui apparaît neuf et qui « émerge » avec l'avènement de l'humain et plus encore, peut-être, avec son développement, c'est la capacité de donner sens à la vie. Or le sens donné marquera non seulement la vie des humains, comme individus et comme sociétés faisant l'histoire, mais le devenir même du monde.

IKEDA • En méditant sur l'évolution de la vie dans son ensemble, je suis enclin à croire que, dans le processus d'émergence de la conscience, les humains ont eu à définir la place du moi en relation avec l'univers éternel. En d'autres mots, ce n'est que lorsque la pensée humaine a commencé à prendre conscience de sa position dans l'univers et à considérer l'éternel qui donne impulsion à l'évolution cosmique, qu'a pu apparaître chez elle une structure réflexive, introspective, de conscience de soi. Tel que je le vois, ce développement a constitué un apport créatif dans le processus de l'évolution organique ; du point de vue de l'évolution humaine, cela représenta la fusion de l'homme avec l'univers par le moyen de la transcendance, et sa rencontre avec l'éternel. Les réflexions humaines sur l'existence mortelle, l'angoisse existentielle et la peur ne sont rien d'autre que des émotions subconscientes qui tirent leur origine de la rencontre du moi fini avec l'éternel infini. Et je crois que le sentiment religieux de l'homme y trouve aussi sa source originelle.

Le bouddhisme enseigne que la conscience de soi, à travers la rencontre de ce qui est éternel, est réceptive au « sens » le plus intime de la vie, révélé dans le processus éternel de l'évolution cosmique, et qu'elle l'endosse comme une mission. Quelle est cette mission ? Elle n'est rien d'autre qu'un geste de compassion envers l'autre, la conscience que l'existence propre de chacun, dans le grandiose espace de l'univers, passe par un processus créatif d'évolution dans des interactions avec toutes les existences. Prendre conscience de sa mission est précisément ce qui donne sens à la vie et permet de transcender l'abîme de la vie et de la mort.

4. Différentes visions de la vie

Changer les perceptions de la vie et les structures sociales

IKEDA • Nous avons jusqu'ici sondé l'origine de la vie, l'évolution des vivants et l'émergence de l'espèce humaine. Dans le dernier paragraphe de ce chapitre, pourrions-nous disputer des façons d'aborder nos perceptions ou notre « vision de la vie » ? J'aimerais savoir ce qu'est pour vous la vie.

BOURGEAULT • Qu'est-ce que la vie ? On n'a certes pas fini de répondre à cette question. Dès les premières pages de sa monumentale *Histoire de la notion de vie*, André Pichot rappelle fort à propos que, « bien qu'elle nous touche de très près, la notion de vie n'a jamais été clairement définie, ni dans l'histoire des sciences ni dans celle de la philosophie[10] ».

On se sent et on se sait vivant, mais peut-être parce que la vie se renouvelle toujours et renouvelle du même coup la conscience et la connaissance qu'on en peut avoir, elle semble échapper à toute définition. On pourrait dire de la vie, poursuit Antoine Pichot, ce qu'Augustin, évêque d'Hippone au début du Ve siècle, disait du temps : si personne ne me le demande, je le sais ; mais si on me le demande et que je veuille l'expliquer, je ne le sais plus. Je confesserai donc à mon tour, d'entrée de jeu, mon ignorance de ce que, pourtant, tout mon être connaît dans l'expérience du quotidien.

IKEDA • Chacun a sa vie propre et pourtant, quand il tente de définir ce qu'est la vie, elle lui semble insaisissable. Cela me rappelle ce que disait un jour, dans un colloque universitaire international, Linus Pauling

10. Paris, Éditions Gallimard, 1993, p. 5.

avec qui j'ai jadis entretenu un dialogue[11] : il est plus facile de faire de la recherche sur la vie qu'essayer de la définir ; on peut, de fait, étudier la vie sans la définir. Son affirmation me semble sensée.

BOURGEAULT • Il y a toutefois diverses façons d'être au monde et d'y vivre. Ces « manières d'être » varient d'une personne à une autre, d'un groupe à un autre, d'une société à une autre, d'une époque à une autre. Et c'est pourquoi, comme vous l'avez noté avec insistance, diverses sont les conceptions de la vie. La conception que l'on se fait de la vie me paraît profondément tributaire des aménagements sociaux, notamment des modalités de partage du pouvoir dans une société.

IKEDA • La structure sociale influencerait la conception qu'on se fait de la vie ?

BOURGEAULT • Dans les sociétés fortement hiérarchisées et aux époques où les clivages à l'intérieur des sociétés semblaient nécessaires à leur survie, du moins au maintien de l'ordre établi, on s'est représenté l'origine et l'évolution de la vie au moyen d'étapes et d'ordres rigoureusement hiérarchisés. Les grands mythes que sont les récits bibliques de la création, par exemple, en portent nettement la marque, eux qui font émerger progressivement l'ordre du chaos et établissent ou justifient ainsi les hiérarchies observées. Dans le récit biblique de la création, par exemple, apparaît d'abord l'inorganique, puis l'organique, l'animé, et finalement l'homme, sommet d'une pyramide dont les étages inférieurs sont inféodés aux ordres supérieurs. Dieu y crée, au fil des jours et dans cet ordre : la lumière diurne qu'il sépare des ténèbres de la nuit ; le ciel d'où viennent les eaux ; la terre, appelée à produire les herbes et les arbres fruitiers, qu'il sépare des eaux sous le firmament ; les êtres vivants qui grouillent dans les mers et volent dans les airs, sous les luminaires du jour et de la nuit ; les animaux appelés à se multiplier sur terre ; enfin, l'homme et sa compagne, auxquels il donne mandat de cultiver l'univers et de se le soumettre. Sur cette lancée, on distinguera plus tard, pour classifier les objets livrés à l'observation humaine, les ordres minéral, végétal et animal. L'être humain appartient, mais en le transcendant, au troisième ordre.

---

11. *A Lifelong Quest for Peace. A Dialogue*, s.l., Jones and Bartlett Publishers, Inc., 1992.

IKEDA • En d'autres mots, les visions de la vie se modifient en fonction des progrès du savoir scientifique, ou conséquemment à un changement structurel dans la société.

BOURGEAULT • Oui. Et c'est pourquoi les sociétés contemporaines, d'orientation et de nature plus démocratiques et partant moins hiérarchisées, en droit, que les sociétés antérieures, me semblent marquées par la prise de conscience des communes appartenances et des solidarités bien plus que des distinctions hiérarchisantes. Cela n'est pas sans avoir d'importantes répercussions sur les conceptions de la vie, notamment de la vie humaine, et sur le sens qu'on peut lui donner.

Touchant la vie et l'origine de la vie, ou les rapports entre la vie et la matière – entre l'animé et l'inanimé comme on disait autrefois – une sensibilité nouvelle met aujourd'hui davantage en relief les continuités que les ruptures, davantage les interdépendances que les autonomies. Les titres de deux ouvrages récents de vulgarisation scientifique me paraissent à cet égard révélateurs : *Poussières d'étoiles* d'Hubert Reeves[12] et *Poussière de vie* de Christian de Duve[13].

Dans un autre ouvrage intitulé *Patience dans l'azur*[14], Reeves décrit le lent processus de maturation qui s'est accompli, par un développement ininterrompu de la complexité de la matière, depuis le Big Bang originel voilà 15 milliards d'années. Procédant inversement, Christian de Duve, dans *Poussière de vie*, se concentre sur l'évolution de la vie en empruntant le chemin du plus complexe au plus simple, dans ce qui précède de tout temps l'humain : les composantes de la vie, pour ainsi dire.

Ces conceptions de la vie semblent accorder la prééminence aux continuités plutôt qu'aux discontinuités, et à l'interdépendance plutôt qu'à l'autonomie.

La vision cartésienne de la vie : la cosmologie et la physique au temps de Descartes

IKEDA • Comme vous l'avez à juste titre signalé, on peut constater que s'opère actuellement un renversement des conceptions de la vie qui

---

12. Paris, Éditions du Seuil, 1984.
13. Traduction de Anne Bucher et J.M. Luccioni, Paris, Fayard, 1996.
14. Paris, Éditions du Seuil, 1981.

basculent de la hiérarchisation (rupture) et de l'autonomie à la continuité et à l'interdépendance.

Il serait maintenant indiqué de passer en revue certaines des plus importantes ou des plus populaires visions de la vie qui se sont manifestées dans l'histoire. L'une d'elles relève de la perspective scientifique ; à l'intérieur des paramètres de cette perspective, l'expression théorique la plus influente est la vision dite mécaniste de la vie. Cette vision repose sur l'axiome que la vie naît de la matière et qu'elle est matière, même si certaines de ses fonctions, chez l'humain notamment, sont non matérielles. La recherche menée dans une perspective positiviste, fondée pourtant sur des observations d'ordre empirique voulant que la vie naisse de la vie, semble bien avoir démontré qu'elle naît de la matière. Les progrès des sciences de la vie au cours des trois dernières décennies ont été prodigieux. Nos connaissances de la génétique, de l'hérédité, de l'immunité et du fonctionnement du cerveau, pour ne nommer que quelques domaines, nous ont ouvert d'incroyables horizons nouveaux. Des phénomènes vivants, comme le comportement d'une matière aussi infime que les molécules, et d'une singularité saisissante qui fait défaut aux phénomènes matériels ordinaires, sont exposés sous nos yeux à une échelle plus détaillée que jamais.

Quelle opinion avez-vous, M. Bourgeault, de la conception mécaniste de la vie formulée depuis Descartes ?

BOURGEAULT · On saisit mieux, je crois, dans ses grandes orientations la pensée de Descartes quand on la met en parallèle avec la conception galiléenne. En exposant le double mouvement des planètes, sur elles-mêmes et autour du soleil, Copernic avait ouvert la voie aux travaux de Galilée, plus précisément à l'élaboration ou à la construction de sa mécanique. La conception de la vie proposée par Descartes, sa biologie, ne se comprend bien qu'en référence à une cosmologie copernicienne et à une physique galiléenne placées sous le signe et sous l'emprise du paradigme mécaniste. On y comprend et on y interprète le mouvement des astres selon le modèle – mécanique – de l'horloge, modèle qui fournit une clé pour la compréhension du monde physique, de son fonctionnement, et du vivant, notamment de l'homme. Car la biologie de Descartes s'intéresse presque exclusivement à l'homme.

IKEDA · Descartes fait crédit à l'homme de sa faculté singulière de « penser », un trait qui ne se retrouve chez aucun autre vivant. Fondamentalement, sa philosophie est un dualisme centré sur l'étendue et la pensée. Descartes applique l'idée de l'étendue et du monisme à tout, sauf à l'homme. C'est à partir de cette conception qu'on formula la vision mécaniste de la vie.

BOURGEAULT • L'homme, selon Descartes, se compose de deux substances distinctes que sa biologie ne réussira jamais vraiment à unir : sa « substance étendue », le corps, et sa « substance pensante », l'âme. Nous rompons définitivement ici avec la vision aristotélicienne de l'âme comme forme du corps et du vivant, de tout vivant, comme principe interne du mouvement par lequel le vivant se développe de façon autonome, si l'on peut dire. Le processus de « désanimation » du végétal et de l'animal, à l'œuvre déjà chez Galien, trouve chez Descartes son aboutissement : il n'est d'âme que chez l'homme. Comme l'observa Georges Ganguilhem dans *La connaissance et la vie*[15], Descartes fait pour l'animal ce qu'Aristote avait fait pour l'esclave, il le dévalorise afin de justifier l'homme de l'utiliser comme instrument. Cette entreprise dite de civilisation amènera l'Occident à considérer l'homme comme le maître et le propriétaire de la nature, y compris du corps humain, voire de l'homme lui-même, et à le rendre tel. Il semble bien qu'on ira plus loin encore avec le développement de la génétique et la revendication de droits de propriété, par brevet, sur des combinaisons ou des séquences génétiques modifiées.

Incidences contemporaines de la vision mécaniste

IKEDA • Des percées phénoménales en biologie moléculaire, ces dernières décennies, ont accéléré la tendance que vous venez de décrire. La science s'immisce maintenant dans le royaume de l'âme. Ces développements attestent du succès monstre de la vision mécaniste de la vie depuis Descartes.

Je n'entends pas toutefois suggérer qu'il s'agisse là d'une optique monolithique. Il n'est pas interdit de la définir comme une vision mécaniste de la vie, mais elle recouvre en fait une pluralité de concepts. On peut l'employer, par exemple, pour décrire une attitude

15. Paris, Vrin, 1969.

méthodologique qui considérerait les phénomènes vivants en se référant vaguement aux notions classiques de la dynamique ; on peut
aussi exprimer par là sa conviction qu'il est possible de reconstituer
biologiquement ou chimiquement les phénomènes vivants ; on peut
également, répétons-le, vouloir utiliser analogiquement le sens de
machine fabriquée par l'homme.

Il faut reconnaître que toutes ces variantes adoptent comme postulat de base qu'existe un mécanisme biologique à la racine de tous les
phénomènes vivants et que, de ce fait, la vie peut n'être rien de plus
qu'une expression particulière de la manière dont se comporte la
matière. Cependant, ce postulat implicite de la vision mécaniste n'est
en soi ni évident ni pleinement démontré.

BOURGEAULT · L'entreprise biomédicale contemporaine se trouve quand
même dédouanée par Descartes. À posteriori, on pourrait dire : voilà
l'objectif de la construction cartésienne d'un modèle mécanique du
corps vivant, y compris du corps humain.

Chez Descartes, le corps humain, sinon l'homme, est une machine.
On trouve dans le *Traité de l'homme* cette description, devenue référence obligée, de « l'animal-machine » ou automate imaginé, mais
semblable au corps humain réel :

> Je suppose que le corps [de l'homme] n'est pas autre chose qu'une statue
> ou machine de terre, que Dieu forme tout exprès pour la rendre la plus
> semblable à nous qu'il est possible : en sorte que, non seulement il lui
> donne au dehors la couleur et la figure de tous nos membres, mais aussi
> qu'il met au dedans toutes les pièces qui sont requises pour faire qu'elle
> marche, qu'elle mange, qu'elle respire, et enfin qu'elle imite toutes celles
> de nos fonctions qui peuvent être imaginées procéder de la matière, et
> ne dépendre que de la disposition de nos organes. Nous voyons des
> horloges, des fontaines artificielles, des moulins, et autres semblables
> machines, qui n'étant faites que par des hommes, ne laissent pas d'avoir
> la force de se mouvoir d'elles-mêmes en plusieurs diverses façons ; et il
> me semble que je ne saurais imaginer tant de sortes de mouvements en
> celle-ci, que je suppose être faite par les mains de Dieu, ni lui attribuer
> tant d'artifice, que vous n'ayez sujet de penser, qu'il y en peut avoir
> encore davantage[16].

16. René Descartes, *L'homme*, dans *Œuvres complètes*, Paris, Vrin, 1984, t. XI, p. 119-
120.

Si Descartes comprend l'homme vivant, du moins son corps, selon le modèle de la machine, il ne faut toutefois pas oublier que la machine est elle-même œuvre de l'homme et construite, dans une certaine mesure, à son image, à sa ressemblance. La vision ou conception mécaniste du vivant et de la vie elle-même reste donc foncièrement anthropomorphique. Comme le note Ganguilhem, un anthropomorphisme technologique se substitue, avec Descartes, à un anthropomorphisme politique jusqu'alors dominant.

IKEDA • Conséquemment, il n'y a aucune raison que nous refusions de reconnaître l'existence de théories sur la vie qui soient différentes du mécanisme. Voilà pourquoi, je pense, l'idée du pluralisme en matière de visions de la vie devait s'imposer. Comme le signalait Portman, il est nécessaire de disposer de perspectives multiples pour l'étude de la forme que prend la vie. Aucune perspective n'est plus importante ni plus scientifique que les autres. Il n'est donc pas surprenant que, pour contrer la vision mécaniste de la vie, fondement même de la science moderne, on ait proposé plusieurs méthodes d'étude de la vie s'appuyant, par exemple, sur l'expérience subjective.

BOURGEAULT • La vision proposée par Descartes n'est, bien sûr, qu'un construit parmi d'autres, mais qui a eu une fortune toute particulière. Les visions précartésiennes de la vie hiérarchisaient les divers formes, ordres ou stades de la vie ; elles renvoyaient ainsi, le reflétant et le consolidant, à l'ordre social et aux rapports de pouvoirs alors en vigueur.

Instaurant sur le plan théorique un nivellement des formes de vie intégrées dans la dynamique du paradigme mécaniste, la vision cartésienne renvoie, comme pour le légitimer à l'avance, au jeu de déconstruction et de reconstruction du monde, jeu caractéristique des sociétés contemporaines marquées par le développement technique. L'homme lui-même n'y échappe pas, lui qui est l'objet tout autant que l'agent et le sujet de cette grisante aventure. Ce dont témoignent de tant de façons les pratiques biomédicales contemporaines et à quoi renvoient les interrogations de la bioéthique.

La multiplication de problèmes éthiques pourrait très bien avoir partie liée avec le genre de fausse prémisse que vous avez relevée dans la théorie mécaniste, ou signaler un changement de paradigme qui favoriserait une pluralité de visions de la vie.

Déclin du vitalisme

IKEDA • Peut-être les deux... Mais il est temps d'aborder une autre vision de la vie historiquement importante : le vitalisme. Il s'agit d'un très vieux concept dont l'unique principe est que la vie diffère de la matière. Même dans le vitalisme, cependant, diverses interprétations sont possibles, selon que l'on considère la vitalité ou l'*anima* comme l'essence de la vie, ou qu'on la perçoit comme structurelle ou fonctionnelle. Dès qu'on commence à penser selon des rapports de structure ou de fonction, le vitalisme tend à ressembler davantage à une théorie organique.

BOURGEAULT • Le vitalisme situe la vie et comprend le vivant en se référant à un autre paradigme : un « principe vital » lutterait, dans le vivant, contre les forces et les lois de la physique éprouvées comme des menaces à la vie, comme des contraintes. Pour les vitalistes, il existe en tout être vivant une force, principe de vie ou principe vital, qui permet au corps, appartenant au monde physique, de résister néanmoins à la corruption. À l'orée du XVIIIe siècle, Georg Ernst Stahl (1660-1734) voyait dans l'âme spirituelle un principe de vie et une promesse d'incorruptibilité.

IKEDA • Stahl est bien connu pour sa défense de la théorie du phlogistique. Le mot phlogistique, si j'ai bien compris, dérive d'un substantif grec signifiant « inflammabilité » ou « combustibilité ». L'hypothèse de cette « substance » semble compatible chez Stahl avec le concept d'« *anima* ». Dans sa théorie de la combustion, Antoine L. Lavoisier (1743-1794), père de la chimie moderne, réfuta plus tard la théorie du phlogistique. Nul ne s'étonne que les idées d'« incorruptibilité » de Stahl aient été abandonnées.

BOURGEAULT • L'animisme partout présent dans les ouvrages médico-philosophiques de Stahl se présente comme une réaction au mécanisme. Plus modérés, les vitalistes Barthez, Bordeu et Bichat – représentants les plus fameux du vitalisme – tenteront de comprendre et faire comprendre la nature et les modes de fonctionnement d'un principe proprement vital (apparenté, au moins analogiquement, à la force d'attraction et de gravité définie par Newton), non soumis aux lois de la physique et distinct de l'âme spirituelle. Le vitalisme connut une faveur certaine dans les milieux scientifiques européens pendant la seconde moitié du XVIIIe siècle, mais surtout au début du XIXe siècle. Ni Bichat ni les autres ne réussirent cependant à construire une physiologie qui, vitaliste et moderne, aurait fait pendant à la physique newtonienne. C'est pourquoi le vitalisme n'a guère aujourd'hui d'héritiers.

Les visions mécaniste et vitaliste ne sont plus les seules possibles

IKEDA · Même si le phénomène vivant est en soi unitaire, on aurait avantage à assumer que les théories ou les visions de la vie sont pluralistes par nécessité. Comme vous l'avez si justement observé, les conceptions de la vie varient selon l'époque et la société. Je ne vois aucune raison qui nous oblige à nous en tenir à une seule vision de la vie, unifiée et standardisée.

BOURGEAULT · Une certaine façon de voir les choses, découlant de la tradition gréco-romaine et judéo-chrétienne, a accompagné et légitimé l'entreprise de domination, par l'homme, de l'univers matériel et de la vie, favorisant l'émergence de ce que nous appelons la civilisation occidentale, en partie grâce à une vision mécaniste de la vie.

Les découvertes scientifiques ont ensuite peu à peu fait apparaître le jeu complexe des interdépendances et des inéluctables solidarités entre tous les vivants, suscitant une autre vision. J'évoquerai ici encore deux ouvrages qui, témoins d'un changement de paradigme, ont marqué le développement de ma pensée à ce sujet : *Le jeu des possibles. Essai sur la diversité du vivant* de François Jacob[17] et *La nouvelle alliance. Métamorphose de la science* d'Ilya Prigogine et Isabelle Stengers[18]. Du premier, j'ai appris comment la foisonnante diversité du vivant s'inscrit dans un même jeu de la vie ; du second, comment la modification du rapport des humains avec les autres vivants, et plus largement avec la nature et le cosmos, conséquence du développement scientifique, oriente la science dans des directions nouvelles, en provoque la métamorphose.

17. Paris, Fayard, 1981.
18. Paris, Gallimard/NRF, 1979.

IKEDA • Ces livres semblent aller au delà des simples arguments mécanistes.

BOURGEAULT • Oui, très certainement. Aussi la vision de la vie (et de ses origines) que vous appelez à juste titre matérialiste ne me paraît-elle pas nécessairement réductrice ; j'estime qu'elle cherche plutôt, prenant acte de ce qui a été observé, à rendre compte des secrètes parentés qui, par delà les ruptures, assurent la continuité entre la matière et la vie. Nous ne sommes pas condamnés à choisir entre le mécanisme de Descartes, dont la biologie est tributaire de la physique de Galilée et en consonance avec elle, et le vitalisme de Bordeu ou de Bichat ; entre la vision réductrice d'une vie soumise au jeu de mécaniques bien huilées et à ses lois, et une vision qui arracherait la vie à ses appartenances matérielles en même temps qu'aux règles de la physique et de la chimie, fût-elle biochimie. Vous l'avez dit, d'ailleurs, avec insistance : il est dans ces deux grands courants de pensée – vision mécaniste et vitalisme – tant de subtiles nuances.

Vers une conception subjective humanisante de la vie

IKEDA • Là-dessus, je me sens en parfait accord avec vous.

En bouddhisme, on explique que le fait de saisir profondément ce trait distinctif de l'esprit humain qu'est la « conscience de soi » permet d'élaborer une vision subjective de la vie. Comme je l'ai déjà mentionné, le bouddhisme postule l'existence de neuf niveaux de conscience. La théorie des « neuf consciences », couplée au concept des « cinq agrégats », sert de fondement à la vision bouddhique de la vie.

Le dernier des cinq agrégats, la conscience, qui est la fonction de discernement, donne naissance aux agrégats de perception, de conception et de volition. En saisissant la profondeur de ce cinquième agrégat, l'individu prend aussi conscience de lui-même. Cette conscience de soi, ou fonction mentale, correspond aussi au sixième « niveau de conscience » et conduit à la conscience *mano*, la septième, qui permet d'entrer en contact avec le monde spirituel intérieur. La conscience *mano* est le lieu de l'introspection, de la réflexion et de l'attachement à soi, à l'ego. Elle permet de distinguer le bien et le mal et demeure en tout temps vulnérable à l'avidité, à la suffisance, à la rancune, etc. L'individu peut, s'il surmonte ses pensées et inclinaisons mauvaises, laisser resplendir sagesse et raison. Mais comment venir à bout des pensées mauvaises ? On en puise la force dans la huitième conscience, la conscience *âlaya*, qui recoupe ce qu'on appelle en Occident le subconscient. Là, le soi fusionne avec l'environnement et, incorporant toutes les expériences passées, s'élargit et tourne son regard vers l'avenir. La conscience *âlaya* est le réservoir de tous les karmas, bons ou mauvais.

Quand le soi fusionne avec la vie de l'univers, avec la vie cosmique, il atteint à la neuvième conscience. Cette conscience *amala*, conscience pure et fondamentale, immaculée, constitue la source ultime de l'énergie qui permet de renforcer le bon karma.

C'est ainsi que le bouddhisme explique comment une « perception subjective » de la vie peut évoluer et se transformer. Il s'agit là d'une contribution philosophique majeure.

BOURGEAULT • Ce que je retiens, pour ma part, de ces débats entre tenants du mécanisme et tenants du vitalisme, c'est qu'il n'y a de vie que du vivant, et que la compréhension que l'humain peut avoir de la vie tient à l'expérience toujours nouvelle qu'il en a. C'est l'homme qui, conscient de cette expérience, donne sens à sa vie ; dès lors, il ne peut vivre et comprendre sa vie qu'en se référant aux cadres et aux catégories d'un construit social, construit reflété dans l'aménagement de la vie en société.

CHAPITRE CINQ

À L'AUBE DU SIÈCLE
DE LA VIE ?

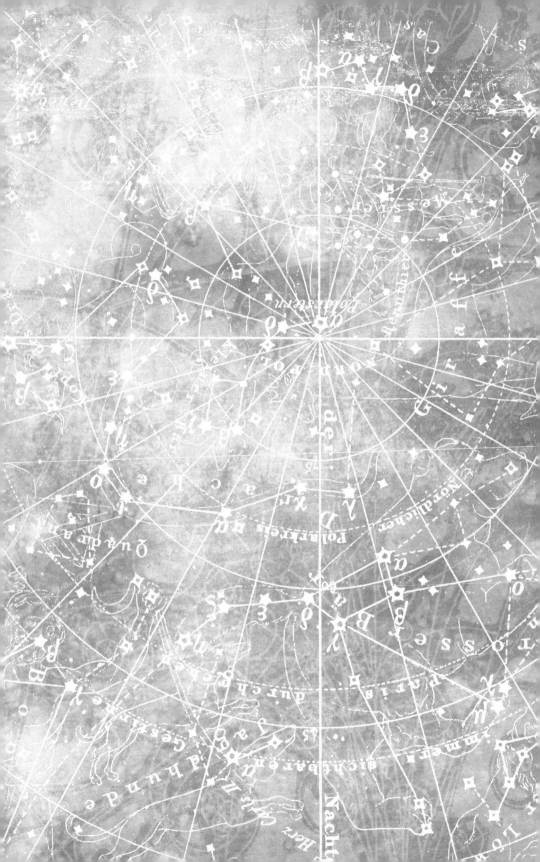

1. Pathologie de la civilisation

La fin des valeurs universelles

IKEDA • À la fin du xxᵉ siècle, des changements dramatiques sont survenus dans le monde. À une vitesse inattendue, les deux Allemagnes se sont réunies et on s'est défait de part et d'autre de ses armes stratégiques nucléaires. Ces développements auraient été tout bonnement inimaginables pendant la guerre froide.

Cependant, même dans le sillage de la démocratisation des pays d'Europe de l'Est, les problèmes abondent. Les conflits ethniques dans l'ancienne Yougoslavie en sont un exemple parmi d'autres. Les graves crises économiques qui ont assailli l'Asie et d'autres parties du monde ces dernières années ne sont qu'un autre symptôme des nuages menaçants qui assombrissent l'avenir de l'humanité. Je ne peux m'empêcher de penser que notre monde est mal en point.

BOURGEAULT • De nouveaux fossés se creusent en effet dans nos sociétés. De nouvelles ruptures se confirment partout. Oui, nos rêves de solidarité et de paix sont contredits de mille façons. Nous avons cru un certain temps pouvoir ranger le racisme de l'Allemagne nazie parmi les cauchemars d'une époque révolue. Dernièrement, l'effondrement de l'Union soviétique a libéré les vieux démons endormis, mais nullement éradiqués, des rivalités interethniques. Et nous avons été témoins coup sur coup des entreprises de purification ethnique au Rwanda, en Afrique, et dans l'ex-Yougoslavie, en Europe.

IKEDA • Un état de fait vraiment affligeant. La perte de valeurs universelles qui transcendent l'ethnicité est particulièrement déplorable. Plus qu'en tout autre temps dans l'histoire, nous devons aujourd'hui nous référer à « l'humanité » comme étalon commun pour nous élever au-dessus des différences de nos traditions ethniques, religieuses et culturelles.

BOURGEAULT • En Europe, en France notamment, la peur d'un islamisme intégriste révèle et masque tout à la fois la résistance à accepter, dans la vie sociale, la diversité des origines ethniques, des traditions culturelles et des pratiques religieuses. Quelle est la situation au Japon ?

IKEDA • Après la restauration de Meiji, en 1868, le Japon a appliqué uniformément une politique d'assimilation des minorités ethniques, y compris les Aïnus et d'autres tribus de la région septentrionale. La singulière culture ryûkyû d'Okinawa a elle aussi été japonisée au fil des siècles. Le gouvernement en place, avant et pendant la Deuxième Guerre mondiale, étendit aux régions colonisées – péninsule de Corée, Taïwan, îles de la mer du Sud – cette politique d'assimilation.

En un sens, le Japon a suivi l'exemple des pouvoirs impérialistes occidentaux qui considéraient les peuples asiatiques et africains comme des « barbares », ce qui en soi justifiait l'implantation de la culture métropolitaine, dans les colonies, en matière de pensée et de développement. La politique japonaise d'assimilation est cependant allée trop loin en ce qu'elle ne toléra même pas la diversité ethnique des cultures régionales.

Le sentiment de discrimination, longuement entretenu pendant la période moderne, persiste encore aujourd'hui chez les Japonais. Plusieurs nourrissent du mépris et des préjugés à l'endroit des immigrés d'autres pays asiatiques, ou d'Amérique du Sud, venus travailler dans un Japon opulent.

BOURGEAULT • Au Canada, terre d'immigrants (venus de France, puis d'Angleterre, enfin d'un peu partout : Italie, Espagne, Portugal, Chine, Inde, Europe de l'Est, Antilles et Amérique latine…), la diversité des composantes démographiques est plus évidente dans les grandes villes comme Vancouver, Toronto et Montréal. Des dynamiques de marginalisation, sinon à proprement parler d'exclusion, sont à l'œuvre. D'où les ghettos et l'incompréhension.

IKEDA • Les immigrants ont tendance à se rassembler, à vivre dans le même voisinage, parce qu'ils dépendent de leurs proches, amis et connaissances, lorsqu'ils sont encore fraîchement débarqués, et parce qu'ils partagent presque tous la même situation économique. Avec pour résultat, toutefois, que leurs communautés tendent à être victimes d'hostilité et de discrimination dans les quartiers où vit la majorité.

BOURGEAULT • Nous reportons sur les autres la responsabilité de tous les maux, de la violence notamment. Les autres, c'est-à-dire ceux et celles qui ne sont pas comme nous, et nous oublions que ce « nous » est un « composite » de différences multiples.

IKEDA • « Un composite de différences multiples » n'est qu'une autre façon de dire « riche diversité » pour quiconque considère cette réalité sous un éclairage positif.

BOURGEAULT • Les développements de la vie – je rappelle ici certains de nos propos antérieurs – sont le fait de rencontres et d'échanges qui y ont inscrit, si je puis dire, une exigence de diversité. Paradoxalement, alors que sévissent en divers lieux des pratiques d'exclusion allant parfois jusqu'à la purification ethnique, nous nous engageons, par souci des espèces menacées, à sauvegarder la diversité génétique des plantes et des animaux !

IKEDA • Effectivement. De la même manière que nous appelons à la préservation de la diversité génétique dans l'environnement naturel, nous devons faire tout en notre pouvoir pour protéger et conserver la diversité culturelle dans notre environnement socioculturel.

BOURGEAULT • Comme dans l'ordre économique, une dynamique de compétition, de lutte à finir qui tend à exclure l'autre, est à l'œuvre dans nos sociétés, laisse sa marque dans les aménagements sociaux et dans l'ordre politique.

IKEDA • Nous devons changer la prémisse de base. Les immigrants et les citoyens d'ailleurs ne sont pas « autres », mais sont nos frères et nos sœurs. Pour voir les différences comme une marque positive de diversité, il nous faut avoir cette conviction fondamentale que « nous sommes tous humains » ; faire de l'humanité l'étalon de nos valeurs, c'est bâtir cette conviction fondamentale.

« L'homme est la mesure de toutes choses », disait Protagoras. On interprète généralement cette affirmation comme la proposition relativiste d'un sophiste, mais j'aime y découvrir une profonde intuition, celle que se référer à l'humanité comme étalon de discernement est l'unique moyen d'accommoder des valeurs diverses. Nourrir l'amour le plus entier possible et le plus grand respect pour l'humanité, tel est le remède le plus efficace pour le bonheur du genre humain et contre la détresse de notre monde.

Pauvreté et état de santé

BOURGEAULT • Si la santé des sociétés, comme celle des personnes, tient à l'effort déployé pour rétablir l'équilibre et l'harmonie, par delà les ruptures et les déséquilibres, il faut admettre que nos sociétés sont malades. Et gravement malades, vous avez raison. La pauvreté persistante est signe, ou symptôme, d'une grave maladie de société.

IKEDA • En dépit des efforts pour le combler, le fossé entre les économies des pays très industrialisés et celles des pays en voie de développement n'a fait que se creuser ces dernières années. Alors que d'innombrables personnes dans les régions en voie de développement sont sans toit et affamées, les pays industrialisés réputés pour les excès de table et l'obésité de leurs populations consomment d'énormes quantités d'énergie et polluent l'environnement avec leurs déchets et leurs accidents destructeurs et onéreux.

BOURGEAULT • On avait espéré et parfois même promis que les développements industriels et technologiques de ce siècle seraient source de richesse et de bien-être pour tous. Il faut se rendre aujourd'hui à l'évidence qu'il n'en est rien. Siècle de prouesses technologiques qui ont apporté à certains une richesse sans précédent dans l'histoire, le xxe siècle paraît en rétrospective paradoxalement placé sous le signe de la marginalisation et de l'exclusion de masses toujours plus nombreuses.

IKEDA • On ne compte plus les tentatives faites dans les pays en voie de développement pour établir une base industrielle et tirer les populations de la pauvreté. Mais comme en témoignent douloureusement les échecs répétés d'implantation de nouvelles industries, ces efforts piétinent trop souvent à cause d'installations lamentablement inadéquates en matière d'énergie, d'eau, d'égouts, de chemins de fer, d'autoroutes et d'autres infrastructures nécessaires à toute société industrielle.

BOURGEAULT • La pauvreté, vous avez raison, et l'état de santé des populations comme des sociétés sont indissociables. Plusieurs études ont établi une corrélation entre pauvreté et maladie, entre pauvreté et espérance de vie réduite. Et, bien sûr, entre pauvreté et qualité de vie réduite.

IKEDA • Cela, sans parler du cercle vicieux de la mauvaise hygiène publique et des hauts taux de natalité et de mortalité infantile : lorsque les conditions sanitaires s'améliorent plus vite que les familles n'arrivent à y ajuster leurs priorités, survient l'explosion démographique qui annule les gains économiques.

BOURGEAULT • Le développement technologique, s'il rend plus flagrant le déséquilibre et plus scandaleuse la pauvreté qui persiste et gagne même du terrain, n'est toutefois pas la cause de tous les maux observés.

Des fossés qui se creusent entre riches et pauvres dans les pays industrialisés

IKEDA • Très juste. Alors que les pays en voie de développement s'appauvrissent matériellement, les pays très avancés souffrent de pauvreté spirituelle. Plusieurs d'entre eux se débattent pour contenir une sous-culture de la drogue qui gagne du terrain ; pour contenir aussi la promiscuité, la délinquance ou les comportements criminels chez les jeunes, sans oublier la hausse de la violence en général et des crimes violents. Ces sociétés donnent l'impression d'être parvenues à une grande richesse matérielle, mais en un sens cela s'est fait aux dépens de plusieurs : les plus pauvres traînent toujours plus loin derrière. Pire encore, les disparités entre riches et pauvres semblent depuis peu s'être accusées et s'être installées à demeure.

BOURGEAULT • À Montréal, ceux qui habitent le quartier riche et huppé de Wesmount, sur le flanc d'une colline fièrement appelée mont Royal, jouissent d'une espérance de vie, d'une santé et d'une «qualité de vie» (réel accès à l'éducation, à l'information, à la culture, etc.) dont leurs concitoyens, «au pied de la montagne», doivent se contenter de rêver.

IKEDA • Parce qu'on a privé, dans les sociétés industrialisées, les couches les plus pauvres de la possibilité de gravir l'échelle sociale, de plus en plus d'adolescents et de jeunes adultes sont à la dérive sur le plan émotionnel et ne trouvent aucun sens à la vie, comme s'ils s'étaient desséchés et atrophiés intérieurement. Cette « désertification de l'âme » les laisse sans autre ambition dans la vie que d'aspirer au confort et au plaisir immédiat. La génération « égocentrique » a engendré des êtres incapables de se concentrer sur rien d'autre que la satisfaction immédiate de leurs désirs personnels et inconscients des problèmes sociaux. Jusqu'à ce jour, nos sociétés ont échoué à présenter à la jeunesse de vrais buts à poursuivre.

BOURGEAULT • Me frappe surtout l'écart croissant entre les nantis et les laissés-pour-compte, même dans les pays riches. Aux États-Unis, par exemple, colossal voisin du Canada, des programmes sociaux nettement inadéquats, quand ils ne sont pas simplement inexistants, condamnent de larges couches de la population à ne pas avoir leur part de la richesse collective d'une nation qui se targue pourtant de se maintenir au premier rang en matière de concurrence économique internationale !

IKEDA • Si la présence de couches appauvries dans le monde industriel avancé demeure un grave problème social, on peut dire qu'en général les pays en voie de développement font face à une crise de pauvreté matérielle, alors que les pays développés, rassasiés de richesse matérielle, font face à une crise de pauvreté spirituelle. Ensemble, ils auront ainsi créé un état d'extrême déséquilibre social dans le monde.

BOURGEAULT • Et il faut bien appeler exploitation des pauvres par les riches, au profit des derniers, l'écart proprement scandaleux entre pays riches et pays pauvres, écart qui s'est accusé ces dernières décennies malgré des efforts de redressement.

Pour une nouvelle philosophie des rapports économiques

IKEDA • Le premier pas consisterait pour l'heure à lancer une campagne internationale afin de mobiliser davantage de leviers d'assistance susceptibles de tirer les pays en voie de développement de leurs crises économiques. Il ne suffit pas d'offrir de l'argent et des biens ; je pense que les contributions d'assistance professionnelle et technique sont les plus importants moyens d'aider ces pays à façonner leur propre développement économique en s'appuyant sur l'alphabétisation et l'instruction, entre autres choses. Bien entendu, le développement économique exige aussi une assise matérielle adéquate, dont une infrastructure industrielle.

De leur côté, les pays développés ne peuvent se permettre de continuer à sacrifier les pauvres et les sans-voix s'ils veulent préserver leur richesse. Plusieurs d'entre eux se trouvent depuis peu en difficulté économique, eux qui doivent très largement au Tiers Monde ce qu'ils sont devenus et qui sont aussi responsables des disparités économiques Nord/Sud. Il est donc impératif que les pays riches du Nord compensent leurs interventions passées et s'efforcent de construire un monde de coexistence et de mutuelle prospérité.

BOURGEAULT • Je suis foncièrement d'accord avec le diagnostic que vous posez : l'enrichissement matériel des uns aux détriments des autres semble s'accompagner d'un appauvrissement de la « spiritualité » qui, dans des traditions diverses, avait prôné et soutenu au fil des siècles la compassion et la solidarité, le partage.

IKEDA • Nous assistons aujourd'hui, dans nos sociétés, à la montée du protectionnisme, une situation qui a pour objectif de préserver les droits acquis des classes privilégiées. C'est une tendance dangereuse, une forme néfaste de conservatisme.

BOURGEAULT • Un ami me faisait remarquer, voilà quelques années, que devient conservateur celui qui a quelque chose à conserver ! Sans nul doute la richesse pourrait-elle et devrait-elle être partagée plutôt qu'accaparée. Cela explique vraisemblablement pourquoi les prophètes ont dû constamment appeler, au fil des siècles, à la compassion et au partage.

IKEDA • C'est vrai. Les grandes religions, comme le bouddhisme ou le christianisme, prêchent l'amour et la compassion pour tous et encouragent les gestes de bienveillance et d'attention envers les autres.

BOURGEAULT • Cependant, les appels des prophètes ont généralement été davantage entendus par les pauvres que par les riches.

IKEDA • Oui, les pauvres sont plus enclins à s'entraider et à partager. Les exemples de riches arrogants, morts misérablement, abondent dans l'histoire. Ceux d'entre nous qui habitent des pays riches devraient méditer longuement sur ce truisme de l'histoire. Nul ne peut vivre sans l'aide d'autres humains. Nous devons toujours garder cela à l'esprit et nous montrer reconnaissants. Le bouddhisme emploie l'expression « redevable à tous les êtres sensibles », une manière d'exhorter les gens à éprouver de la gratitude pour le soutien, tant visible qu'invisible, que leur apportent les autres.

BOURGEAULT · Ce qui est nouveau et caractéristique de notre temps, c'est la persistance de la pauvreté dans des sociétés et un monde qui ont le pouvoir de la réduire de façon substantielle, voire de l'éliminer.

IKEDA · Si les pays donateurs versent de nos jours des sommes considérables aux pays en voie de développement dans le cadre de leurs programmes d'aide à l'étranger, le sort des populations des pays bénéficiaires ne semble pas s'être beaucoup amélioré.

BOURGEAULT · Un économiste a récemment proposé que soit levé un impôt minimum – de 0,01 % seulement – sur les échanges financiers qui, ignorant les frontières, semblent aujourd'hui tout commander. Cet impôt qui n'appauvrirait personne, si j'ai bien suivi le raisonnement, rapporterait annuellement plus de cent milliards de dollars américains. De quoi nourrir d'immenses populations sous-alimentées, soigner et guérir, enseigner, former, donner largement accès au savoir partout dans le monde.

IKEDA · Excellente idée. Une infime fraction de la richesse accumulée dans les mains de quelques-uns suffirait à sauver des centaines de millions de vies dans le monde. Amartya Sen, de l'Inde, a reçu le premier prix Nobel d'économie en 1998 pour son « économie de la pauvreté » dont la prémisse de base explique le moyen de sauver le pauvre et le faible. Aux antipodes des spéculations auxquelles s'adonnent les puissants, sa thèse jette un éclairage éthique sur une activité économique conçue pour aider le faible à devenir riche.

Les programmes d'aide économique manquent de stabilité parce qu'ils dépendent de la situation domestique des pays donateurs. Le moment est probablement venu de reconsidérer le modèle d'aide bilatérale de gouvernement à gouvernement. On pourrait accomplir bien davantage si des organisations internationales impartiales, comme les Nations unies et la Banque mondiale, étaient dotées de plus grandes ressources et investies de l'autorité nécessaire pour mettre en place des systèmes d'aide efficace.

Transformer nos économies de guerre en économies de paix

BOURGEAULT · Il y a quelques années, la Commission de l'ONU sur l'environnement et le développement présidée par Mme Gro Harlem Brundtland arrivait à des propositions similaires et recommandait de consacrer à la lutte contre la pauvreté et à la protection de la qualité de l'environnement les sommes présentement dépensées dans la course aux armements.

IKEDA · Je suis très au fait de cette commission de l'ONU et j'ai aussi le plaisir de connaître Mme Bruntdland. La Soka Gakkai internationale a présenté à Oslo, en 1991, une exposition intitulée « Guerre et paix » à laquelle la première ministre Bruntdland avait adressé un message de bienvenue. Elle avait une haute opinion de nos efforts pour éveiller la conscience populaire aux problèmes de la guerre et de l'environnement. Elle disait avoir trouvé en la Soka Gakkai « un bon partenaire ».

Notre avenir à tous[1], rapport de la Commission internationale sur l'environnement et le développement rendu public en 1987 par l'ONU, montre bien comment les enjeux planétaires en ces matières sont étroitement interreliés. Le concept de « développement durable » explicité dans ledit document englobe à la fois le développement, la lutte à la pauvreté et la protection de l'environnement, sa préservation et/ou sa restauration.

BOURGEAULT · Les pays riches estiment coûteuses les missions de l'ONU pour la restauration et le maintien de la paix, missions pourtant rendues nécessaires par les guerres qu'entretiennent les fabricants d'armes qui comptent parmi les gens respectés dans ces mêmes pays riches. L'industrie des armes n'est-elle pas, en effet, l'un des terrains les plus fertiles en matière de développement de technologies les plus avancées ? Nous n'en sommes pas à une contradiction près.

IKEDA · Évidemment, les idéaux et la réalité sont souvent à des lieues de distance. Raison de plus pour entretenir de idéaux élevés. À titre d'exemple, un groupe d'érudits a essayé de démontrer que la guerre ne paie pas, contrairement à la paix. Je respecte ces savants et j'apprécie grandement leurs efforts pour exposer une manière concrète d'atteindre un idéal à partir des réalités. À l'opposé, certaines personnes se fixent

1. Québec, Éditions du Fleuve et Publications du Québec, 1988.

un idéal et, dans le processus, rejettent comme indigne tout le reste. Pareille attitude me semble irréaliste. Comme le disait Gandhi, «les bonnes choses progressent à pas d'escargot».

BOURGEAULT • C'est pourquoi, à l'échelle internationale, l'ONU est paralysée et ses programmes fréquemment improductifs. On lui reproche de plus en plus souvent une inefficacité… à laquelle on la contraint en lui refusant les moyens d'agir. J'ai pu le constater, il y a dix ans, quand j'étais président de la Commission canadienne pour l'UNESCO, au moment du retrait des États-Unis de cette grande agence des Nations unies, sous prétexte de mauvaise gestion (c'est-à-dire d'une gestion inspirée par d'autres préceptes que ceux défendus par les États-Unis!) et de l'inefficacité de son action. L'UNESCO était alors aux prises avec des difficultés financières, causées par le retard de plusieurs États membres, dont les États-Unis, à verser leur contribution. Cela a été particulièrement criant dans le cas des missions onusiennes de restauration et de maintien de la paix, ces dernières années, dont la mise en œuvre a été chaque fois retardée par les réticences d'États membres, notamment les plus riches, à y collaborer. Les mêmes États membres ont ensuite déploré qu'on n'ait pas su prévenir les crises ou intervenir avant qu'il ne soit trop tard.

IKEDA • Pour réaliser un juste objectif, il faut choisir le moyen adéquat plutôt que l'expédient immédiatement efficace. Comme je l'ai dit plus tôt, le meilleur médecin, selon les traditions médicales orientales, est celui qui prévient l'apparition de la maladie, non celui qui la guérit. Cela vaudrait aussi bien pour les réformateurs de la société.

Transformer les appétits terrestres en sagesse et en illumination

BOURGEAULT • La relecture du récit des trois tentations du Christ proposée par Dostoïevski dans *Les frères Karamazov* a stimulé ma réflexion sur ces questions, il y a quelques années. L'auteur russe y présente Jésus vivant à travers trois grandes expériences qui font la trame de toute existence humaine, ce que le philosophe français Paul Ricœur appelle les trois dynamiques d'un triple appétit: avoir, valoir et pouvoir.

On peut vivre le rapport à l'avoir sous le mode de l'accumulation et de l'accaparement ou, au contraire, de l'échange, du don, du partage.

Le rapport au valoir peut prendre la tangente de la valorisation de soi dans l'incessante recherche du prestige ou, au contraire, de la rencontre de l'autre. Le rapport au pouvoir peut contribuer à la domination et à l'asservissement ou, au contraire, à l'entraide dans la solidarité et dans l'interdépendance reconnue. On trouve, j'en suis sûr, des orientations semblables dans le bouddhisme.

IKEDA • « Les trois dynamiques d'un triple appétit »… Cette expression pénétrante dévoile l'essence des désirs humains. Bien évidemment, on trouve dans le bouddhisme une position similaire. Chacun des trois appétits que vous avez mentionnés signale une dilatation du moi, ou de l'ego. En d'autres mots, ils incarnent l'amour de soi qui cherche à hypertrophier l'ego et tout ce qui appartient au moi. Le bouddhisme perçoit ces désirs ou illusions comme autant de sources de souffrance, physique et spirituelle, et comme des entraves à la quête de l'illumination.

Le bouddhisme mahâyâna enseigne qu'on peut toutefois atteindre la boddhéité, non pas en réfrénant ses appétits terrestres et ses illusions, mais en les transformant en sagesse et en illumination. C'est le principe selon lequel « les désirs terrestres conduisent à l'illumination ». Autrement dit, les désirs correctement maîtrisés et canalisés deviennent alors la source d'énergie qui permet de faire son propre bonheur en même temps que celui de son entourage.

« Brûle le petit bois des appétits terrestres, enseigne Nichiren, et vois devant tes yeux le feu de la sagesse et l'illumination. » Si on est sans désirs (le petit bois), on ne peut transformer la réalité en sagesse (la chaleur et la lumière du feu) qui contribue au bonheur d'autrui. Si on ne possède rien soi-même, on ne peut partager avec autrui. L'important est donc de transformer le petit bois des appétits terrestres en feu de sagesse et d'illumination.

BOURGEAULT • Sans doute faut-il avoir, posséder, pour pouvoir donner, partager. Sans doute faut-il être apprécié et valorisé pour développer la confiance en soi qui permet de reconnaître l'autre. Sans doute faut-il maîtriser sa vie et son environnement pour être à même d'établir des rapports d'entraide et de solidarité. Ce qu'on peut aisément observer dans les comportements individuels et collectifs est tout autre : une sauvage compétition économique à l'échelle internationale vise l'élimination des concurrents. Un discours sur la promotion de l'excellence fait finalement le jeu de la domination et de l'exploitation des plus faibles par les plus forts, des pauvres par les riches, et légitime cette façon de voir.

Faut-il parler de sociétés malades, d'humanité malade? La santé des sociétés et celle de l'humanité dans sa totalité, comme celle des individus, ne tient pas à l'absence de maladie, mais plutôt à l'effort constant en vue de rétablir l'équilibre rompu. Malgré les exploits technologiques et les succès commerciaux dont nous nous vantons tant, la pauvreté gagne chez nous du terrain. Elle touche les jeunes et les vieux plus que les autres. Le plus grave, me semble-t-il, c'est que cette réalité s'inscrit sous le signe de la fatalité, plutôt que celui de la responsabilité. On ne pourrait soi-disant rien y changer, si l'on en croit un certain fatalisme que je me refuse à adopter.

IKEDA • Nous ne devrions jamais détourner notre regard des dures réalités, ni fermer l'oreille aux cris d'angoisse du monde réel. Il faut garder nos cœurs et nos esprits ouverts aux souffrances d'autrui, les porter comme s'il s'agissait de nos problèmes personnels. Je suis pour ma part résolu à garder vivant et brûlant le souci que j'ai de tous les problèmes de l'humanité, parce que c'est là précisément le sens de l'esprit bouddhique de compassion et de souffrance partagée. Telle est la voie du bodhisattva, celle du bouddhiste pratiquant. Le bouddhisme cherche même à changer la destinée du monde. L'essence de l'enseignement bouddhique tient à la détermination de réorienter sa propre destinée par son action personnelle puisque l'action est ce qui façonne la destinée. C'est là d'ailleurs le sens du mouvement de la «révolution humaine» prônée par la Soka Gakkai.

BOURGEAULT • Il n'est pas vrai, en effet, que nous soyons impuissants. Nous avons les connaissances et les moyens technologiques et financiers requis pour changer les choses. J'allais dire: pour changer le monde. Mais il est difficile, quand on compte parmi les favorisés d'un système, d'en vouloir changer vraiment.

IKEDA • Il nous faut en conséquence développer nos ressources humaines si nous voulons réussir à transformer le monde. Les problèmes qui ont découlé du développement industriel trouvent leur racine, je crois, dans la civilisation scientifique et technologique des temps modernes, qui encourage l'accumulation de biens matériels et la satisfaction immédiate des désirs.

Pendant la plus grande partie de notre histoire, nous, humains, avons vécu à la merci des lois de la nature. Ce n'est qu'avec les plus récentes innovations technologiques que nous avons commencé à développer l'environnement naturel et à le mettre à profit pour améliorer nos conditions de vie. Nous avons été prompts à croire que le monde naturel existait pour que nous nous le soumettions et pour que nous puissions l'exploiter jusqu'à la fin des temps. Nous comprenons aujourd'hui que cette vision de la nature a été un important facteur dans l'émergence d'un ensemble d'enjeux planétaires interreliés – pollution, destruction de l'environnement, etc. – qui ensemble composent le plus grave défi jamais posé à la civilisation humaine.

Il faut chercher à découvrir la «finalité» de chaque sphère d'activité humaine. Les gens doivent mobiliser leur sagesse pour le bénéfice de toute l'humanité.

BOURGEAULT • Même s'il rend plus flagrant le déséquilibre et plus scandaleuse la pauvreté, il ne faudrait pas croire que le développement technologique est la cause de tous les maux observés.

IKEDA • En effet. Après tout, ce sont les humains qui créent la technologie et s'en servent. Il n'y a donc d'autre choix que de transformer les humains, de façonner un nouveau type de personne. Cela vaut aussi pour la crise spirituelle dans les sociétés industrialisées. Notre seul recours est de former des personnes à la hauteur de la tâche : construire un nouveau siècle d'espoir. Autrement, le monde sera de plus en plus peuplé de gens qui ne se soucient aucunement des souffrances de leurs frères humains et qui se montrent de moins en moins empressés à tendre une main secourable à leurs voisins en détresse.

2. Objectifs de l'éducation

*Une éducation créatrice de valeurs
pour le bien-être des humains*

IKEDA • Nos échanges précédents nous amènent tout naturellement à aborder maintenant le vaste sujet de l'éducation : comment développer des êtres à l'esprit généreux et soucieux de leurs semblables. L'éducation représente un immense défi pour notre avenir à long terme. J'ai toujours cru, même jeune, que la tâche d'éduquer est la plus noble vocation humaine qui soit.

BOURGEAULT • D'ailleurs, si je suis bien informé, la Soka Gakkai est née du regroupement de quelques éducateurs déterminés à se consacrer au bien-être des individus, des communautés et de l'humanité entière.

IKEDA • Il est vrai que l'éducation n'a guère de sens à moins de contribuer au bonheur de chaque individu et, par extension, au bien-être de toute l'humanité. Tsunesaburo Makiguchi, qui a élaboré une pédagogie créatrice de valeurs, la pédagogie Soka, insista toujours sur l'importance primordiale du bonheur des enfants.

Pour Makiguchi, l'objectif de l'éducation est de susciter joie et bonheur dans la vie quotidienne. Josei Toda, devenu le deuxième président de Soka Gakkai, partageait la conviction de son mentor. En tant que son successeur, je me suis à mon tour totalement dévoué à ce même objectif. Je veux voir tous les enfants relever courageusement les défis des quatre souffrances, cultiver leurs forces physiques et spirituelles, frayer eux-mêmes la voie royale de leur bonheur et s'armer pour triompher de toutes les adversités qu'ils auront à affronter au cours de leur existence.

Ma façon de traduire dans la réalité le grand rêve de ma vie fut d'instituer les écoles Soka Gakuen (du jardin d'enfants jusqu'au collège) et l'Université Soka. J'entrevoyais ces institutions comme des lieux où la théorie de Makiguchi serait mise en pratique, éprouvée et corroborée.

M. Simard, ex-recteur de l'Université de Montréal, et vous-même, M. Bourgeault, avez été aussi engagés pendant un long moment dans la formation de jeunes hommes et de jeunes femmes. En cela, vous avez tous deux montré la voie d'un mode de vie idéal, à savoir surmonter les quatre souffrances et vivre en gardant à l'esprit le bien-être d'autrui et de l'humanité dans son ensemble. Quel genre d'éducation peut aider à inspirer pareil idéal de vie? Ici, je voudrais que nous cernions l'essence même de ce type d'éducation.

L'éducation à la solidarité

BOURGEAULT • M'inspirant des catégories proposées il y a une quinzaine d'années par Marcel Lesne, je distinguerai trois modèles de « travail pédagogique » qui renvoient à trois visions de l'éducation et des rapports entre enseignant et élève, étudiant ou, comme on dit aujourd'hui, apprenant. Le premier modèle place l'enseignement sous le signe de la *transmission* de connaissances déjà constituées ; l'apprentissage y est défini comme assimilation et répétition. L'accent porte nettement sur les connaissances constituées auxquelles il semble qu'on ne puisse rien changer.

IKEDA • Dans l'éducation japonaise, on a trop longtemps mis l'accent sur les connaissances et cela a engendré certaines tendances préoccupantes. Trop d'étudiants sont incapables d'analyser les « connaissances » qui leur sont transmises et de s'en servir dans le quotidien. Les connaissances qu'ils mémorisent ne leur sont d'aucun secours quand ils se trouvent en difficulté.

Autre faiblesse d'une éducation uniquement axée sur les connaissances : le déclin de l'éthique et de l'altruisme dans la vie estudiantine. Les étudiants perçoivent leurs camarades de classe non comme des amis, mais comme des rivaux qu'il faut vaincre dans la course aux diplômes et à l'admission dans des institutions renommées. Ce type d'éducation produira vraisemblablement des personnes insensibles, sans doute bien informées et qui réussiront professionnellement, mais qui ne se soucieront guère d'autrui.

BOURGEAULT • C'est là une « conception bancaire » du savoir et de l'éducation, pour reprendre l'expression de Paulo Freire. Et peut-être l'école encourage-t-elle trop souvent l'accumulation de savoirs fragmentés, juxtaposés, sans que ne soient pris en compte les liens entre les réalités.

Le deuxième modèle place au centre celui qui apprend, comme sujet autonome, responsable de ses apprentissages. Il revient à chacun, sur la base de son expérience personnelle, de ses goûts et de ses intérêts, de prendre l'initiative de développer ses connaissances. On cherche donc à rendre l'étudiant capable d'énoncer en langage clair son expérience, de s'approprier les savoirs dispensés et de les digérer pour les intégrer à son bagage personnel.

Je me rappelle, à titre d'exemple, cette expérience de ma toute première année d'enseignement. L'un des étudiants du groupe, qui avait échoué l'année précédente, semblait incapable d'analyser un texte ; il en était lui-même convaincu. J'enseignais alors le théâtre et j'étais aussi responsable d'un atelier d'art dramatique. Gageure ou intuition ? Toujours est-il que, connaissant son intérêt pour la photographie et pour l'architecture, je lui donnai à lire le texte de l'œuvre que nous devions monter au trimestre suivant en lui demandant de me faire des suggestions pour le décor. Il me revint dix jours plus tard avec une superbe maquette à échelle réduite et il entreprit de m'expliquer et de me justifier ses propositions qu'étayait une analyse du texte faite, ma foi, sans trop le savoir !

IKEDA • Cette méthode présente sans nul doute des avantages, mais elle peut entretenir l'égoïsme, spécialement quand l'étudiant est pressé de mémoriser de la matière sans être adéquatement préparé à porter attention à son contenu éthique.

BOURGEAULT • Justement, le troisième modèle de « travail pédagogique », qui mise sur l'interaction entre l'enseignant et l'apprenant, vise à développer l'esprit critique par la contextualisation des savoirs en faisant apparaître les rapports sociaux dans lesquels ces savoirs ont été construits. Les savoirs ne sont jamais neutres : construits dans des rapports sociaux conflictuels et reflétant le plus souvent le point de vue du groupe dominant, ils contribuent à maintenir la domination de ce groupe sur les autres. Ce mode de « travail pédagogique », plus exigeant tant pour l'enseignant que pour celui ou celle qui apprend (l'enseignant apprenant lui-même, espérons-le !), me paraît être plus que d'autres de nature à développer ce que j'appellerai la conscience citoyenne – à l'échelle locale, nationale et même planétaire – et à préparer à l'exercice d'une citoyenneté responsable dans des sociétés désormais pluralistes.

La pédagogie de Shakyamuni

IKEDA • Voilà qui me rappelle les sermons de Shakyamuni. Par compassion pour les gens plongés dans les affres des quatre souffrances, sensible à leur détresse, Shakyamuni se mêlait à eux et leur enseignait à surmonter leurs épreuves. Il cherchait, par exemple, à inculquer la sagesse et le courage aux malades pour les aider à faire face à leurs malheurs. Il prit lui-même soin de malades. Avec son disciple Ânanda, Shakyamuni les baignait, remettait en ordre leur lit, écoutait le récit de leurs infortunes, puis les conseillait et leur enseignait la Loi bouddhique.

Shakyamuni prêcha toujours d'une manière adaptée à la capacité de compréhension de ses auditeurs. On compare souvent sa méthode pédagogique à un bon traitement médical, établi invariablement en fonction de l'état spécifique du patient. Je pense que le troisième modèle pédagogique a quelque chose en commun avec la philosophie de Shakyamuni.

SIMARD • Votre description de la méthode pédagogique de Shakyamuni me renvoie à la dialectique socratique. À Athènes, à l'époque de Socrate, il ne manquait pas de maîtres qui se contentaient de communiquer à sens unique les connaissances acquises, un peu à la manière d'une courroie de transport. Ils exigeaient de leurs élèves qu'ils mémorisent les poèmes épiques d'Homère, par exemple, au sujet desquels ils imposaient des interprétations prédéterminées. Socrate brisa ce moule en posant constamment des questions à ses étudiants. Chaque réponse d'un élève menait à une nouvelle question. Portant à un sommet la méthode maïeutique, Socrate aida ses étudiants à penser par eux-mêmes et à mûrir intellectuellement. Ses dialogues constituent une méthode d'enseignement très dynamique et efficace.

IKEDA • Shakyamuni ajustait aussi sa manière d'enseigner en tenant compte des aptitudes et de la préparation de ses auditeurs. Un épisode l'illustre à merveille : une femme appelée Kisa Gotami se présenta à Shakyamuni, accablée de chagrin après avoir perdu son unique enfant, et le pria de ramener son fils à la vie.

SIMARD • Que répondit-il ?

IKEDA • Eh bien, il lui dit de faire le tour du village en demandant à chaque porte des graines de moutarde. « Je ressusciterai ton enfant, lui dit-il, si tu peux obtenir quelques graines de moutarde d'une maisonnée où personne n'est jamais décédé. »

SIMARD • Mais aucune maisonnée n'est jamais complètement épargnée par la mort.

IKEDA • Exactement. Kisa Gotami fit donc la tournée de ses voisins, à la recherche fébrile d'au moins une maisonnée qui n'eût jamais connu la mort. À la fin, elle parvint à l'intime conviction que nul humain ne peut échapper à la mort. Tandis qu'elle courait de maison en maison, interrogeant chacun, elle commença à pressentir la vérité de la vie et de la mort et prit la résolution de se consoler du départ de son enfant. À ce point, Shakyamuni lui enseigna la vérité de la Loi bouddhique et l'invita à se joindre à lui dans la quête de moyens de transcender la vie et la mort.

BOURGEAULT • Dans votre causerie à l'Université de Beijing, dont le texte a paru dans *A New Humanism*[3], vous observiez qu'éduquer n'est pas enseigner ou instruire; que c'est davantage, de la part des maîtres, poser des questions pour guider les étudiants sur la voie qui mène à l'auto-formation et à la croissance.

IKEDA • S. Mohan, autrefois juge à la Cour suprême de l'Inde, et David W. Chappell, qui enseigne la religion à l'Université de Hawaï à Manoa, insistent tous deux sur l'importance du dialogue en éducation.

Dans une conférence donnée à Osaka, M. Mohan disait : « L'éducation ne devrait en aucun cas consister, pour le personnel enseignant, à contrôler les étudiants. Essentiellement, elle doit s'articuler sur un dialogue entre un maître et un élève. La communication ne devrait jamais être à sens unique. » Quant à M. Chappell, il insistait sur la réciprocité du processus pédagogique. En d'autres mots, les professeurs n'instruisent pas seulement les étudiants, ils apprennent également d'eux. L'éducation, disait-il, signifie à la fois donner et recevoir; c'est une communication bilatérale et un effort pour faire valoir quelque chose en chacun.

Il me semble qu'on ne peut espérer favoriser une forte vitalité, la sagesse, le courage et l'amour d'autrui qui sont nécessaires pour faire face aux défis de la vie et triompher de l'adversité, que par l'établissement d'un dialogue fructueux entre maître et élève. Alors seulement le savoir s'enracinera profondément dans le cœur de l'élève.

2. « The University Addresses of Daisaku Ikeda », dans *A New Humanism*, New York / Tokyo, Weatherhill, 1995, p. 22-28.

Il est très vraisemblable que, dans les échanges animés entre professeur et étudiant, la connaissance objective devienne vivante et utile et qu'on puisse triompher de l'égotisme individuel.

Vos trois modèles pédagogiques, M. Bourgeault, ont leurs contreparties dans la démarche bouddhique d'apprentissage. Le premier modèle, axé sur l'assimilation des connaissances ou de la sagesse reçues, rappelle « l'état d'Étude » ; ces disciples du Bouddha écoutent ses sermons et s'efforcent de parvenir à l'illumination.

Le deuxième modèle, dont l'objectif est d'atteindre la connaissance à partir de l'expérience personnelle, correspond à « l'état de Réalisation » ou d'« Éveil personnel ». À cette étape, les gens perçoivent les rapports de causalité dans la nature et se sont éveillés à « l'impermanence » de tous les phénomènes par leurs observations et leurs efforts.

Le troisième modèle, centré sur l'échange professeur/étudiant, évoque la figure du bodhisattva dont le souci le plus profond est le bien-être d'autrui. En conséquence, ce que vous appelez l'éducation « de type solidaire » gagne le maître et l'élève à la pratique de la voie du bodhisattva. Ce modèle pédagogique rend les gens capables de surmonter les quatre souffrances et de vivre pour le bien du genre humain.

Enseigner, c'est aider à apprendre

IKEDA • Maintenant que nous avons une bonne idée de ce que devrait être l'éducation, peut-être pourrions-nous parler du rapport idéal entre professeur et étudiant à la lumière de ce que nous comprenons de la mission universitaire.

SIMARD • Oui, c'est une excellente façon de lancer la discussion.

Dans *The Idea of a University* (1862), John Henry Newman se représente l'université comme une lieu retiré où les étudiants désireux d'apprendre à apprendre rencontrent des professeurs qui les guident dans la synthèse des connaissances et les aident à comprendre que le facteur humain est le plus important facteur dans toutes les théories de la culture, de la technologie et de la science. En tant que fondateur de l'Université Soka, comment réagissez-vous, M. Ikeda, au point de vue de ce cardinal ?

IKEDA • Dans la manière dont il présente l'université, on perçoit nettement le rapport idéal professeur/étudiant. Pour tout étudiant, savoir apprendre est le point de départ vital. Tsunesaburo Makiguchi soutenait avec insistance que les professeurs doivent transmettre non des connaissances, mais la sagesse de savoir apprendre.

SIMARD • M. Makiguchi avait parfaitement raison. On voit bien que c'était un éducateur dans le vrai sens du mot. Ses propos sur l'apprentissage en soi incarnent une sagesse dont la signification ne pourra que s'épanouir avec le temps.

La formation complète de l'étudiant, comme citoyen responsable et comme futur professionnel, constitue le but ultime de la mission éducative. Au niveau universitaire, cette formation dépasse l'acquisition de connaissances immédiatement applicables; elle tend à développer une capacité de réflexion et d'actions conséquentes, ainsi qu'à approfondir la signification et l'utilisation des connaissances pour le progrès de l'esprit humain.

Enseigner est un acte de communication, peut-être le plus ambigu et le plus insécurisant qui soit. Le professeur agit non seulement comme expert dans une discipline et comme communicateur, mais plus et mieux encore comme éducateur pédagogue, comme témoin de valeurs scientifiques, intellectuelles, morales, sociales et culturelles. Il lui faut accompagner les étudiants dans leur cheminement, s'ajuster aux diverses situations d'apprentissage, intervenir pour faciliter la compréhension des objectifs poursuivis et montrer la nécessaire complémentarité des actions éducatives proposées. En un mot, le professeur doit être disponible et encadrer les étudiants dans leur démarche.

IKEDA • L'objectif de l'éducation est donc d'aider à développer ce que Montaigne appelait une «tête bien faite» et non pas une tête bien remplie[3].

SIMARD • Et cela signifie que le professeur d'université doit non seulement être un spécialiste dans son domaine et un communicateur de types particuliers de connaissances; il doit aussi devenir, pour ses étudiants, un modèle dans les sphères éthique, sociale et culturelle. Un professeur d'université est en conséquence responsable non seulement de la transmission de connaissances, mais aussi de la formation de scientifiques qui auront l'esprit à la fois ouvert et critique, qui se

3. Michel de Montaigne (1533-1592), *Essais*, Paris, Roches, 1931.

montreront capables de travailler à intégrer leur recherche, leur analyse et les résultats de leurs efforts intellectuels dans une perspective
englobante.

Dynamisme mental, jugement sûr et patience

SIMARD • Contrairement à ce que l'on croit souvent, l'important en
sciences, c'est autant l'esprit qui sous-tend la démarche que le produit
obtenu à la fin. C'est autant l'ouverture à l'inédit, la rigueur du sens
critique, la soumission à l'imprévu, si contrariant soit-il, que le résultat lui-même, si nouveau et si extraordinaire soit-il. Les scientifiques
ont renoncé depuis longtemps à l'idée d'une vérité ultime et tangible,
image exacte d'une réalité qui attendrait simplement d'être dévoilée.
Ils savent maintenant qu'il leur faut se contenter de partiel et de
provisoire. Ils savent qu'en général on n'a pas cherché ce que l'on a
trouvé et qu'on ne trouve pas toujours ce que l'on cherche. Ils savent
qu'à chaque instant une voie nouvelle apparaît qu'il faut explorer,
d'où l'impérieuse nécessité d'une vaste culture générale.

De fait, la science moderne date du moment où on a substitué des
questions limitées aux questions générales de nature mythique ou
religieuse. Au lieu de se demander : « Comment l'univers a-t-il été
créé ? », « De quoi est faite la matière ? », « Qui a donné naissance à la
vie ? », on a commencé à se demander : « Pourquoi une pierre tombe-
t-elle ? », « Comment l'eau circule-t-elle dans un tube ? », « Comment
se fait la reproduction des espèces ? ». Ce changement d'attitude et de
perception a eu des conséquences surprenantes. Alors que les questions générales recevaient des réponses limitées, les questions limitées
ont conduit à des réponses de plus en plus générales.

Cette démarche vaut encore pour la science d'aujourd'hui. Les jeunes étudiants chercheurs qui veulent faire une carrière scientifique
doivent l'adopter pour réussir. Juger des problèmes devenus mûrs
pour l'analyse, décider qu'il est temps d'explorer un territoire inconnu,
reprendre à la lumière de faits nouveaux des questions considérées
comme résolues ou insolubles, voilà certaines des grandes qualités d'un
chercheur aussi bien en sciences humaines qu'en sciences de laboratoire. Pour une bonne part, c'est à l'ouverture d'esprit et à la sûreté du
jugement que correspondent la créativité et l'innovation en sciences.

C'est à ce genre de dispositions et d'aptitudes qu'on reconnaît les talents prometteurs.

IKEDA • Voilà un conseil inestimable pour les jeunes gens! De fait, la persévérance est une qualité nécessaire au succès, dans n'importe quel domaine. Une fois qu'on a perdu cet aiguillon, même si on continue sur sa lancée, on n'a guère de chance d'atteindre son objectif. Il faut scrupuleusement examiner son cœur et toujours s'efforcer de se discipliner. Pour un bouddhiste, les pratiques les plus fondamentales consistent à sans cesse observer son esprit et à rehausser ainsi son état de vie. Nous croyons que les principes et l'énergie nécessaires à l'auto-perfectionnement se trouvent en chacun. Les pratiques bouddhiques ont donc pour but d'activer et de renforcer ces qualités innées et de rendre chacun capable de mener une existence digne d'un être humain. Le sûtra du Lotus énumère trois qualités que devrait posséder tout bodhisattva. Il y a d'abord la « robe de persévérance », une détermination inflexible qui incite à affronter toute adversité avec courage et endurance. La deuxième, le « trône de la vacuité », renvoie à la sagesse, qui permet de pénétrer l'essence des choses, et à un état d'infinie souplesse comparable à l'immensité du ciel. La troisième, la « chambre de la compassion », symbolise l'esprit de bienveillance qui s'étend à quiconque vient en contact avec le bodhisattva, toujours prêt à partager la souffrance des autres et à rechercher le bonheur avec eux. Un bodhisattva pourvu de toutes ces qualités – persévérance, sagesse et compassion – répond presque parfaitement à l'image du talent prometteur que vous décriviez.

Vous rappeliez aussi la définition de l'université proposée par le cardinal Newman. J'estime que le respect pour l'humanité est le fondement même de tout savoir. Ce doit être aussi le point de départ de toute éducation, à quelque niveau que ce soit. M. Makiguchi tenait le bien-être de tous et chacun des enfants pour l'objectif suprême de l'éducation.

L'ultime finalité de l'éducation comme de la recherche est le bien des êtres humains. Apprendre est le moyen; l'humanité est la fin. Pas l'inverse. Le savoir acquis dans la poursuite de la vérité doit se traduire en sagesse qui profite aux gens. N'importe quel ordinateur puissant peut stocker de l'information et l'utiliser pour analyser un problème, mais seuls les êtres humains sont aptes à décider à quelles fins devrait être employé le savoir et seuls des humains sont capables de l'enseigner à d'autres humains. À la fin du compte, seuls des humains savent enseigner à d'autres à grandir en sagesse et en délicatesse.

Dans cette perspective, une université est le lieu privilégié où enseignants et étudiants assument, comme personnes, la responsabilité d'assurer à la fois la continuité et l'épanouissement de ce qui fait l'humanité.

Un joyau des plus précieux : la sagesse de Bouddha

IKEDA • Tsunesaburo Makiguchi a dit un jour : « L'éducation est le plus noble des arts, le plus difficile des métiers, et seules les personnes les plus dévouées et les meilleures peuvent espérer y réussir. Cela, parce que l'éducation a partie liée avec le joyau le plus précieux en ce monde : la vie. »

SIMARD • M. Makiguchi eut le courage de montrer à quoi devrait ressembler un véritable éducateur. Toute bonne institution compte parmi son personnel des maîtres qui apprécient à sa juste valeur l'objectif qu'est censée poursuivre l'éducation. Si leur philosophie pédagogique se reflète logiquement dans le programme d'études de l'école, du collège ou de l'université qui les emploie, l'institution en cause se distinguera vraiment.

IKEDA • Une école, au Brésil, a adopté la pensée pédagogique de Makiguchi et la met en pratique. Nous espérons que d'autres écoles en feront autant. L'expression de Makiguchi que j'ai citée – « le joyau le plus précieux » – est en fait empruntée au sûtra du Lotus. Elle décrit comme telle la sagesse de Bouddha. Ce sûtra révèle que la sagesse de Bouddha est inhérente à toute personne. La seule finalité de l'apparition du Bouddha (Shakyamuni) en ce monde fut d'ouvrir la porte de la sagesse de Bouddha à tous les êtres vivants, de la leur montrer, de les inciter à s'y éveiller et de les induire à s'y engager.

Dans sa quête de moyens de vaincre les quatre souffrances, Shakyamuni en est arrivé à la conclusion que chacun doit s'éveiller au caractère infiniment sacré inhérent à toute vie humaine. C'est en vertu de cet enseignement qu'on appelle Shakyamuni *sasta deva-manushanam*, ou *tenninshi* en japonais, ce qui signifie « celui qui enseigne aux dieux et aux humains ». Et Tsunesaburo Makiguchi, qui s'est passionné pour cet enseignement, en a laissé un commentaire.

SIMARD • Tout cela montre à quel point Makiguchi fut un grand maître. C'est dans un rapport actif avec un maître de cette envergure que les étudiants peuvent apprendre à atteindre leurs objectifs et à comprendre l'importance de cheminer de manière éthique et responsable. Je sais par expérience que les scientifiques et les savants de premier ordre sortent des rangs des étudiants doués les plus intensément curieux et travailleurs.

Incidemment, le plus bel exemple de la relation maître/élève nous provient de l'Antiquité : c'est Socrate, qui a été le maître à penser de Platon ; Platon à son tour a formé Aristote qui, par la suite, est devenu le précepteur d'Alexandre le Grand. Plus près de nous, on pourrait citer la reconnaissance qu'exprimèrent Pierre et Marie Curie pour leur professeur Beckerel ou encore l'adulation que ses élèves vouèrent à Pasteur.

3. La mission de l'université

Les conditions de la sauvegarde de la liberté universitaire

SIMARD • Nous en sommes arrivés, semble-t-il, à la conclusion que le type d'éducation qui promeut la solidarité et l'échange entre professeur et étudiant aide à triompher des quatre souffrances et nous avons reconnu à quel point ce modèle s'applique à la voie du bodhisattva.

Dans *The Idea of a University* (1852), John Henry Newman définissait l'université en s'appuyant sur les trois éléments suivants : (1) une institution autonome et agissante, au centre nerveux de la société ; (2) un lieu de vérité, où chacun peut explorer la signification du développement politique, économique et culturel ; (3) un lieu d'investigation sur les choix arrêtés par la communauté et sur le système de valeurs de la société.

Quelle impression vous laisse l'image que propose Newman de l'université idéale et comment concevez-vous l'université d'aujourd'hui ?

IKEDA • La définition de Newman me paraît englober tous les aspects importants que devrait présenter une université. Le premier a rapport à la liberté de recherche et d'action, en soi un enjeu des droits de la personne. Si vous en cherchez, vous trouverez des multitudes d'exemples de détournement de la recherche et des activités savantes à des fins politiques. Les savants et les scientifiques de l'Allemagne nazie et de l'Union soviétique sous Staline ont grandement souffert de pareille intervention. Au Japon aussi, des chercheurs en médecine ont été accusés de publier des données favorables à certaines sociétés pharmaceutiques dans des articles sur le SIDA, par exemple.

SIMARD • « Publier ou périr ! » Telle a été pendant de nombreuses années la mentalité dominante dans le milieu universitaire et parmi les chercheurs. Cet état d'esprit, quel qu'en soit l'objectif, incite à une excessive compétition qui peut conduire à la malhonnêteté ou à la falsification des données et des faits. Triste, mais vrai : on ne compte plus les exemples de tels comportements qui ont terni la réputation de la science et attesté de l'intolérance, de la convoitise et de la division au sein de la communauté universitaire.

Il est grandement temps que les chercheurs, particulièrement ceux à l'emploi des universités, se posent des questions sur leurs motivations profondes. Font-ils de la recherche pour promouvoir la connaissance des phénomènes naturels ou pour obtenir de l'avancement et des avantages ? La publication scientifique est-elle un moyen de communiquer des découvertes ou un exercice destiné strictement à assurer sa survie scientifique ? Le « peer-review system[4] » est-il un honnête mécanisme d'évaluation ou le reflet d'une lutte sans merci pour assurer la survie d'une école, d'une discipline, voire d'une université ? La recherche scientifique se justifie-t-elle comme activité humaine essentielle à l'enrichissement des connaissances de l'homme sur le milieu dans lequel il vit ou uniquement comme outil d'une immédiate utilité ?

IKEDA • Vous avez absolument raison. Tout cela se ramène à la question de la conscience professionnelle. Quand un chercheur devient obnubilé par son intérêt personnel et perd de vue son idéal, la recherche de la vérité, alors son travail ne peut plus se justifier comme œuvre accomplie pour le bien de l'humanité et du monde.

---

4. Littéralement : « système d'évaluation par les pairs » (Ndt).

Je crois très fermement qu'on devrait garantir l'indépendance politique et économique de l'université, assurer à ses chercheurs le droit de faire leur travail suivant leur conscience et de publier fidèlement et intégralement leurs découvertes. Il faudrait affranchir des pouvoirs exécutif, judiciaire et législatif du gouvernement non seulement les universités, mais le monde de l'éducation dans son ensemble, et reconnaître en lui un quart État. Depuis des années déjà je m'efforce de promouvoir l'instauration d'un tel système. L'intégrité et la crédibilité du monde du savoir dépendent en tout premier lieu de la liberté des chercheurs à étudier, penser et publier en ne se référant qu'à leur conscience.

SIMARD · Précisément, et c'est pourquoi j'aimerais voir chaque diplômé universitaire se munir des qualifications et compétences suivantes : (1) une connaissance des principes et de la méthodologie de base dans son champ respectif; (2) en plus d'une connaissance approfondie de son champ d'action, la conscience de ses limites et une ouverture aux découvertes et méthodes en d'autres domaines; (3) un esprit critique bien aiguisé; (4) la capacité de poursuivre de son propre chef la recherche pour en élargir et en approfondir la connaissance et la compréhension; (5) la capacité de communiquer efficacement et avec justesse ses idées; (6) le sens de l'éthique professionnelle.

IKEDA · C'est un superbe condensé des nécessaires qualifications d'un savant ou d'un chercheur. On tient pour acquis que n'importe quel détenteur de diplôme d'études supérieures est parvenu à la maîtrise d'un savoir spécialisé, mais cet accomplissement ne devrait jamais être une source d'arrogance. Un véritable savant est toujours désireux d'améliorer ses connaissances et il a l'humilité intellectuelle d'écouter ceux qui sont engagés dans des tâches différentes. Simultanément, il devrait toujours défendre des principes éthiques sûrs et s'efforcer d'approfondir sa nature et sa noblesse d'être humain.

On touche ici au cœur même de la question, n'est-ce pas ? Éthique et éducation sont définitivement inséparables, dans la mesure où elles exercent une grande influence sur le genre de vie qu'on mène et sur le genre de bonheur auquel on atteint. Les compétences du chercheur que vous venez tout juste de résumer sont aussi absolument nécessaires pour préserver la liberté et, conséquemment, l'intégrité de l'université.

Harmoniser mission de l'université et besoins de la société

SIMARD • Comment réagissez-vous au deuxième point du cardinal Newman dans *The Idea of a University*?

IKEDA • Selon moi, il incarne le cœur même de l'université dans sa quête de la vérité. Procéder à une constante réévaluation des prémisses fondamentales de la vie en société – gouvernement, économie et culture – tel est le rôle que devraient jouer les institutions de haut savoir. C'est la raison d'être de l'université et de la recherche universitaire.

SIMARD • Traditionnellement, la mission de l'université a été la création et la diffusion du savoir jugé désirable dans la société dont elle est partie. La recherche et l'enseignement ont été les deux roues du véhicule qui s'acquitte de cette double fonction de l'université.

Tout en remplissant sa mission essentielle, l'université se doit de rester en contact étroit avec la société qui l'entoure de façon à répondre à ses besoins, à bien saisir le profil des nouveaux talents et des nouveaux savoirs qu'elle revendique, à développer et maîtriser les nouvelles technologies pour comprendre et exploiter leur potentiel. On sait que les grandes entreprises consacrent des sommes importantes à la formation professionnelle de leur personnel, à la recherche et au développement; elles sont donc ou seront de ce fait des partenaires naturels de l'université. Les entreprises de plus petite taille ont un besoin encore plus grand des ressources universitaires en ce sens, vu les sommes très limitées dont elles disposent à cet effet. En partenariat avec l'université, elles pourront mieux faire face à leurs responsabilités en matière de recherche et de formation. Il est évident que pour le renouvellement de leurs objectifs, toutes les entreprises, petites et grandes, comptent sur les jeunes diplômés des universités. La synergie de l'université et des entreprises, du monde professionnel et des collectivités qui l'entourent, est au surplus nécessaire non seulement à la préparation de l'élite de demain, mais à une évaluation critique des choix de société qui découlent du développement de nouvelles technologies et de l'évolution sociale.

IKEDA • La production de connaissances dans les institutions de haut savoir et de recherche de pointe aide les gens à apprécier et à réévaluer le sens du développement de la culture et celui du progrès politique et économique.

SIMARD • Indépendamment de sa mission traditionnelle, l'université est maintenant confrontée à de nouveaux enjeux sociaux et éthiques engendrés par les progrès de la haute technologie. À quoi accorder la priorité : au développement ou à l'environnement ? Il y a aussi conflit entre les droits et les devoirs du citoyen. Ces nouveaux enjeux posent de sérieux défis aux valeurs établies.

Tout diplômé d'une université, ou détenteur d'un diplôme d'études supérieures, devrait avoir la capacité de réfléchir par lui-même à ces problèmes complexes et de se faire une opinion selon sa conscience. J'espère que chacun d'eux saura se doter de ce que Montaigne appelle « une tête bien faite ». Je suis fermement convaincu qu'une université doit fournir des moyens d'acquérir non seulement des connaissances spécialisées, mais aussi une intelligence minimale de la culture.

IKEDA • À ce propos, j'eus la chance en avril 1998 de m'entretenir avec M. Pan Yunhe, président de l'Université Zhejian, en Chine. M. Pan est un spécialiste en électronique ; on le surnomme apparemment « Monsieur Ordinateur ». Il a beaucoup réfléchi à l'éducation en général et il est du même avis que vous quant à l'importance de la formation générale. « On s'attend naturellement à ce que vous soyez particuliè-rement bien informé dans votre champ de spécialisation, disait-il ; mais, par les temps qui courent, toute personne a besoin de bien des connaissances au delà de sa spécialité. »

SIMARD • Je suis totalement en accord avec M. Pan. Les gens instruits doivent, en notre temps, acquérir toutes sortes de connaissances et d'informations en sciences et en humanités, et se tenir à jour. On ne peut espérer comprendre ce qui se passe dans le monde qu'en se dotant de connaissances de base sur un large éventail de sujets.

IKEDA • C'est une véritable tragédie pour le Japon, spécialement en cette heure où le pays est aux prises avec de si nombreux et graves problèmes, que ses leaders manquent à ce point de connaissances générales dans le vrai sens du mot.

La nécessaire interaction avec la société

SIMARD • Que pensez-vous maintenant du troisième élément de définition de l'université que propose Newman ?

IKEDA • Si j'ai bien compris, ce troisième élément a rapport à l'interaction de l'université avec la société par la contribution de la première comme producteur et diffuseur de connaissances. L'université a la responsabilité d'utiliser ses découvertes en recherche pour prévoir et atténuer les effets à long terme des gestes posés aujourd'hui et les orientations que prend la société. Dès qu'un chercheur universitaire détecte un signal de danger ou une tendance indésirable, il est de son devoir de mettre en garde la société. De même, il est tenu d'encourager et de soutenir ce qu'il perçoit comme des courants positifs et des développements potentiellement valables pour la société.

SIMARD • Il me semble qu'une importante fonction des universités consiste aujourd'hui à engager un « dialogue avec la société » sur une très large échelle. Jusqu'à maintenant, le rapide progrès de l'industrie et de la technologie a été la marque de fabrique de la société postmoderne. Quel est le rôle de la science dans une telle société ? Les professeurs et chercheurs universitaires doivent trouver une réponse sensée et acceptable à cette question critique, dans un dialogue ininterrompu et pénétrant avec le reste de la société.

IKEDA • Vous êtes en train de dire que les universitaires ne devraient pas se confiner dans une tour d'ivoire.

SIMARD • Exactement. Les universités, il me semble, devraient être plus sensibles aux besoins de la société qu'elles ne le sont présentement. Elles ont l'obligation d'identifier de nouveaux talents, de nouvelles formes de connaissances et de développer le genre de technologie et de savoir-faire qui aidera au plein épanouissement de la société.

IKEDA • Les exemples historiques, où une interaction dynamique avec la société a donné une impulsion phénoménale à la philosophie et au savoir, ne manquent pas : l'Inde, à l'époque de Shakyamuni ; la Chine à « l'Âge des cent philosophes » (des environs de l'an 500 jusqu'aux environs de l'an 200 avant Jésus-Christ), alors que fleurissaient d'innombrables écoles de pensée ; l'Europe de la Renaissance. Le milieu universitaire et la société peuvent se stimuler mutuellement de manière à entraîner la réévaluation des critères et valeurs éthiques, accélérant de ce fait l'évolution de la société.

SIMARD · Voici un exemple spécifique de ce que nos universités doivent faire : il leur faut instituer des moyens pour soumettre conférences et séminaires à un examen critique constant et s'assurer ainsi qu'ils sont accordés aux réalités changeantes de la société. Il faut que les enseignants veillent à ce que leurs notes de cours ne soient pas obsolètes, distancées par les progrès dans divers domaines. Il est de leur devoir professionnel de se tenir à l'affût des dernières découvertes, de mettre au point des méthodes innovatrices, d'ouvrir des horizons de recherche inexplorés et de porter leurs découvertes à l'attention des étudiants dans les délais les plus courts possible. Ce qui fait peser de lourdes exigences sur les enseignants qui doivent lire quantité d'articles et de rapports de recherche. De nos jours, il est presque impensable pour un professeur, quelle que soit sa spécialité, de donner le même cours plus d'une fois.

IKEDA · Au Japon, les étudiants se plaignent parfois que leurs professeurs se servent des mêmes notes de cours, année après année. Bien sûr, vous avez raison, M. Simard : il faut continuellement remettre à jour la matière d'un cours universitaire pour qu'elle se conforme et s'applique à la réalité.

Le bien et le bonheur des étudiants sont les plus importants motifs de procéder à ces révisions et ajustements. Tsunesaburo Makiguchi a un jour déclaré que l'éducation n'est pas en essence contrainte, mais amour. Enseigner est une vocation, un œuvre sacrée d'amour, dont dépend l'avenir non seulement des étudiants, mais du genre humain. Les éducateurs des diverses spécialités et les administrateurs d'institutions d'enseignement à tous les niveaux doivent garder à l'esprit qu'ils sont engagés dans une très noble mission.

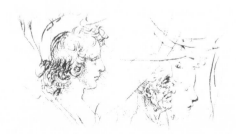

4. Enjeux éthiques du développement technoscientifique

Une éthique à la hauteur des enjeux planétaires

BOURGEAULT • Dans un rapport soumis en 1979 au Club de Rome, sous le titre *No Limits to Learning. Bridging the Human Gap*[5], James W. Botkin, Mahdi Elamndjra et Mircea Malitza ont bien montré l'ampleur et l'urgence du défi que pose l'écart ou le fossé, sans cesse grandissant ces dernières décennies, entre la complexité croissante de problèmes qui mettent en jeu, par delà la paix et la convivialité entre humains, l'habitabilité de la planète comme la possibilité de continuer d'y entretenir la vie, et la capacité humaine de trouver à ces problèmes des solutions appropriées. Ils mettaient en cause un certain modèle de recherche prisonnier d'une étroite rationalité technoscientifique, modèle dépassé lorsqu'il s'agit de trouver des solutions aux problèmes actuels.

IKEDA • J'ai fréquenté des leaders du Club de Rome pendant plusieurs années. Avec son fondateur, le regretté Aurelio Peccei, j'ai écrit un ouvrage dialogué : *Before It Is Too Late* (1984)[6], où il est question de la complexité des problèmes qui menacent la survie de l'humanité. J'ai aussi mené une série d'entretiens avec son président actuel, M. Diez Hochleitner. L'humanité doit affronter des problèmes inédits. Nous ne pourrons nous en sortir qu'en mettant à contribution le discernement du plus grand nombre possible de personnes.

Dans les paragraphes précédents, nous avons discuté de la nécessité d'une nouvelle éthique qui nous aiderait à venir à bout des problèmes d'environnement, de pauvreté, et d'autres enjeux planétaires. La régulation et le contrôle de la technologie sont d'importants corollaires à cette éthique. Le génie et les manipulations génétiques ont engendré de nombreux problèmes éthiques profondément perturbateurs. D'abord,

5. New York, Pergamon Press, 1979.
6. Aurelio Peccei et Daisaku Ikeda, *Before It Is Too Late*, Ed. Richard L. Cage, Tokyo – New York – Londres, Kodansha International, 1984. Paru en français sous le titre *Cri d'alarme pour le XXIᵉ siècle. Dialogue entre Daisaku Ikeda et Aurelio Peccei*, Paris, PUF, 1984.

l'émergence même du génie génétique a de lourdes incidences sur le contrôle de la vie par la technologie. Si la vie devient un produit du génie ou de la technologie, elle pourra alors elle aussi faire l'objet d'une évaluation comme n'importe quel autre article manufacturé ou être jaugée en fonction de sa productivité. Cela fera courir le risque de considérer la vie simplement comme une autre sorte de «bien de consommation», un objet purement matériel.

Leur diversité même explique en partie l'émerveillement et la vénération avec lesquels nous avons toujours considéré les choses vivantes: chacune a son caractère propre, son individualité. Une fois reléguée au rang de marchandise, la vie perdra son caractère sacré. Pour mettre en pratique cette nouvelle éthique, il nous faut rénover nos structures sociales et judiciaires et prendre des mesures pour contrôler de plus près la science et la technologie.

BOURGEAULT • En 1989, un groupe d'experts réunis au Canada, plus précisément à Vancouver, à l'initiative de l'UNESCO, faisait à son tour appel, de façon plus pressante encore, à un effort de prospective et de solidarité pour assurer la survie de la planète: «La survie de la planète, affirme la *Déclaration de Vancouver*, est devenue une préoccupation majeure et immédiate. La situation actuelle exige que des mesures urgentes soient prises dans tous les secteurs – scientifique, culturel, économique et politique – et que l'humanité tout entière soit sensibilisée. Il nous faut faire cause commune avec tous les peuples de la Terre contre un ennemi commun, à savoir tout ce qui menace l'équilibre de notre environnement ou réduit le patrimoine que nous léguerons aux générations futures[7].»

IKEDA • Une question se pose ici: *Qui* aura la responsabilité des structures sociales et judiciaires et de la gestion de la technologie?

BOURGEAULT • L'avenir des humains et l'avenir de la vie sur notre planète passent par le contrôle du développement technologique. Quelle sera la nature du contrôle exercé? Quelles en seront les modalités? Les enjeux éthiques deviennent ici politiques. Le modèle technocra-

---

7. Publication conjointe UNESCO – Commission canadienne pour l'UNESCO (1990), fruit du colloque «La science et la culture pour le XXIᵉ siècle: un programme de survie» tenu à Vancouver, du 10 au 15 septembre 1989, sous l'égide de l'UNESCO et de la Commission canadienne pour l'UNESCO.

tique, qui s'en remet aux seuls experts et initiés, sera toujours tentant parce que sa mise en œuvre produit les apparences d'une rapide efficacité. Mais ce modèle, comme je l'ai rappelé, s'est avéré inefficace. Dans les sociétés démocratiques, le contrôle social suppose que les grands responsables de la mise au point des technologies nouvelles et de leur utilisation rendent publiquement des comptes (ce que les Anglais appellent *accountability*), que les citoyens soient représentés dans les organes de décision et participent au débat qui conduit aux choix les plus importants dont les conséquences toucheront finalement tout le monde.

La nécessité d'un débat

IKEDA • Les réussites technologiques et scientifiques des cent dernières années ont profondément influencé la société humaine de manière difficilement imaginable dans le passé. Considérez comment elles ont transformé la structure industrielle, par exemple, ou les systèmes de communication et de traitement de l'information. Peut-être devrait-on appeler le xxᵉ siècle «l'âge de la civilisation scientifique et technologique».

Les percées rapides de la science ont été impressionnantes, mais ont généré des problèmes critiques de destruction environnementale et d'aliénation humaine. Malgré cela, estimant toujours que, si la science continue à se développer comme elle l'a fait elle finira par apporter une réponse à tout, l'humanité semble avoir tacitement donné son accord pour que se poursuive le développement scientifique selon sa seule logique.

Le progrès scientifique, cette grandiose expérience du siècle à peine achevé, nous a-t-il vraiment aidé à réaliser les idéaux humains de paix et de bonheur ? Il est temps que nous nous frottions à ces questions, exposant ouvertement toutes les hypothèses et soupesant soigneusement toute incidence possible de la science sur notre avenir.

BOURGEAULT • En matière de régulation du développement technologique, je ne peux qu'appeler à la prudence, comme vous le faites vous-même. À une prudence s'exerçant sous deux formes principales : la prévoyance et la vigilance. La prévoyance fait appel, entre autres choses, à un rigoureux effort de prévision ; la vigilance, à la mise en place d'organismes de surveillance et au débat.

IKEDA • Je songe ici, en particulier, à plusieurs incidents générateurs de pollution survenus au Japon et auxquels les scientifiques ont réagi d'une manière qui aurait été normalement impensable. Dans le seul but d'aider et de protéger les entreprises responsables de la pollution, certains scientifiques ont ignoré ou fabriqué délibérément des données cruciales, même si des populations en subissaient les conséquences. Cela s'est produit avec la maladie de Minamata, la maladie « Itai-itai », les crises d'asthme déclenchées par la pollution atmosphérique, etc. On a observé le même modèle de comportement plus récemment, dans un cas de négligence professionnelle où on se refusa à interdire la mise en marché de produits sanguins contaminés par le VIH et destinés au traitement des hémophiles.

Pourquoi cela est-il arrivé ? Peut-être ces personnes, en tant qu'experts, ont-elles succombé à un sentiment suffisant de leur autorité, et leur jugement en a-t-il été faussé. Conséquemment, elles en ont perdu le sens moral qu'on est enclin à espérer de chacun, en tant que citoyen et être humain.

BOURGEAULT • Dans le jeu désormais planétaire d'une farouche compétition, l'entreprise et les ingénieurs à son emploi sont davantage soucieux de produire toujours plus à moindres coûts, grâce à des technologies de pointe, que de prendre en compte les risques. De leur côté, les gouvernements sont davantage occupés à promouvoir la prospérité économique dans l'immédiat et à préserver la paix sociale – ou, de façon plus pragmatique encore, à assurer leur réélection – qu'à veiller à la sécurité des citoyens de demain et d'après-demain. Devant l'imminence ou même au beau milieu d'une catastrophe, ils se font rassurants.

Entre la béate quiétude et le militantisme exténuant, le citoyen, généralement tenu à l'écart des décisions, vit dans l'ignorance de la réalité, ignorance que ne dissipent pas les opinions divergentes des experts ; devant l'accident majeur ou la catastrophe, il est, se sait et se sent condamné d'avance à l'impuissance. Et lorsque survient le pire – de façon inattendue, prétend-on, malgré les « coups de semonce » – la « dilution » des responsabilités entraîne, outre l'inertie, la neutralisation des efforts. On l'a bien vu dans « le scandale du sang contaminé » qui a frappé plusieurs pays : pendant que traînaient en longueur les discussions, se sont librement poursuivies des pratiques de transfusion sanguine qui se sont révélées catastrophiques pour les hémophiles, victimes par centaines et par milliers du VIH et de ses ravages.

IKEDA • Nul n'est déchargé de toute responsabilité morale pour l'usage qu'on fait de la science et de la technologie, et pour ses conséquences. Il faut que les gens participent aux débats démocratiques sur la science et la technologie, mus par le sens des responsabilités.

L'information et la technologie sont maintenant accessibles comme jamais auparavant au grand public. Il est terminé, selon moi, le temps où les spécialistes et les experts pouvaient se permettre de monopoliser la technologie et le savoir scientifiques. Au Japon, comme je le disais au premier chapitre en discutant de cancer avec M. Simard, la relation médecin/patient est en train de changer par rapport aux jours où seul le médecin pouvait se réclamer d'une expertise et, en conséquence, de l'autorité de prendre une décision. Maintenant, l'idée du consentement éclairé gagne de plus en plus de terrain. En outre, les patients se montrent beaucoup plus sélectifs dans le choix des personnes qui les traitent et des lieux où cela se fait. J'applaudis personnellement à l'inclination du grand public à intervenir dans le choix des spécialistes traitants et à s'employer activement à acquérir une expertise technique.

SIMARD • Je suis d'accord avec vous, M. Ikeda. Dans une conférence intitulée « Technologie et responsabilité », j'ai fait valoir que le choix d'une technologie et d'une expertise spécialisée est une question sociale et politique autant que technique, question qu'il faut, de ce fait, soumettre à un large débat démocratique.

IKEDA • En laissant aux seuls spécialistes des domaines concernés le soin de trancher certaines questions, l'homme de la rue renonce à faire valoir activement lui-même son point de vue. On pourrait dire, en effet, que la démission des citoyens ordinaires invite les spécialistes et les scientifiques à tout contrôler.

BOURGEAULT • Assurer une large participation à la prise de décision dans des domaines touchant la vie de chaque citoyen est un signe et un gage de santé démocratique de la société.

IKEDA • Il y a quelques années, au fil de conversations que j'eus avec lui, le regretté Linus Pauling aborda cette question en faisant valoir qu'il fallait être prévenu contre le contrôle exercé par les scientifiques.

S'il existe un moyen d'éviter des situations où les scientifiques finissent par trahir les populations au lieu de les aider, je pense qu'il se trouve entre les mains des scientifiques eux-mêmes : ils doivent cultiver, en tant qu'êtres humains, un sens moral inaltérable. Ils ont besoin de réfléchir mûrement à leur manière de vivre et à leurs règles de conduite, pour se doter d'un solide sentiment d'humanité au sens le plus large. J'estime que la philosophie et la religion ont un grand rôle à jouer dans l'affirmation de ce sentiment d'humanité.

La fin d'une culture philosophique et scientifique commune en Occident

BOURGEAULT • L'éthique – plus largement la philosophie – et les pratiques de recherche scientifique se sont longtemps développées, en Occident, à l'intérieur de ce que j'appellerais une culture commune. De l'une à l'autre, il y avait consonance, connivence, complicité même, dans une sorte d'incessante interfécondation. Sur la base d'une vision du monde foncièrement commune, les philosophes et les théologiens s'employaient avec les juristes à l'explicitation des exigences de la « loi naturelle » et du « droit naturel », pendant que les physiciens et les médecins cherchaient de leur côté à découvrir et à mieux connaître les lois de la physique et de la physiologie, elles aussi naturelles, affirmant que ces lois n'étaient pas leur invention, qu'elles étaient bel et bien « données » et actives dans le réel (éventuellement révélées), qu'elles avaient valeur ou efficacité universelle et pérenne. Emmanuel Kant pouvait ainsi comparer avec admiration deux ordres différents de lois, également immuables : le mouvement éternel des astres dans le ciel et la loi morale inscrite dans le cœur des humains.

IKEDA • À son époque, la science avait pour postulats le respect de la nature et l'humilité devant les grands mystères de l'univers. Tout cela qui échappait à l'entendement humain, même s'il nous serrait de près (l'insondable), était la source commune de la science et de la philosophie.

Cependant, au fur et à mesure des progrès scientifiques, ces régions que pouvait éclairer la méthode analytique propre à la science continuèrent de s'étendre jusqu'à ce que prévalût finalement l'impression que la science était omnipotente, capable de répondre à toutes les questions et de résoudre tous les problèmes.

BOURGEAULT · Plus tard, d'un côté comme de l'autre, c'est-à-dire en philosophie comme en science, on s'est montré plus sensible aux dimensions subjectives et situationnelles (je renvoie ici à la notion de «point de vue» en sciences), donc relatives et relativisantes, tant des perceptions et conceptions que des pratiques scientifiques et philosophiques. Plus tard encore, s'aviva chez tous la conscience des conditionnements proprement socioculturels des visions comme des pratiques. L'alliance entre la philosophie et la science n'en fut pas alors pour autant rompue comme elle semble l'être aujourd'hui à la suite de l'éclatement de l'univers culturel qui leur était commun.

IKEDA · Les gens avaient perdu le sentiment de vénération à l'égard de l'inconnu, de l'insondable. Ils étaient devenus incapables d'imaginer un fondement universel transcendant le temps et l'espace. Ce faisant, ils s'étaient affranchis d'une vision du monde dogmatique qui avait pour centre un «Dieu» absolu, inconditionnel, mais du coup l'assise de l'humanité et du monde tels qu'ils les connaissaient jusqu'alors s'était dérobée sous leurs pieds, les laissant sans racines, incertains.

BOURGEAULT · La philosophie et l'éthique, d'une part, la science et les pratiques professionnelles, d'autre part, s'inscrivent aujourd'hui dans deux univers culturels différents. De là sans doute, malgré leur multiplication, la difficulté de toutes les éthiques professionnelles à fonder leur cohérence; de là, en dépit des séminaires et des colloques, l'impuissance jusqu'à maintenant de l'éthique à orienter et à baliser les pratiques de la technoscience.

IKEDA · Quand l'esprit humain s'est libéré de l'ancienne vision du monde, la science a pu étendre ses champs d'investigation et obtenir des résultats dans des sphères d'activités de plus en plus variées, ce qui fut d'un secours inestimable pour le genre humain.

Les scientifiques responsables de toutes les superbes réussites depuis la Renaissance parurent à leurs contemporains des gens aux idées audacieuses et aux œuvres fameuses, des gens qui «ignoraient la crainte de Dieu»: Galilée, Copernic, etc. Ils devaient entretenir une énorme foi dans les possibilités humaines. Leurs idées et leurs œuvres s'inspiraient, bien sûr, des fondements philosophiques de l'humanisme.

La réalité est toute différente aujourd'hui: la science s'appuie plus que jamais sur la puissance de la technologie, laisse s'éroder ses assises humanistes et cela, je pense, est source de toutes sortes de conflits.

Une nouvelle rencontre
entre la technoscience et l'éthique

BOURGEAULT • La science moderne n'a plus le caractère contemplatif de la science classique ; ce qui caractérise la science moderne et constitue sa singularité, faisaient observer il y a vingt ans déjà Ilya Prigogine et Isabelle Stengers, c'est « la rencontre entre la technique et la théorie, l'alliance systématique entre l'ambition de modeler le monde et celle de le comprendre[8] ».

Est rompue l'alliance séculaire entre une philosophie orientée vers la sagesse et une science « théorique », fondée sur l'observation, de caractère plus contemplatif ; se trouve en même temps brisée la connivence entre une morale de la loi naturelle et une démarche scientifique recherchant les lois d'une nature sur laquelle elle n'a guère de prise ni d'emprise, ou de contrôle. Faisant alliance avec la technique, non plus avec la philosophie, la science est devenue « opératoire », écrivait Jean Ladrière[9].

IKEDA • L'assise intellectuelle que notre monde a héritée n'est plus suffisante désormais pour supporter l'édifice colossal de la science contemporaine. Nous devons nous efforcer de jeter de nouvelles fondations, plus profondes, plus larges et plus solides, capables d'embrasser la science très avancée d'aujourd'hui. Nous avons besoin d'un compas qui nous permettra d'explorer les horizons de la science à mesure qu'ils s'éloignent devant nous, et qui nous montrera le chemin que devrait emprunter l'humanité à partir de maintenant.

BOURGEAULT • Dans les sociétés contemporaines, le développement technologique suscite des questions philosophiques et éthiques neuves, pose un défi majeur. Si la morale traditionnelle pouvait être, du point de vue de la science moderne, préscientifique, l'éthique de notre temps, sans nécessairement être elle-même une science, ne saurait faire l'économie des analyses rigoureuses et des études proprement scientifiques du réel si elle entend y guider et y orienter l'action humaine. La science a longtemps été soumise à l'éthique ; l'éthique doit aujourd'hui se

---

8. *La nouvelle alliance. Métamorphose de la science*, Paris, Gallimard/NRF, 1979.

9. *Les enjeux de la rationalité. Le défi de la science et de la technologie aux cultures*, Paris, Aubier-Montaigne/UNESCO, 1977, p. 28.

construire sur ou avec la science qui a elle-même partie liée, désormais, avec la technique. La technologie a modifié l'univers culturel. La philosophie, notamment l'éthique, doit en prendre acte.

Une vue assurément courte et une vision simplificatrice des choses posent la technologie dans l'économie amorale des instruments et des moyens. Le développement technologique porte en lui des questions d'ordre philosophique, d'ordre proprement éthique : Convient-il de faire – doit-on faire, *peut*-on faire – ce que l'on *est en mesure* désormais d'accomplir ? Le développement technologique des dernières décennies rend nécessaire et urgent le discernement éthique. Ce que l'homme peut faire, doit-il le faire ? Convient-il qu'il le fasse ? Est-il avantageux qu'il le fasse ? Le cas échéant, avantageux ou profitable pour qui ? Et qui décidera finalement de la réponse à ces questions et des choix qui s'ensuivront ?

Autour de ces questions fondamentales, et tout à fait pratiques en même temps, s'opère aujourd'hui la rencontre de la science et de la technologie avec la philosophie et l'éthique.

IKEDA • Comme c'est juste ! Le fondamental et le pragmatique, l'universel et le particulier sont essentiellement inséparables. En bouddhisme, on croit que la vérité réside à la fois dans l'universel (la vérité éternelle et immuable) et le particulier, (la sagesse inépuisable qui s'adapte aux circonstances changeantes).

Ce qui est éternel et mystique (insondable), et dont s'occupent la philosophie et l'éthique, ne se manifeste pas indépendamment de ce qui est pragmatique et particulier, dont s'occupent la science et la technologie. Le concept bouddhique de *shoho jisso* (véritable entité de tous les phénomènes) affirme que la vérité ou réalité ultime imprègne tous les phénomènes changeants et n'est d'aucune manière distincte d'eux.

Le bouddhisme enseigne en outre que l'aptitude à saisir « la véritable entité de tous les phénomènes » varie d'une époque à une autre, d'une société à une autre. Le pratiquant bouddhiste doit donc, avec le temps, rechercher la véritable entité sur un plan de plus en plus élevé et à une profondeur toujours croissante, en allant et venant entre l'universel et le particulier.

La quête de l'éternelle vérité, telle est la voie du bodhisattva. « Bodhi » signifie ultime sagesse ou illumination, d'où il découle qu'un bodhisattva est en quête de l'éternelle et ultime vérité.

5. Le siècle de la vie ?

La joie d'apprendre : apporter sa contribution à la société

IKEDA • Nous sommes enfin arrivés au dernier grand sujet de nos échanges. Nous aimerions conclure ces échanges en discutant des moyens de former des individus capables de faire du XXIᵉ siècle un siècle lumineux, un siècle de la vie. La « société vieillissante » sera une caractéristique importante du siècle qui commence. Dans les pays industrialisés qui sont confrontés avec ce problème depuis déjà un certain temps, « qualité de vie » et « sens de la vie » sont de sérieuses préoccupations sociales.

Chacun a le devoir de continuer à développer son potentiel toute sa vie durant, même après avoir complété sa formation au sens strict du mot et s'être risqué dans le monde pour gagner sa vie. Fondateur de l'Université de Moscou, Mikhaïl Lomonossov (1711-1765) écrivait en substance : l'étude forme la jeunesse et réjouit la vieillesse. Sans l'étude, les humains ne sont pas vraiment humains.

SIMARD • En ce qui me concerne, l'éducation est pour les étudiants la joie d'apprendre et la possibilité de penser par eux-mêmes.

IKEDA • La joie de s'autoperfectionner et la joie de se tenir debout… C'est cela, n'est-ce pas ?

SIMARD • Cette joie est un trésor à soi pour la vie, une fois qu'on l'a éprouvée. L'éducation consiste essentiellement à enseigner la nécessité d'apprendre en permanence toute la vie durant. C'est plus important que de transmettre des connaissances accumulées.

BOURGEAULT • On a publié, il y a quelques années, un livre extrêmement intéressant qui démontrait que, sans la joie d'apprendre, l'éducation permanente serait comme un « emprisonnement à vie ».

IKEDA • Il y a beaucoup de vrai dans cette affirmation.

BOURGEAULT • Comment éviter de transformer l'éducation continue en une sorte d'emprisonnement à perpétuité ? Voilà une question fascinante. D'abord parce qu'une personne doit découvrir que la vraie joie d'apprendre ne s'éprouve pas en évitant les obstacles ou les difficultés, mais en les surmontant.

IKEDA • Il existe un principe bouddhique selon lequel les souffrances de la naissance et de la mort ne sont rien de moins que le *nirvâna*. Il faut affronter et vaincre toute l'adversité de la vie et la mort pour parvenir à l'état de bonheur authentique, ou de *nirvana*. En éducation, de même, on ne connaît vraiment la joie d'apprendre qu'après avoir expérimenté toutes sortes de difficultés et en avoir triomphé.

En d'autres mots, il faut étudier pour le bien de la société, pour servir les autres ; on en tirera de la joie et des découvertes. Cela, je pense, est indiscutable.

SIMARD · Assez tôt, à l'Université de Montréal, nous nous sommes engagés dans le projet de développer des objectifs et des orientations en éducation permanente dans une optique proche des idées de M. Bourgeault.

Le contenu des programmes d'éducation permanente a changé avec le temps. L'un de nos programmes, unique en son genre, s'adresse aux personnes déjà sur le marché du travail. En cette ère de rapide mutation sociale et technologique, les travailleurs sont soumis à une pression constante pour améliorer leurs capacités et acquérir de nouvelles connaissances. Notre faculté de l'Éducation permanente dispense divers cours conçus pour améliorer les compétences professionnelles.

Dans un pays hautement industrialisé comme le Canada, où croît constamment le nombre de professionnels et de gens très scolarisés, où le volume d'information et la diversité culturelle s'accroissent continûment, il est presque impératif de poursuivre sa formation d'une manière ou d'une autre. Autrement, on est vite distancé par le marché du travail. Aujourd'hui, la plupart des gens considèrent comme allant de soi qu'ils devront s'adonner à une forme quelconque d'éducation continue. Bien entendu, plusieurs de nos programmes sont tournés vers les arts libéraux et les activités artistiques et littéraires dans lesquelles on s'engage surtout pour le plaisir.

IKEDA · Il est inspirant d'apprendre comment votre université cherche à adapter ses programmes d'éducation permanente aux besoins changeants de la société tout en aidant les gens à poursuivre leur formation, mus par la joie d'apprendre et l'espoir d'apporter leur contribution à la société. À l'Université Soka, nous avons institué un département d'Éducation par correspondance qui offre une variété de cours à quiconque souhaite s'y inscrire.

SIMARD · Oui, je suis un peu au fait des cours par correspondance de l'Université Soka.

IKEDA • Sur la tombe de Léonard de Vinci, on peut lire l'épitaphe suivante :

> Une vie remplie est longue
> Une journée remplie apporte un sommeil profond,
> Une vie accomplie apporte une mort sereine.

Les gens qui continuent d'apprendre et qui ne cessent de s'améliorer rendent la vie magnifique. Mon mentor, Josei Toda, avait coutume de dire : « La façon dont on termine sa vie est cruciale. Peu importe ce qui a pu se produire dans le cours de sa vie, on est gagnant si on se sent heureux et comblé à la fin. Je souhaite que les années de mon crépuscule soient comme un splendide coucher de soleil. » Une vie qui ne cesse de rayonner jusqu'à la fin comme le soleil, voilà ce qu'expérimenteront, j'espère, le plus grand nombre de personnes dans le nouveau siècle.

Apprécier les différences affine la conscience du citoyen du monde

SIMARD • Le XXIᵉ siècle sera l'âge de l'information. Comment les universités devraient-elles répondre aux besoins engendrés par les ordinateurs et la technologie informatique ? Voilà un nouvel enjeu. On développe présentement de nouveaux programmes d'apprentissage sur la base de la technologie à la fine pointe en matière de télécommunication et de transmission électronique de données, dont le système d'auto-apprentissage intelligent. Que pensez-vous de ces nouveaux programmes, M. Ikeda ?

IKEDA • En cet âge de communication informatisée, les méthodes d'apprentissage ont changé. Grâce à l'*Internet*, tant les étudiants que le personnel enseignant à l'Université Soka reçoivent de l'information de sources très éloignées. Au lycée Soka pour jeunes filles, on enseigne l'anglais par *Internet*. On ne transmet plus désormais les connaissances de personne à personne ; on peut de sa propre initiative obtenir presque n'importe quelle information de partout dans le monde, étudier et analyser les données que l'on sélectionne et même « causer » avec des gens aux antipodes. Nous sommes manifestement entrés dans une ère où tous peuvent apprendre les uns des autres et s'instruire entre eux à l'échelle planétaire. L'internationalisme, dans le vrai sens du mot, est sur le point de s'épanouir pleinement.

Président du Costa Rica, José Maria Figueres Olsen (1906-1990) a dit un jour espérer et croire possible que les gens de son pays soient éventuellement tous capables de s'exprimer au moins dans deux langues, de maîtriser l'ordinateur et d'être utiles à leur société.

SIMARD • Disons d'abord que la maîtrise de la langue maternelle est essentielle, non seulement à l'acquisition du savoir, mais aussi à sa transmission. C'est là une des conditions nécessaires à une vie intellectuelle riche, diversifiée, autonome. Pas de pensée cohérente sans une langue cohérente et correctement structurée. Ni la perception, ni l'expression orale ou écrite de l'univers ne sont possibles sans une maîtrise de la langue qui contribue à façonner l'homme tout en l'exprimant. Par ailleurs, l'acquisition d'une langue seconde ou d'une troisième langue représente davantage que l'acquisition d'un outil de communication, si indispensable cela soit-il dans le contexte nord-américain qui est le nôtre ou dans le contexte asiatique qui est le vôtre. C'est la clé de modes de pensée et d'expression auxquels nous ne pouvons nous payer le luxe de demeurer étrangers.

Il y a d'autres langages qu'un homme du XXIe siècle devra maîtriser. Aucun domaine du savoir ne pourra se passer du langage mathématique, sans parler de l'idiome informatique qui est devenu son pendant nécessaire. Peut-on se dispenser de connaissances minimales dans ces deux formes de langage si l'on veut approfondir un tant soi peu n'importe laquelle des disciplines fondamentales ?

Et que dire des formes d'expression qui appartiennent au langage artistique ? L'homme cultivé ne doit-il pas être en mesure de lire aussi ces formes, tant littéraires, picturales, musicales que tactiles ? Il ne suffit pas, en effet, que nos sociétés marquent des progrès sur le plan de la technologie. Encore faut-il qu'elles participent d'un monde plus humain en consentant à des percées similaires au niveau de la conscience, de la connaissance et de l'expression de toutes les dimensions de l'homme.

IKEDA • C'est très juste. Les compétences informatiques et la connaissance de langues étrangères ont donné aux gens des moyens d'apprécier diverses cultures et traditions ethniques et peuvent aider à affiner leur conscience d'être citoyens du monde. Les vrais citoyens du monde savent par expérience l'importance de comprendre le cœur et l'esprit de ceux qui vivent ailleurs ; ils ont une intuition pénétrante qui leur permet de travailler et de partager avec les autres.

SIMARD • Dans notre monde, nous assistons à l'intensification des liens économiques et politiques et de l'interdépendance entre pays. Les étudiants doivent apprendre à se montrer tolérants à l'égard de la diversité culturelle et à penser dans une perspective planétaire. La conscience que sa propre existence est toujours liée à celle d'autres sur cette planète conduit à un sens aiguisé des responsabilités. Comme de plus en plus de gens deviendront des citoyens du monde à partir de maintenant, le choc ressenti en venant en contact avec d'autres sociétés et traditions sera bientôt une expérience banale.

IKEDA • Il me semble qu'un authentique sentiment de citoyenneté du monde découlera naturellement de la rencontre des diverses traditions. Conscients de leurs différences, les gens s'efforceront de découvrir ce qu'ils ont en commun et ce sur quoi ils s'entendent. Le plus important pour nourrir cet éveil au cosmopolitisme, c'est que les gens accueillent la diversité, permettent aux autres d'être différents et reconnaissent le droit de chacun à la différence.

Nichiren Daishonin enseignait que, quand nous inclinons la tête devant un miroir, notre reflet incline aussi la tête devant nous. Si nous respectons et honorons la vie des autres, si différents soient-ils de nous, nous honorons automatiquement notre propre vie, comme une image réfléchie dans un miroir. Respecter les différences de chacun est le plus sûr moyen de développer son individualité.

Les « quatre vœux » des bodhisattvas en bouddhisme mahâyâna

BOURGEAULT • La rencontre de l'autre – différent de soi, perçu comme « étrange » parce qu'étranger – ne va pas sans poser d'importants problèmes dans des sociétés aujourd'hui marquées par la pluralité des origines et des traditions, des cultures. L'autre n'habite plus un ailleurs plus ou moins lointain ; il est ici, tout proche.

On donne souvent à entendre qu'une meilleure connaissance de l'autre, résultant d'une fréquentation plus ou moins assidue, facilitera la vie commune. Mais l'expérience montre qu'il n'en va pas toujours ainsi ; il arrive que cette fréquentation fasse prendre la mesure des divergences de vues et de convictions, suscite ainsi la peur et le repli ou l'agressivité, plutôt que la compréhension et l'entraide. Lorsque nous nous posons, même inconsciemment, comme la mesure (et comme le « mètre ») de l'Homme, comme sa définition, nous condamnons les autres à être « différents » sans prendre acte du même coup que nous sommes nous-mêmes, pour eux, différents. C'est pourquoi il importe de reconnaître la diversité du réel et plus spécialement des humains, des façons d'être humain, plus que les différences qui nous posent toujours comme modèle et comme mesure.

M'inspirant des propos de Tzvetan Todorov dans *Nous et les autres*[10], je distinguerai trois types d'attitudes face à la différence perçue dans la diversité sociale : on peut (a) éprouver face aux autres des sentiments d'inquiétude conduisant, sinon toujours au rejet, du moins au refus d'interagir avec eux et à leur mise à l'écart, à leur marginalisation ; ou (b) ressentir une sorte de fascination pour l'exotique qui conduit à survaloriser des différences indûment grossies, exagérées, et empêche finalement un véritable échange ; ou encore (c) accepter de vivre une rencontre dérangeante parce qu'elle amène à revoir ensemble, les uns avec les autres, des façons de penser et d'agir, à négocier des arrangements, à « échanger » pour construire de nouveaux rapports sociaux.

IKEDA • Le processus d'échange que vous venez tout juste de décrire a beaucoup en commun avec la voie du bodhisattva.

Examinant les objectifs de l'éducation, Tsunesaburo Makiguchi disait qu'il faut accorder une priorité absolue à « la manière dont les gens développent un sentiment de finalité dans la vie », parce que « ce pour quoi on vit » et « ce pour quoi on étudie » sont une seule et même chose. Continuer à lutter pour rendre sa vie aussi riche et comblante que possible – telle est l'attitude fondamentale du bouddhisme, spécialement du bouddhisme mahâyâna. Dès qu'il prend la décision de s'engager dans la pratique du bouddhisme, un bodhisattva prononce quatre vœux universels qui représentent ce à quoi vise l'étude du bouddhisme, c'est-à-dire ce pour quoi devrait vivre le bodhisattva.

10. Paris, Éditions du Seuil, 1989.

BOURGEAULT • Quels sont précisément ces vœux ?

IKEDA • Le premier vœu est de sauver d'innombrables êtres vivants ; il s'agit de la détermination à vouloir rendre heureux tous les humains. Nichiren considérait ce premier vœu comme le plus essentiel des quatre, parce que l'objectif ultime de l'étude du bouddhisme est « le bonheur, pour soi-même et pour les autres ». Il s'agit d'une autre façon de décrire la « responsabilité à l'égard du tout » dont vous faisiez état.

Le deuxième vœu est d'éradiquer les innombrables appétits terrestres. Le bodhisattva cherche à contrôler son égocentrisme et à user avec espoir et courage de toute sa sagesse pour surmonter les obstacles et les difficultés, quels qu'ils soient.

Troisièmement, le bodhisattva fait vœu de maîtriser les innombrables enseignements bouddhiques, qui embrassent toutes les lois et tous les phénomènes. On pourrait interpréter cela comme la suggestion de respecter et d'étudier les vastes connaissances que les humains ont rassemblées, de même que les diverses cultures qu'ils ont façonnées, et de rechercher continûment la vérité.

Le quatrième vœu est d'atteindre à l'illumination suprême, ce qui veut dire tendre à la perfection en tant qu'être humain. Ce dernier vœu est voisin de l'idée d'éducation permanente dont nous parlions plus tôt.

Ces quatre vœux définissent clairement une manière de vivre vouée simultanément au perfectionnement de soi et au service des autres. À mes yeux, un citoyen du monde, un véritable esprit cosmopolite, devrait adopter pareil mode de vie.

Inventer de nouvelles visions du monde et de l'humanité

BOURGEAULT • Mais je ne crois pas qu'existe une recette du parfait citoyen qu'on pourrait trouver dans quelque tradition d'inspiration religieuse. Il me semble que, renvoyant à des certitudes, les religions tendent à déconsidérer, voire à rejeter ceux et celles qui dérogent à leurs dogmes. Nous avons besoin, aujourd'hui, de visions du monde qui prennent en compte la diversité. Un survol de l'histoire montre que les religions ont apporté leur caution morale à tant de guerres, parfois des « guerres saintes », et à tant d'autres formes de violence !

De nos jours encore, les conflits religieux et ethniques qui déchirent des peuples illustrent de façon dramatique le poids de cet héritage.

IKEDA • Une déplorable réalité, bien sûr. Ce dont l'humanité a maintenant besoin, c'est d'une « religion pour les gens », pas le contraire. Les religions du XXIᵉ siècle devront proposer au moins des visions de l'humanité et du monde toujours ouvertes et malléables.

BOURGEAULT • Il me semble possible d'élaborer une éthique, et d'en vivre, sans vision préétablie de l'homme et du monde. Plus précisément : sans consensus autour d'une vision de l'homme et du monde qui définirait à l'avance le sens de la vie et baliserait la route pour de bon. Je soutiens que cela est même nécessaire, parce que la technologie permet désormais une intervention à ce point décisive sur les humains et sur leur environnement que la vision de l'homme et du monde susceptible d'orienter nos choix et nos pratiques n'est plus derrière nous, mais devant nous.

Nous ne percevons plus l'humanité et le monde comme des réalités données, définitivement constituées, mais à faire. Il nous appartient, puisque nous en avons désormais le pouvoir, de décider quelle humanité nous serons demain, et de prendre les mesures requises pour que soit préservée la qualité de l'environnement dans lequel vivront nos descendants. La vie et la qualité de la vie sont désormais laissées à notre responsabilité.

Les repères essentiels de la démarche éthique ne sont plus ceux qu'imposait hier encore une vision préétablie de l'homme et du monde. Comme les Hébreux cheminant jadis vers une terre inaccessible ont su découvrir dans leur marche même le sens de leur destinée, il nous revient aujourd'hui de façonner et de vivre en solidarité la nouvelle aventure de la vie humaine remise entre nos mains, confiée – comme je disais – à notre responsabilité.

IKEDA • Je suis pleinement d'accord avec vous. Le XXIᵉ siècle doit être un siècle « du peuple, par le peuple et pour le peuple ».

BOURGEAULT • Peut-être direz-vous que cette solidarité, née de la rencontre avec les autres et de la discussion, et vécue dans l'exercice d'une responsabilité partagée, est elle-même « *reli*gieuse » dans la mesure où elle *relie* les humains aux humains et à leur environnement, dans la perspective globale de la tradition bouddhique que vous avez rappelée.

Mais point n'est besoin aux humains, me semble-t-il, d'aller chercher hors d'eux, ou au-dessus d'eux, une légitimation de leur existence comme on l'a fait dans les traditions religieuses d'Occident, ou encore en eux, dans un plus intime à eux qu'eux-mêmes, où ils communieraient à une vie spirituelle englobante.

Une certaine spiritualité chrétienne prône l'amour des humains «pour l'amour de Dieu». Il me semble que les humains valent d'être aimés pour eux-mêmes, simplement pour ce qu'ils sont: des êtres fragiles, transitoires; des compagnons de route, du jour ou du soir. Il n'est pas nécessaire de transcender l'homme pour aimer, non pas l'homme – avec ou sans majuscule – mais les humains, hommes et femmes, avec lesquels il nous est donné de vivre tout bonnement les joies et les peines d'une commune odyssée.

IKEDA • Ce que vous venez d'exprimer est très semblable à l'idée qu'un bodhisattva se fait de la compassion. C'est une attitude qui engage tout être humain ordinaire à partager les joies et les peines de la vie avec d'autres humains ordinaires et à lutter avec eux pour parvenir au bonheur. En tant que bouddhiste, je considère inestimable, voire sacré, ce combat perpétuel. J'y découvre aussi le «caractère inviolable de la vie». Tout individu, en apparence un être faible et fragile, est le sanctuaire d'un trésor infiniment grand. On peut appeler «amour de Dieu», ou bienveillance de Bouddha, le noble sentiment de compassion inné en chaque être humain. Quoi qu'il en soit, luttons ensemble pour l'avènement du lumineux «siècle de la vie»!

Pourquoi le bouddhisme est devenu une religion universelle

SIMARD • Depuis son apparition au Vᵉ siècle avant Jésus-Christ, le système de pensée et de croyances qu'est le bouddhisme a exercé une énorme influence sur l'humanité et s'est répandu dans plusieurs parties du monde. Pourquoi? Quels facteurs expliquent cette évolution?

IKEDA • Plusieurs explications me viennent à l'esprit. L'une des principales raisons pour lesquelles le bouddhisme est devenu une religion universelle tient, comme je l'ai mentionné plus tôt, à ce qu'il offre aux gens qui cherchent à échapper à la souffrance un moyen de poursuivre leur quête.

SIMARD • Vous faites référence aux quatre souffrances primordiales que sont la naissance, la vieillesse, la maladie et la mort, n'est-ce pas ?

IKEDA • Oui, mais on distingue en fait « huit souffrances ». En plus des quatre que vous avez énumérées, il faut compter la souffrance d'être séparé de ceux qu'on aime, celle de devoir fréquenter ceux qu'on déteste, celle d'être dans l'incapacité d'obtenir ce qu'on désire, et finalement celle qui résulte des cinq composantes du corps et de l'esprit.

Le défi lancé par Shakyamuni à ces souffrances et sa certitude qu'il est possible d'y échapper marquent très certainement le point de départ du bouddhisme. Il renonça à son rang de prince et abandonna le monde laïque pour s'engager dans une vie de moine mendiant. Pendant des années il se soumit à une discipline et à un ascétisme épouvantablement rigoureux. Finalement il entra en méditation, parvint à l'illumination, assis sous un figuier (l'arbre bodhi). L'illumination signifie ici l'éveil à la Loi ultime de l'univers. Cette Loi est universelle en ce qu'elle palpite au plus intime de la vie humaine et de celle de tous les autres êtres vivants.

La deuxième raison pour laquelle le bouddhisme est devenu une religion universelle tient au fait que Shakyamuni atteignit à l'illumination et réussit à percevoir la Loi universelle. Parce que la Loi transcende la race, l'ethnicité, la nationalité et la culture, les enseignements du Bouddha se sont répandus dans son pays comme à l'extérieur, ignorant les barrières qui compartimentent le monde phénoménal.

Troisièmement, Shakyamuni s'éveilla à une Loi qui, loin d'être une aride abstraction, rayonne de la compassion et de la sagesse qui imprègnent toute chose dans l'univers et nous touchent donc tous. La sagesse bouddhique a inspiré des œuvres prodigieuses à de nombreux et éminents érudits qui élaborèrent ensemble un système philosophique extrêmement raffiné. Parmi eux, mentionnons : Nâgârjuna, un lettré mahâyâniste de l'Inde du Sud qui vécut aux IIe et IIIe siècles, célèbre pour sa systématisation de la doctrine de la non-substantialité, ou de latence ; Vasubandhu, un érudit bouddhiste de l'Inde des IVe et Ve siècles, grandement réputé pour ses travaux sur la doctrine de la « rien-que-conscience » ; et T'ien-t'ai ou Chih-i (538-597), de Chine, qui énonça la théorie d'*ichinen-sanzen* (« un seul moment de vie contient trois mille mondes ») en s'appuyant sur le sûtra du Lotus. Le système complexe et la logique rigoureuse de la philosophie bouddhique, telle qu'elle s'est épanouie sous la houlette de ces grands penseurs et de bien d'autres, ont séduit les populations d'Asie et constitué le noyau de leur foi.

SIMARD • Vous faites allusion, je présume, aux concepts de nature de Bouddha et d'origine interdépendante dont vous parliez plus tôt.

IKEDA • C'est exact. En outre, comme la sagesse bouddhique s'enracine dans la puissance de compassion qui émane de l'univers, elle a inévitablement donné naissance à la voie du bodhisattva : servir les autres en les aidant à se dégager de leurs souffrances. La voie du bodhisattva est voie de compassion ; la pratiquer, c'est rejeter résolument toute violence et soutenir la non-violence. Voilà pour la quatrième caractéristique qui a contribué à faire du bouddhisme une religion universelle.

BOURGEAULT • Mon premier contact avec le bouddhisme et ses traditions est survenu pendant que j'étudiais de manière un peu fragmentaire l'histoire des religions. Je me concentrais alors sur l'histoire occidentale et j'ai été frappé par le fait que les conflits entre les religions menaient souvent à des guerres entre nations. Dans bien des cas, le conflit avait ailleurs son origine, mais à mesure que les tensions s'exacerbaient les religions s'y trouvaient mêlées. À tout le moins, cela s'est souvent produit en Occident. Je soupçonne que des phénomènes semblables ont pu se produire dans l'histoire du bouddhisme.

IKEDA • C'est là précisément qu'entre en jeu la non-violence. Laissez-moi vous donner un exemple.

Le roi Ashoka, dans l'Inde du IIIe siècle avant Jésus-Christ, commença son règne comme un tyran, mais gouverna ensuite avec compassion en épousant les idéaux du bouddhisme. Le changement se produisit en 259 avant Jésus-Christ, lorsqu'il eut conquis Kalinga. Constatant la détresse des populations vaincues, il ouvrit les yeux sur sa cruauté. Puis il commença à développer une foi bouddhique fervente. Il renonça aux guerres et aux conquêtes par la force et instaura un règne pacifique, envoyant des missionnaires bouddhistes dans tous les États et territoires voisins. Sous le règne du roi Ashoka, il fut permis à chaque région de préserver et de développer le caractère unique de sa culture, et un esprit de tolérance prévalut dans le royaume. Lui-même bouddhiste pieux, Ashoka n'imposa jamais le bouddhisme à son peuple comme religion d'État; il protégea plutôt la liberté de religion des Jaïnes, des Brahmanes et des autres. La tolérance est la cinquième caractéristique du bouddhisme.

En bref, le bouddhisme est devenu une religion universelle en raison de sa non-violence et de sa tolérance. Son esprit de tolérance favorisa la sensibilisation aux droits humains, le respect de la dignité et de la diversité humaines, et l'épanouissement dynamique des cultures. En retour, le bouddhisme se développa et s'enrichit au fur et à mesure qu'il se diffusait dans d'autres parties de l'Asie et qu'il intégrait de nouvelles traditions culturelles, dont celles de la Chine, déjà alors une civilisation très évoluée.

Des compromis avec le pouvoir

BOURGEAULT • Nos entretiens m'ont permis de connaître un peu mieux, par ce que vous nous en avez dit, le bouddhisme. Au risque de donner dans un simplisme par trop naïf, non critique, je schématiserai ainsi : d'un côté – avec le bouddhisme et plus généralement selon ce qu'on appelle parfois la sagesse orientale – l'intériorité de la contemplation, la non-violence et la tolérance, la solidarité et la compassion ; de l'autre, une volonté d'emprise sur le monde par l'action animant le développement techno-scientifique, la libre entreprise et la concurrence, au besoin la guerre ! Mais l'Orient n'a-t-il pas connu lui aussi ses violences et ses guerres ? Et alors, la religion en général et le bouddhisme, en particulier, y ont-ils été mêlés ? Ce que l'on appelle non-violence et tolérance, même devoir de compassion, n'auraient-ils pas été utilisés, du moins en certains cas, comme instruments de domination des uns sur les autres par l'acceptation, par ces derniers, en même temps que du statu quo, de leur pénible sort ?

IKEDA • Comme vous le pressentez, la tolérance s'est de fait en substance diluée dans l'histoire du bouddhisme pour devenir synonyme d'acceptation du statu quo. Cette tendance a entraîné la stagnation et la dégénérescence du bouddhisme, ou pire encore : le compromis pur et simple avec les autorités régnantes du temps.

Dans de nombreux cas, ou bien l'État a utilisé le bouddhisme à ses fins ou le bouddhisme s'est servi du pouvoir des souverains. Pareille collusion avec les autorités en place conduisit naturellement à la dégénérescence du bouddhisme comme système d'idées et de croyances, à la corruption et à l'apostasie parmi le clergé. La connivence de certains groupes bouddhistes avec le militarisme japonais du milieu du xxᵉ siècle en fournit un bon exemple dans l'histoire récente. Certaines sectes apportèrent leur soutien moral actif à l'entrée du Japon dans la guerre du Pacifique. Notable exception : Tsunesaburo Makiguchi, président fondateur de Soka Gakkai, qui s'opposa farouchement au militarisme japonais. Comme vous le savez probablement, il mourut en prison, à l'âge de 73 ans.

BOURGEAULT • Oui, je connais les terribles circonstances de sa mort.

IKEDA • Dans le dialogue que j'ai mené avec lui[11], M. Johan Glatung, à la tête de Peace Research, laissait entendre que, contrairement aux autres religions universelles, comme le christianisme ou l'islam, le bouddhisme présente des qualités de tolérance et de diversité essentielles à une philosophie de la paix. Il relevait aussi certains points faibles du bouddhisme. En raison de sa tolérance, expliquait-il, le bouddhisme a tendance à se montrer permissif à l'égard des formes structurelles de violence comme la répression par l'autorité politique, la pauvreté et la suppression des droits de la personne.

BOURGEAULT • J'apprécie que vous ne cherchiez pas à taire les faiblesses et les « détournements » du bouddhisme, semblables à ceux du christianisme.

Bouddhisme de Nichiren et bouddhisme de Shakyamuni

SIMARD • À ce que je sache, le bouddhisme s'est répandu dans plusieurs parties du monde et, bien sûr, il a exercé une énorme influence au Japon. Le Japon n'est-il pas devenu bouddhiste dans les temps anciens ?

IKEDA • Oui, l'introduction officielle du bouddhisme par le prince régent Shotoku (572-621) a marqué les débuts du bouddhisme japonais.

SIMARD • Puis, au xiiiᵉ siècle, le bouddhisme japonais a connu une réforme. Si j'ai bien compris, l'un des réformateurs les plus fameux

---

11. *Choose Peace : A Dialogue Between Johan Galtung and Daisaku Ikeda*, translated and edited by Richard L. Cage, London – East Haven (CT), Pluto Press, 1995.

fut Nichiren Daishonin. À quoi ressemblait le bouddhisme de Nichiren au xiiie siècle ?

IKEDA · Un examen critique de l'histoire du bouddhisme montre que les adeptes de Shakyamuni se soumettaient à des formes extrêmes de discipline et d'ascèse, convaincus de leur nécessité pour atteindre à l'illumination, pour s'éveiller à la Loi fondamentale de l'univers perçue par Shakyamuni.

Le bouddhisme mahâyâna est apparu presque cinq cents ans après la mort de Shakyamuni. Il a surgi comme une réaction contre les sectes établies, tombées dans une forme extrêmement complexe de philosophie spéculative graduellement devenue trop abstruse pour attirer les gens ordinaires. Le bouddhisme mahâyâna appelait à un retour à l'esprit originel de Shakyamuni et encourageait l'idéal de vie du bodhisattva. Avec le temps, toutefois, le bouddhisme mahâyâna s'encombra à son tour de multiples degrés de pratique et d'interprétations complexes bien trop exigeants, sauf pour les moines érudits et zélés. Dans le bouddhisme de T'ein-t'ai, par exemple, se développa un ensemble complexe d'observances que les prêtres à temps plein mettaient plus de dix années à parfaire.

Nichiren Daishonin estimait, au contraire, que les gens devaient pouvoir manifester leur nature innée de Bouddha dans le cadre de la vie quotidienne. Et il créa donc un mandala, un objet de culte sur lequel est inscrite la Loi de l'univers. Ce faisant, il montra comment tous et chacun ont la possibilité de manifester leur nature de Bouddha et de venir à bout des quatre souffrances. Nichiren établissait ainsi une manière pour les gens ordinaires de pratiquer la foi bouddhique.

SIMARD · Quelles sont, dans leur expression historique, les différences spécifiques entre le bouddhisme de Nichiren et ce qu'on connaît comme le boudhisme de Shakyamuni ?

IKEDA · Le bouddhisme de Shakyamuni perdit du terrain à mesure qu'il se compromit avec les dirigeants politiques et se transforma en instrument de contrôle. Ses accointances avec le bras séculier finirent par provoquer l'oppression des populations. À l'origine, la tolérance qui est un trait essentiel de l'esprit du bouddhisme ne signifiait nullement une attitude de passivité devant l'injustice d'un gouvernant, ni d'acceptation, moins encore de compromis. Au contraire, la pratique de la vraie tolérance consistait à lutter contre tout pouvoir qui opprimait le peuple.

La tolérance en bouddhisme est synonyme de bienveillance ou de compassion. La vraie compassion s'exprime dans l'opposition à la nature maléfique du pouvoir, quand ce dernier fait cruellement souffrir le peuple ; le mot « tolérance » sert aussi à qualifier cet esprit incontestablement combatif. La « compassion », dans le sens bouddhique, est à la fois sympathie pour la souffrance des gens et engagement à les arracher à leur souffrance. La sympathie pour les souffrances d'autrui, ou le fait de les partager, se compare à l'amour maternel ; on interprète comme de l'amour paternel l'entreprise qui vise à délivrer autrui. L'affection maternelle est un accueil inconditionnel ; l'amour paternel, qui tient tête au mal, implique un jugement qui discrimine rigoureusement justice et injustice. Le bouddhisme de Shakyamuni devint, si l'on peut dire, de plus en plus enclin à l'amour maternel, et le type d'amour paternel s'y affadit proportionnellement.

SIMARD • Quelle attitude le bouddhisme de Nichiren adopta-t-il par rapport aux autorités régnantes à l'époque ?

IKEDA • Le bouddhisme de Nichiren incarne à la fois l'aspect maternel et l'aspect paternel ; il offre un juste équilibre entre tendresse et rigueur. Le côté paternel s'y exprime dans le combat incessant contre l'injustice et les forces qui oppriment le peuple et provoquent la misère. Chaque fois que cela s'avéra nécessaire, Nichiren adressa des remontrances aux gouvernants.

Dans le Japon du XIIIe siècle, toutes les sectes bouddhistes établies avaient été incorporées dans la structure du gouvernement politique et prenaient donc parti pour les autorités, non pour le peuple. Nichiren Daishonin resta sans faillir au côté du peuple, ne reculant jamais dans ce combat. Sa résistance courageuse représente pour nous une remarquable évolution dans l'histoire du bouddhisme. Si on peut considérer le bouddhisme de Shakyamuni comme passif, comme prodiguant la tendre affection d'une mère, on peut se représenter le bouddhisme de Nichiren comme dynamique, conjuguant la fermeté de l'amour paternel et la douceur de l'amour maternel.

Nichiren écrivait : « Et Nichiren déclare : les souffrances diverses de tous les êtres vivants, Nichiren les assume sans exception comme ses propres souffrances!» Il enseignait aussi: «En dernière analyse, à moins que nous ne réussissions à démontrer le caractère suprême de cet enseignement, les catastrophes se succéderont.» En d'autres mots, la compassion du Bouddha se compare à l'amour d'une mère bienveillante qui épouse et partage les souffrances de tous les êtres vivants; mais aussi à l'amour d'un père strict qui continue la lutte jusqu'à ce qu'il ait éradiqué leur détresse et pleinement restauré leur sérénité et leur bonheur.

J'aimerais préciser que la «mère bienveillante» et le «père strict» ne sont ici que des métaphores destinées à illustrer la grandeur du Bouddha. Elles ne servent en aucun cas à définir des rôles assignés à chacun des deux sexes dans une famille réelle.

Bouddhisme pour la paix

SIMARD · À quoi ressemblait le Japon à l'époque où le bouddhisme de Nichiren se mit en frais de réaliser une réforme sociale?

IKEDA · Le bouddhisme traditionnel, du temps de Nichiren, était graduellement devenu déphasé. Il engendrait un grand nombre d'hypocrites. Le clergé avait largement compromis les qualités essentielles du bouddhisme en unissant ses forces à celles du gouvernement. Un gouvernement tyrannique que les groupes bouddhistes non seulement négligeaient de mettre en échec, mais assistaient activement – telle était la réalité que Nichiren Daishonin voulait changer quand il appela le bouddhisme japonais à se réformer. Il affirmait que le bouddhisme devait contribuer à la paix et devenir un enseignement utile, praticable en société. Voilà l'esprit qui inspira, en 1260, son *Traité sur la pacification du pays par l'établissement de la Loi correcte*, le *Rissho Ankoku Ron*.

BOURGEAULT · Je me rappelle vos commentaires antérieurs sur ce traité.

IKEDA · Oui, j'ai déjà raconté la persécution dont fut victime Nichiren à cause de ce traité et avec quel courage il lutta contre la nature démoniaque du pouvoir régnant. Le sûtra du Lotus enseigne que le pays idéal n'est pas quelque part ailleurs, loin de la société dans laquelle chacun de nous vit. Il développe l'idée que le monde *saha* (ce monde-ci, où abondent douleurs et souffrances) est aussi le pays de la lumière éternellement tranquille où vit le Bouddha. En d'autres mots, c'est dans le monde de la dure réalité présente qu'il faut construire un idéal de paix et de prospérité, de sagesse et de compassion sans bornes.

Dans son ardent désir d'incarner dans la réalité les enseignements du sûtra du Lotus, Nichiren cherchait à établir, en accord avec la Loi ultime de l'univers, une terre de Bouddha où la paix prévaudrait et où les droits de la personne seraient respectés, un Eldorado où les gens vivraient en harmonie avec l'écosystème. Cette vision est au cœur du *Rissho Ankoku Ron*.

Le mouvement de la SGI est l'actuel héritier de l'esprit et des idéaux de Nichiren. Dès septembre 1957, Josei Toda, deuxième président de notre organisation, émettait une déclaration solennelle contre les bombes atomiques et à hydrogène, appelant la jeune génération à proclamer que l'usage des armes nucléaires est un mal absolu. Tout usage d'armes de destruction massive pourrait rayer la race humaine entière – et combien plus ! – de la surface de la Terre. Lutter contre ce mal absolu est la voie du bodhisattva de notre temps. De jeunes membres de la SGI s'emploient aujourd'hui activement, dans le monde entier, à mettre en pratique l'appel que leur a lancé Toda et font campagne à la fois pour l'abolition des armes nucléaires, pour la paix, pour les droits de la personne et pour la préservation de l'environnement planétaire.

Le bouddhisme dans la vie quotidienne

SIMARD · Quelle différence cela fait-il, dans la vie de tous les jours d'une personne, de pratiquer le bouddhisme de Nichiren plutôt que le bouddhisme de Shakyamuni ?

IKEDA · À sa naissance, Shakyamuni était un prince ; Nichiren, le fils d'un pêcheur. Le bouddhisme de Shakyamuni tend à laisser plus de place au compromis avec le pouvoir établi, même quand ce pouvoir est utilisé à mauvais escient ; des bouddhistes peuvent alors s'aligner sur des forces d'oppression. Ce bouddhisme incite aussi à se désintéresser de l'autorité laïque et des populations pour rechercher égoïstement une paix de l'esprit.

Le bouddhisme de Nichiren, pour sa part, exige qu'on s'engage pleinement parmi les gens et qu'on recherche le bonheur dans la solidarité avec les autres. Nichiren dit : « Le sage n'est pas celui qui pratique le bouddhisme à l'écart des affaires du monde, mais plutôt celui qui comprend parfaitement le principe selon lequel le monde est gouverné. » En d'autres mots, la Loi fondamentale de l'univers (la vraie réalité) est à l'œuvre dans notre vie quotidienne quand nous nous engageons dans les affaires, la politique, l'économie, la culture, la science, etc.

Si difficile que cela puisse être, les adeptes du bouddhisme de Nichiren ne succombent donc jamais aux réalités et ne fuient pas les quatre souffrances, mais les affrontent positivement comme un outil d'autodiscipline. Ils partagent la souffrance d'autrui et aident à transformer sa souffrance en joie. Le combat pour cette transformation commence sur les lieux de travail, au foyer, dans le quartier, la communauté, pour s'étendre aux autres sphères culturelles, à d'autres contrées, et finalement englober tout le genre humain.

Les membres de la SGI s'engagent dans des campagnes qui prennent la forme de luttes pour les droits de la personne, parfois dirigées contre des gouvernements dictatoriaux et d'autres fois contre un clergé corrompu. Le bouddhisme de Nichiren a pour but de construire un monde de justice vraiment pacifique, ici même, sur Terre. Un idéal n'est pas quelque chose qu'on vise à réaliser « quelque part » et « un de ces jours », mais « dès maintenant », dans le contexte des « réalités ».

SIMARD • Je commence à comprendre que le bouddhisme est une solide philosophie pour réformer la réalité.

IKEDA • Comme enseignant, Tsunesaburo Makiguchi recommandait d'incorporer, dans le programme du cycle primaire, l'étude de la communauté locale. Il estimait que la communauté locale, environnement immédiat de toute vie, fournit à chacun le point de départ et la cadre fondamental de ses références. À partir de là, soutenait Makiguchi, les gens étendent leur éventail d'activités – échange, dialogue et participation – pour construire un large réseau de solidarités. C'est l'assise nécessaire pour former un mouvement de citoyens du monde.

BOURGEAULT • Je crois aussi que, sans une solide connaissance de l'environnement immédiat qu'est la communauté locale, le concept de citoyen du monde resterait une formule creuse. La globalisation pousse le « monde » à empiéter de plus en plus sur chaque communauté locale ; tout endroit sera de plus en plus lié au reste du monde comme à un tout. Il est faux de croire nécessaire de quitter sa communauté natale pour devenir citoyen du monde. Au contraire, il faut pour cela accepter son appartenance et reconnaître la culture spécifique ou particulière et le mode singulier de penser et de faire les choses qu'on a hérités, puis entrer en dialogue et en débat avec les autres, partager avec eux et, dirais-je, tenter de refaire le monde ensemble.

IKEDA • Vous avez raison. Un citoyen du monde n'est pas un type spécial d'individu. Quiconque a l'esprit ouvert au monde tel qu'il est, est prêt à travailler pour la paix et la prospérité de l'humanité avec d'autres personnes dans le monde – des personnes de compassion, de courage et de sagesse –, mérite le nom de citoyen du monde.

SIMARD • L'Université de Montréal a consacré de sérieux efforts à «l'internationalisation» de ses programmes, au développement de nouvelles méthodes d'enseignement et d'apprentissage, et à l'amélioration des programmes en langues étrangères. Elle propose aussi des programmes dynamiques d'échange d'étudiants, de personnel enseignant et de chercheurs avec d'autres universités, partout dans le monde, y compris, cela va de soi, avec l'Université Soka.

IKEDA • Vous déployez de louables efforts pour éveiller à la conscience de ce que signifie être citoyen du monde. L'Université Soka a aussi conclu des ententes d'échange étudiants/professeurs avec des universités dans plusieurs dizaines de pays, à commencer par l'Université de Montréal. J'espère que nos institutions continueront de travailler ensemble à fournir de l'information culturelle et scientifique au plus grand nombre de gens possible, à promouvoir la compréhension et la coopération internationales. Nos universités ont pour mission de former le plus grand nombre possible de jeunes «citoyens du monde» qui se dédieront à la cause de la paix et au bien-être de chacun.

Postface

AU TERME de ce dialogue à trois voix sur la vie humaine et la santé, il n'est pas possible de dresser un bilan tant soit peu précis des résultats de la rencontre que nous avons proposée, à notre façon, entre la science médicale et l'évolution de sa pratique, d'un côté, et le souci éthique qui en découle pour l'avenir des personnes et des sociétés, de l'autre. Ce qui en résulte reste, bien évidemment, modeste. Nous avons ouvert quelques pistes de réflexion, peut-être aussi d'action, et discuté de quelques questions à notre avis capitales et urgentes touchant la vie et la mort, la santé et la maladie – mais surtout le sens que nous pouvons apprendre à donner à cette vie nôtre, irrémédiablement vouée à la mort, vulnérable à la maladie, limitée et fragile, et à l'expérience d'une lutte constante, d'une incessante recherche d'équilibre.

Au cours de nos échanges, nous avons résolu de déborder les limites habituelles des discours sur la vie et la santé, sur la mort et la maladie, discours qui s'enferment généralement dans le cadre biomédical – scientifique, technologique et professionnel. Nous avons tenté de prendre en compte des dimensions trop souvent éludées – anthropologiques, sociales, politiques – et de discuter d'enjeux d'éthique sociale, d'enjeux planétaires. Au cœur des bouleversements liés à la mondialisation (libéralisation des flux financiers, rationalisation, « relocalisation » ou transfert de la production d'entreprises transnationales dans des pays dont les lois sont plus permissives et la main-d'œuvre moins exigeante, déréglementation d'un marché désormais mondialisé), bouleversements entraînant partout des mutations sociales et des réaménagements importants dans l'ordre du politique, se profilent des questions de vie et de mort, de santé et de maladie pour les individus, les sociétés, l'humanité prise globalement. Nous décidons aujourd'hui de ce que sera demain l'humanité.

Mais la dynamique actuelle de mondialisation se nourrit aussi de rencontres et d'échanges dont le présent dialogue ne constitue qu'un exemple parmi tant d'autres. Nous avons tenté, ici, de faire sauter les frontières des disciplines et des cultures. Non pour chercher querelle, convaincre ou l'emporter. Pour apprendre plutôt les uns des autres. Pour essayer de mieux comprendre un réel qui nous échappe toujours.

De ces échanges, nous sommes ressortis avec davantage de questions que de réponses, mais avec des questions, osons-nous croire, mieux formulées. La santé, avons-nous dit à quelques reprises, est le résultat de la constante recherche d'un équilibre toujours problématique. De même pour la quête de sens : sans cesse, le sens donné est contredit par une expérience de vie qui oblige à en reprendre la quête.

Après ce temps d'échanges, chacun de nous trois a repris sa route, enrichi. Une fois que vous aurez participé à notre dialogue en lisant ce livre, vous reprendrez vous aussi votre route, unique, pareille à nulle autre. Nous osons espérer que vous la reprendrez plus riche, plus alerte, armé d'une plus grande lucidité qui ne freinera toutefois pas votre élan.

Que la vie vous soit belle et bonne ! C'est à la fois un vœu et une invitation à travailler à la construction d'un monde où il fera bon vivre pour le plus grand nombre.

GUY BOURGEAULT
UNIVERSITÉ DE MONTRÉAL

Table des matières